民间
点穴治病验方

MINJIANDIANXUEZHIBINGYANFANG

主编　王　凡
　　　杨　光

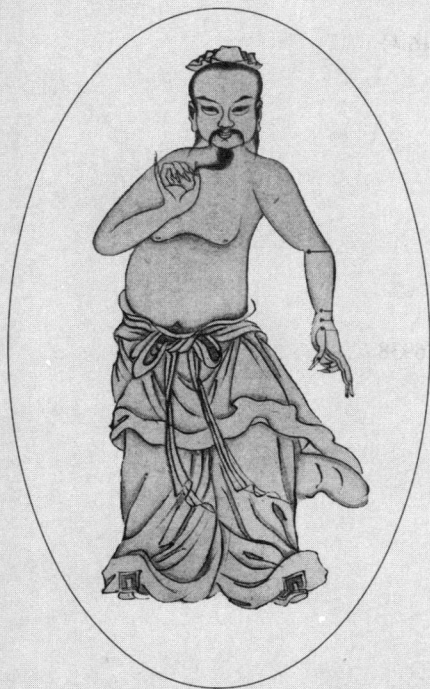

中国医药科技出版社

内 容 提 要

本书从明明白白说点穴，点穴疗法常用穴位，点穴手法及补泻，手到病自除，点穴保健等几个方面入手。不仅介绍了点穴疗法的基本知识和基本手法，还介绍了内科、儿科、妇科、伤外科、五官科等近百种常见病的点穴配方治疗经验，以及健美、强身的点穴方法。本书是作者长期临床经验的总结，并参考了大量文献资料，内容丰富，方法简明，实用性强，可供基层医务人员及家庭自疗者阅读参考。

图书在版编目（CIP）数据

民间点穴治病验方/王凡，杨光主编 . —北京：中国医药科技出版社，2015. 7（2024.8 重印）

ISBN 978 - 7 - 5067 - 7565 - 6

Ⅰ . ①民…　Ⅱ . ①王…　②杨…　Ⅲ . ①穴位按压疗法　Ⅳ . ①R245. 9

中国版本图书馆 CIP 数据核字（2015）第 113716 号

美术编辑　陈君杞
版式设计　郭小平

出版　中国医药科技出版社
地址　北京市海淀区文慧园北路甲 22 号
邮编　100082
电话　发行：010 - 62227427　邮购：010 - 62236938
网址　www. cmstp. com
规格　710×1000mm $^1/_{16}$
印张　19 $^3/_4$
字数　284 千字
版次　2015 年 7 月第 1 版
印次　2024 年 8 月第 2 次印刷
印刷　大厂回族自治县彩虹印刷有限公司
经销　全国各地新华书店
书号　ISBN 978 - 7 - 5067 - 7565 - 6
定价　45. 00 元
本社图书如存在印装质量问题请与本社联系调换

　　点穴本是古代武术家所用的一种技击方法，通过运用特殊功法产生的强大的冲击力，致使被点者气血不能正常运行，而产生剧烈疼痛，丧失活动能力。为了解救点穴对人体所造成的损伤，武术家又根据中医学说创立了解穴疗伤的方法，故武术解穴疗伤的方法与中医骨伤科有密切的关系，并且相互影响。在解穴疗伤的过程中，人们发现点穴虽然能损伤人体，但是当改变点穴的力度和方式时，亦能治疗疾病。在针灸按摩手法的影响下，逐渐形成了点穴疗法。

　　一般所述的"点穴疗法"，是指术者用手指在患者体表的穴位上施行点、压、揉、掐、叩等手法来治疗疾病的方法，代表人物是陕西的马秀堂和山东的贾立惠。由于术者的手指相当于针灸疗法的针具，故也有人称点穴疗法为"指针疗法"，如黑龙江的赵振国著有《指针疗法》。由于点穴疗法与一部分按摩方法类似，故又有人称之为"点穴按摩"。有的则运用一定的工具来点穴。如点穴与气功相结合，则产生了"气功点穴法"。若点穴疗法与子午流注等中医时辰学说相结合，则产生了"子午流注点穴法"。根据点穴疗法选择的作用部位不同，又可分为多种流派，有的作用部位是刺激线（见王肇普的《临床实用点穴疗法》），有的是某些特殊穴位（如《杵针治疗学》的常用特殊穴位）。一般点穴疗法选用十四经穴，但也有"胸穴指压疗法""点压手穴治病法""臂穴按摩"等不同手法。由于点穴疗法从武术演变而来，故仍有许多点穴疗法与特定的武功密不可分，如少林点穴法、一指禅点穴法等。点穴疗法在民间的长期运用中形成了丰富多彩的流派。

　　因为点穴疗法不受客观条件的限制，随时随处可用，故值得进一步推广。为此，我们广泛收集资料，撷精取华，以病为纲，分治疗方法、自我保健、临床报道等部分，各部均列方法数种，以供大家选用。如能对人们的治病保健有所裨益，则为编者之幸。编撰中所出现的错误，还望读者及时指正为盼。

编　者

2015 年 3 月

目录

第一章
明明白白说点穴

第一节　点穴疗法的起源与发展

点穴是一种古老的医治疾病的方法，它与针灸、按摩同出一脉。远古时期，人们为了生存，必须不断地从事劳动，并与大自然的各种不利因素做斗争，艰巨的劳动产生的损伤和疾病成了人类生活的主要威胁之一，在实践中人们逐渐发现在体表点、按、扣、打能使疼痛减轻或消失。随着医疗经验的积累，人们便把某些特殊的"按之快然""祛病迅捷"的部位称之为"穴"，通过对"穴"进行点、按等来进行疾病治疗的方法日益发展，逐步发展为点穴疗法。事实上这时的点穴疗法与按摩疗法是分不开的，在某种意义上可以说点穴属于按摩。

也有人认为点穴疗法是从中国武术演变而来，始于武术点穴，在中国民间流传亦有2 000多年之久，但有确切文字记载的是在《明史》。《少林拳术秘诀》云："盖以三丰，绰号张腊遢，为明技击之泰斗，……能融贯少林宗法，而著于气功神化之学，晚年发明七十二穴点按术，为北派中之神功巨子，………惟此中，手法有两指点、一指点、斫点、拍点、掌段点、膝盖撞点、手拐点等法。"这种点穴的方法在明代盛行。在实践中人们发现点穴不仅能致伤而且能疗伤，于是便有点穴疗伤的出现。到了清代点穴疗法有了更为广泛的应用，虽然没有专著问世，但在很多书中都牵涉到了这方面的知识，如熊应雄的《小儿推拿广意》中说："指涌泉，治痰壅上"。"三里：揉之治麻木顽痹。""三里属胃，久揉止肚病""五指甲伦为十王穴""十王穴：掐之则能退热。"《幼科推拿秘书》："揉涌泉：久揉亦能治眼病……左揉止吐，右揉止泻。"《厘正按摩要术》："按肩井：肩井在缺盆上，大骨前寸半。以三指按，当中指下陷中是。用右手大指按之，治呕吐发汗。"《保赤推拿法》："掐中指甲法：将儿中指甲上面轻轻掐之，止儿泻。"《穴位数伤秘方》曰："点穴之妙，在于选中穴位，击中要害，灵在眼疾手法，视其准，点其速，力之雄，无不妙也……"。对点穴疗法都是极大的丰富和发展。

第二节　点穴疗法的取穴与配穴方法

一、取穴原则

腧穴的选择与配伍是点穴治疗的前提。首先通过辨证，明确病变所属经络，选择针对病情的经穴，即所谓"辨证归经，按经取穴"，这是点穴治疗的规律。如心肺病取手少阴、太阴；肝胆病取足厥阴、少阳；脾胃病取足太阴、阳明，或所属表里相关的经穴。任何选穴法，均脱离不开这个原则。其次是根据腧穴的主治作用选取，每一腧穴均有一定的主治作用. 可针对病情选用。此外还有特殊作用的腧穴，如五腧穴、俞募穴、原穴、络穴、郄穴、八会穴等等，目前称特定穴。治疗时根据病情的需要选择针对性强的腧穴，严密组织，制定处方，随证制宜，灵活多变。晋代陈延之和明代张景岳曾将多种多样的取穴法归纳为"近取法"和"远取法"两大类，言简意赅，颇可取之。

1. 近部取穴

近部取穴是根据每一腧穴都能治疗所在部位的、局部的、邻近部位的病证这一普遍规律提出的。多用于治疗体表部位明显和较局限的症状。如鼻病取迎香，口病取颊车、地仓，胃病取中脘、梁门等皆是属于近部取穴，应用比较广泛。

2. 远部取穴

远部取穴是根据阴阳脏腑经络学说等中医基本理论和腧穴的主治功能提出的，是在病情较远的部位取穴。如腹痛取委中、昆仑；口齿痛取合谷。在应用时，即可取所病脏腑本经腧穴，也可以取表里经或其他有关经脉中的腧穴。如胃痛取足三里或取与胃相表里的脾经穴公孙等。《灵枢·终始》中所说的："病在上者，下取之；病在下者，高取之；病在头者，取之足；病在腰者，取之腘"。都属于本法的范畴。

3. 随证取穴

随证取穴，亦名对证取穴，或称辨证取穴。是根据中医理论和腧穴功能主治而提出的。它与近部取穴、远部取穴有所不同。近部取穴或远部取穴，都是以病痛部位为依据，但对于发热、自汗、盗汗、虚脱、失眠多梦等全身证候，并不能全部概括，就应当用随证取穴法。《难经·四十五难》说："腑会太仓，脏会季肋，筋会阳陵，髓会绝骨，血会膈俞，骨会大杼，脉会太渊，气会膻中。"这些腧穴都与某一方面的病证有密切关系，临床上可以随证选取。如属气病的胸闷、气促等取膻中，血虚或慢性出血疾患取膈俞，筋病时取阳陵泉等；又如外感发热取大椎、合谷、曲池等，以清热解表；昏迷急救取人中、素髎、内关以醒神开窍苏厥；阴虚发热、盗汗取阴郄、复溜以滋阴清热而止汗等。

借鉴西医解剖学知识，促进了点穴取穴的发展，例如按神经节段取穴治疗内脏疾患，即根据神经分布，取用其较高部位的神经干和神经根的经穴或非经穴治疗四肢病。对此我们应当兼取并蓄，以提高疗效。

二、配穴方法

在上述取穴法的基础上，目前又提出了不少配穴方法。

1. 本经配穴法

即某一脏腑、经脉发生病变时，即选某一脏腑、经脉的腧穴，配成处方，如肺病咳嗽，可取本经之尺泽、太渊。

2. 表里配穴法

本法是以脏腑、经脉的阴阳表里配合关系，作为配穴依据。即某一脏腑、经脉有病，专取其表里经腧穴组成处方施治。在临床上既可单取其表经腧穴，也可单取里经、或表里配合均可。如脾虚证，可取足三里、三阴交、公孙。

3. 前后配穴法

亦名"腹背阴阳配穴法"。前，指胸腹，为阴；后，指脊背，为阳。本法是以前后部位所在的腧穴配伍成处方的方法。凡脏腑病均可采用此法，如胃脘痛，前取中脘、建里，后配脾俞、脊中等，或用募穴"中脘"和背俞"胃俞"，即属本法。

4. 上下配穴法

是泛指人身上部腧穴与下部腧穴配合成处方。如由中气下陷所引起的脱肛，可取百会、足三里。

5. 左右配穴法

本法是根据外邪所犯经络的不同部位，在随证取穴的原则下配穴成方的方法。它既可左右双穴同取，也可以左病取右，右病取左，既可取经穴又可取络穴，随病而取。或脏腑、经络病涉及双侧时，均左右腧穴同时并取。如风中经络，症见半身不遂时，即可采取左病取右，或右病取左的"巨刺""缪刺"，也可左右腧穴同时并用。

第三节 点穴注意事项

（1）点穴治疗开始前，通过询问病人、体格检查和必要的化验及特殊检查，尽量做出准确的诊断和较为详细的病历记录。向患者及其家属说明治疗工作的艰巨性、长期性及疗效预后各项事宜。争取患者对点穴的理解，使其合作及配合治疗。既要树立向病魔斗争并争取战胜疾病的信心，也要免除求胜心切产生急欲求成的急躁心情，影响治疗工作。诊室要求宽敞通风好，诊室内配备必要的诊查器械。医务人员要经常修剪指甲，但不宜过短以免损伤指腹、甲沟，必要时贴胶布保护手指末端。

（2）施行点穴治疗时，由轻到重，由缓到急，循序渐进，最后再以轻手法缓解。对小儿或久病体虚、过饥、过饱、初诊病人，经期妇女等尤应如此。如患者极度疲劳、醉酒时，暂不予点穴治疗。对畸形的矫正，不宜操之过急，以免造成损伤。

（3）施术时，手法的轻重要适宜，重病轻治故属无效，而轻病重治亦非所宜。

（4）点穴治疗后，施术部位常有酸、麻、热、胀、抽动等感觉，以及皮肤红润，甚则皮下淤血、全身出汗、发烧等反应，对此，无需处理，可自行恢复，皮下淤血1周内也会逐渐消失。对反应较重者，如出现头晕、恶心、脸色苍白或休克现象者，一般按压鼻隔，快手法掐手指、足趾甲根，即可缓解。如因重刺激背部而出现呼吸困难或停止者，立即拍打肩、背、头部或按压腰眼，抓拿腰三角、腹壁肌等。

某些患者接受点穴治疗后，症状加重，一般 3~5 天后加重之症状可消失，而病情亦随之好转。对此应于治疗前预告患者，以免发生顾虑。

（5）疗程与疗期。一般病症每日治疗 1 次。反应重者隔日 1 次。发病时间短，病情较轻者 10 天为一疗程；病久形成慢性者 1~2 月为一疗程。有些病人治疗到一定程度时，进展缓慢，可以停止一段时间，然后再继续治疗。

第二章
点穴疗法常用穴位

学习点穴者必须先熟悉十四经的分布以及循环路线上的主要穴位和主治病证，才能掌握人体气血运行的规律，以提高治疗效果。

第一节　十四经循行及主治病证

十四经循行部位与主治病证表

	经络	循行路线	主治病证
手三阴经	手太阳肺经	胸外侧→上肢内面桡侧→拇指桡侧	胸、肺、咽喉病证
	手厥阴心包经	乳头外侧→胸→上肢内侧中央→中指端	胸、肺、咽喉、胃心等病证
	手少阴心经	胸窝→上肢内面尺侧→小指桡侧	脑、心、神志等病证
手三阳经	手阳明大肠经	食指桡侧→上肢外面桡侧→肩前→颈→下齿→鼻旁	头、面、眼、鼻、口齿、喉等病证，发热
	手少阳三焦经	无名指尺侧→上肢外面中央→肩上→颈→耳后→眉梢	侧头、眼、耳、咽喉、胸部等病证，发热
	手太阳小肠经	小指尺侧→上肢外面尺侧→肩胛→颈→目下→耳前	头、颈、眼、咽喉、神志等病证，发热
足三阳经	足阳明胃经	眼下→上齿→面→颈前→胸腹→下肢外侧前缘→次趾外侧	头、面、口、齿、咽喉胃肠、神志、发热等病
	足少阳胆经	目外眦→头顶→头顶外侧前缘→项→胸、腰侧面→下肢外侧→四趾外侧	侧头、眼、耳、肝、肋、胆等病证，发热
	足太阳膀胱经	目内眦→头顶→颈→脊柱两侧→下肢后面→外踝→小趾外侧	头顶、眼、腰背、神志等病症，发热
足三阴经	足太阳脾经	拇趾内侧→小腿内面前缘→小腿中央→大腿内面前侧→胸腹外侧	腹、泌尿、生殖、胃肠、内分泌等病证

续表

经络		循行路线	主治病证
	足厥阴肝经	拇指外侧→小腿内面前侧→大腿内面中央→前阴部→肋	胸、泌尿、生殖、肝、胆等病证
	足少阴肾经	足掌心→下肢内面后侧→腹胸	腹、泌尿、生殖、肺、咽喉等病证
任脉		会阴部→胸腹正中线→颈→下唇正中线	咽喉、胸、肺、胃肠、泌尿、生殖、内分泌等病证
督脉		尾椎下→脊柱→颈→头顶正中线→额鼻、上唇正中线	头面、咽喉、胸、泌尿生殖、神志内分泌等病证

第二节 常用腧穴的定位及功能

在点穴的临床治疗中，除掌握十四经循行及主治作用外，还必须熟悉人体各部的常用腧穴及主要功能。

一、头面颈项部

1. 承泣

【取法】两目正视，瞳孔直下 0.7 寸，当眼球与眶下缘之间取穴。

【主治】眼睑瞤动，目赤肿痛，迎风流泪，夜盲，口眼歪斜，近视，视神经萎缩等。

【常用手法】按，揉。

2. 四白

【取法】两目正视，瞳孔之下 1 寸，当眶下孔凹外取穴。

【主治】目赤痛、痒，目翳，眼睑瞤动，迎风流泪，头面疼痛，口眼歪斜，眩晕。

【常用手法】按，揉，一指禅推。

3. 巨髎

【取法】目正视，瞳孔直下，与鼻翼下缘平齐处取穴。

【主治】口眼歪斜，眼睑瞤动，鼻衄，齿痛，唇颊肿，目翳。

【常用手法】按，揉，一指禅推。

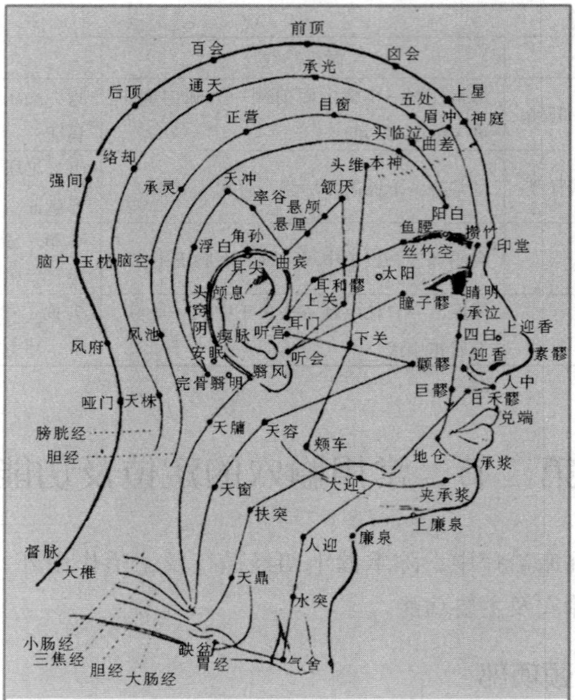

图1　头面颈项部

4. 地仓

【取法】目正视，瞳孔直下与口角水平的交点，约口角旁 0.4 寸取穴。

【主治】流涎，唇缓不收，口角歪斜，齿痛颊肿。

【常用手法】按，揉。

5. 大迎

【取穴】在下颌角前下 1.3 寸，当咬肌附着的前缘，下颌骨上。简便取法：当闭口鼓气时，下颌角前下方即出现一沟形凹陷中取穴。

【主治】口噤，口歪，颊肿，齿痛，面肿，牙关脱臼，唇吻瞤动，瘰疬，颈痛。

【常用手法】掐，按。

6. 颊车

【取法】在下颌角前上方 1 横指凹陷中。上下齿咬紧时，在隆起的咬肌高点处。

【主治】口眼歪斜，颊肿，齿痛，牙关紧闭，失音，颈项强痛。

【常用手法】一指禅推，按，揉。

7. 下关

【取穴】在颧弓下缘凹陷处，当下颌骨髁状突的前方，合口有孔，张口即闭。

【主治】齿痛，面疼，耳聋，耳鸣，聤耳，牙关开合不利，口眼歪斜。

【常用手法】一指禅推，按，揉。

8. 头维

【取法】鬓发前缘直上入发际0.5寸处取穴。

【主治】眼痛，头痛，目眩，迎风流泪，眼睑眴动，视物不明。

【常用手法】按，揉，抹。

9. 人迎

【取法】与喉结相平，在胸锁乳突肌前缘，距喉结1.5寸取穴。

【主治】咽喉肿痛，胸满喘息，瘰疬项肿，高血压，饮食难下。

【常用手法】拿，缠。

10. 水突

【取穴】人迎下1寸，胸锁乳突肌前缘取穴。

【主治】胸满咳喘，项强，咽喉肿痛，肩肿，呃逆，瘰疬瘿瘤。

【常用手法】拿，缠。

11. 气舍

【取穴】锁骨内侧端之上缘，胸锁乳突肌的胸骨头与锁骨之间取穴。

【主治】咽喉，肿痛，喘息，呃逆，瘿瘤，瘰疬，颈项强痛，肩肿。

【常用手法】按，揉。

12. 缺盆

【取法】乳中线上，在锁骨上窝正中取穴。

【主治】咳嗽气喘，咽喉肿痛，缺盆中痛，瘰疬。

【常用手法】按，弹拨。

13. 迎香

【取法】鼻翼旁0.5寸，鼻唇沟中。

【主治】鼻炎，鼻塞，口眼歪斜，面痒，面浮肿。

【常用手法】掐，揉，一指禅推。

14. 睛明

【取法】目内眦的稍内上方凹陷中取穴。

【主治】目赤肿痛，恶寒头痛，目眩，迎风流泪，内眦痒痛，胬肉攀睛，目翳，近视夜盲，色盲。

【常用手法】一指禅，推，按。

15. 攒竹

【取法】在眉毛内侧端，眶上切迹处取穴。

【主治】头痛失眠，眉棱骨痛，目眩，目视不明，目赤肿痛，迎风流泪，近视，眼睑瞤动，面瘫。

【常用手法】一指禅推，按，揉。

16. 天柱

【取穴】哑门穴旁开1.3寸，当斜方肌外缘凹陷中。

【主治】头痛，项痛，鼻痛，肩背痛，目赤肿痛，眩晕，足不任身。

【常用手法】一指禅推，按，拿。

17. 听宫

【取法】在耳屏与下颌关节之间，微张口呈凹陷处取穴。

【主治】耳聋，耳鸣，失音。

【常用手法】按，揉。

18. 颧髎

【取法】在目外眦直下，颧骨下缘凹陷处取穴。

【主治】口眼歪斜，眼睑瞤动，齿痛，颊肿，目赤，目黄，面赤，唇肿。

【常用手法】一指禅推，按，揉。

19. 天容

【取法】平下颌角，在胸锁乳突肌的前缘凹陷中取穴。

【主治】耳聋，耳鸣，咽喉肿痛咽中如梗，肩痛。

【常用手法】按，揉。

20. 瞳子髎

【取法】目外眦外侧，眶骨外侧缘凹陷中取穴。

【主治】头痛，目赤，目痛，怕光羞明，迎风流泪。

【常用手法】一指禅推，按，揉。

21. 曲鬓

【取穴】在耳前上方入鬓发内，约角孙穴前一横指。

【主治】偏头痛，齿痛，目赤肿痛。

【常用手法】一指禅推，按，揉。

22. 完骨

【取法】在乳突前下方凹陷中取穴。

【主治】头痛，颈项强痛，颊肿，喉痹。

【常用手法】一指禅推，按，揉。

23. 风池

【取法】胸锁乳突肌与斜方肌上端之间的凹陷中取穴。

【主治】偏正头痛，眩晕，颈项强痛，感冒，中风等。

【常用手法】拿，按，一指禅推。

24. 丝竹空

【取穴】眉毛外端凹陷处取穴。

【主治】头痛，目眩，目赤肿痛，眼睑瞤动。

【常用手法】一指禅推，按，揉。

25. 和髎

【取穴】在耳门前上方，平耳廓根前，鬓发后缘。

【主治】头重痛，耳鸣，牙关拘急，鼻准肿痛，口歪。

【常用手法】一指禅推，按，揉。

26. 角孙

【取穴】折耳在耳尖近端。

【主治】耳部肿痛，目赤肿痛，头痛等。

【常用手法】按，揉，扣。

27. 瘈脉

【取穴】在乳突中央。

【主治】头痛，耳聋，耳鸣。

【常用手法】按，揉，扣。

28. 翳风

【取穴】在耳垂后方，下颌角与乳突之间凹陷中取穴。

【主治】耳鸣，耳聋，口眼歪斜，颊肿。

【常用手法】一指禅推，按，揉。

29. 人中

【取法】人中沟上 1/3 与中 1/3 交点处。

【主治】惊风，口眼歪斜，昏迷，晕厥，齿痛，黄疸，消渴，脊臂强痛，挫闪腰痛。

【常用手法】掐。

30. 神庭

【取法】头部中线入前发际 0.5 寸。

【主治】头痛，眩晕，鼻渊及癫狂。

【常用手法】一指禅推，揉，掐。

31. 上星

【取法】头部中线入前发际 1 寸。

【主治】头痛，眩晕，目赤肿痛，迎风流泪，鼻渊，癫狂，感冒等。

【常用手法】一指禅推，按，揉。

32. 囟会

【取法】正坐或仰靠；于头部中线入前发际 2 寸处取穴。

【主治】头痛，目弦，面赤暴肿，鼻衄鼻痛，癫痫，嗜睡，小儿惊风。

【常用手法】按，揉，掐，一指禅推。

33. 前顶

【取法】正坐或仰靠，在头部中线入前发际 2.5 寸处取穴。

【主治】癫痫，头晕，目眩，头顶痛，鼻渊，目赤肿痛，小儿惊风。

【常用手法】按，揉，一指禅推。

34. 后顶

【取法】正坐或俯伏，在后发际中点上 5.5 寸处，或当前、后发际连线中点向后 0.5 寸取穴。

【主治】头痛，眩晕，项强，癫痫痛证，烦心，失眠。

【常用手法】按，揉，一指禅推。

35. 强间

【取法】正坐或俯伏，在后发际中点上4寸，或当风府与百会两穴连线的中点取穴。

【主治】头痛，目眩，颈项强痛，癫狂，痫证，烦心，失眠，口歪。

【常用手法】按，揉，一指禅推。

36. 脑户

【取法】正坐或俯伏，于头部中线，枕骨粗隆上缘凹陷处取穴。

【主治】头重，头痛，面赤，目黄，眩晕，面痛，音哑，项强，癫狂痫证。

【常用手法】按，揉，一指禅推。

37. 哑门

【取法】正坐，头稍前倾，于后正中线入发际上0.5寸凹陷中取穴。

【主治】舌缓不语，音哑，头重，头痛，颈项强直，脊强反折。中风尸厥，癫狂，痫证，癔病。

【常用手法】按，揉，一指禅推，点。

38. 玉枕

【取法】脑户旁1.3寸，枕外粗隆上缘。

【主治】头痛，恶风寒，呕吐，鼻塞。

【常用手法】按，揉，一指禅推。

39. 百会

【取法】头部中线两耳尖连线的交点处取穴。

【主治】头痛，头晕，昏厥，高血压，脱肛，中风。

【常用手法】按，揉，一指禅推。

40. 风府

【取穴】后项部，后正中线上，发际直上1寸。

【主治】头痛项强，癫狂，癔病，中风不语，眩晕。

【常用手法】点，按，揉，一指禅推。

41. 印堂

【取法】额部两眉间正中点。

【主治】小儿急慢惊风，两眉角痛，鼻渊，眩晕，感冒。

【常用手法】掐，按，揉，一指禅推。

42. 四神聪

【取法】百会前后左右各一寸，计四穴。

【主治】偏正头痛，头晕，目眩，癫痫。

【常用手法】按，揉，扣。

43. 牵正

【取法】耳垂前5分至1寸。

【主治】口眼歪斜，口舌生疮。

【常用手法】点，按，揉，一指禅推。

44. 鱼腰

【取法】眉弓中心点，眉毛中心凹陷处，直视时正对瞳孔。

【主治】目赤肿痛，口眼歪斜，眼生翳膜，烂眼弦。

【常用手法】按，揉。

45. 太阳

【取法】从眉梢上与外眦连线中点向外划一平线，交在骨颧突与颧骨额突关节部向后方凹陷中。

【主治】偏正头痛，烂眼弦，口眼歪斜，头风，眩晕，目涩，针眼。

【常用手法】按，揉，一指禅推。

46. 脑静

【取法】眼内眦斜上方，眼眶缘额骨与上颌骨额突之关节凹陷处，约在睛明穴之上。

【主治】流行性脑脊髓膜炎。

【常用手法】掐，揉。

47. 鼻流

【取法】鼻底前鼻孔部，鼻中隔与鼻翼中点处。

【主治】鼻渊，鼻塞，中风，口眼歪斜，咀嚼肌痉挛。

【常用手法】掐，揉，按。

48. 上迎香

【取法】鼻根两侧，目内眦下5分处。

【主治】鼻渊头痛，鼻炎，迎风流泪。

【常用手法】掐，按，揉。

49. 夹承浆

【取法】颏部颏唇沟中点两旁约 1 寸处。

【主治】齿龈溃烂，口角歪斜，面颊浮肿，马黄急疫。

【常用手法】掐，按，揉，一指禅推。

50. 安眠

【取法】翳风与风池穴连线的中点。

【主治】失眠，眩晕，头痛，心悸。

【常用手法】按，揉，一指禅推。

51. 肩背

【取法】斜方肌上缘中部，肩井穴前 1 寸。

【主治】肩背神经痛，肩凝症，肩胛风湿症，颈椎增生性关节炎，颈背肌肉痉挛，落枕，半身不遂。

【常用手法】拿，按，揉，一指禅推。

二、胸腹部

1. 中府

【取法】前正中线旁开 6 寸，平第 1 肋间隙处。

【主治】咳嗽，气喘，胸中烦满，胸痛，肩背痛，腹胀呕逆，喉痹。

【常用手法】一指禅推，按，揉。

2. 云门

【取穴】距胸骨中线旁 6 寸，当锁骨外端下方凹陷中取穴。

【主治】咳嗽，气喘，胸痛，肩背痛，胸中烦热。

【常用手法】一指禅推，按，揉。

3. 缺盆

【取法】乳中线上，锁骨上窝正中取穴。

【主治】咳嗽气喘，咽喉肿痛，缺盆中痛。

【常用手法】点，按，揉。

4. 气户

【取法】在乳中线上，锁骨中点之下缘处。

【主治】气喘，咳嗽产胸肋胀满，吐血呃逆，胸背，胁肋疼痛。

【常用手法】点，按，揉。

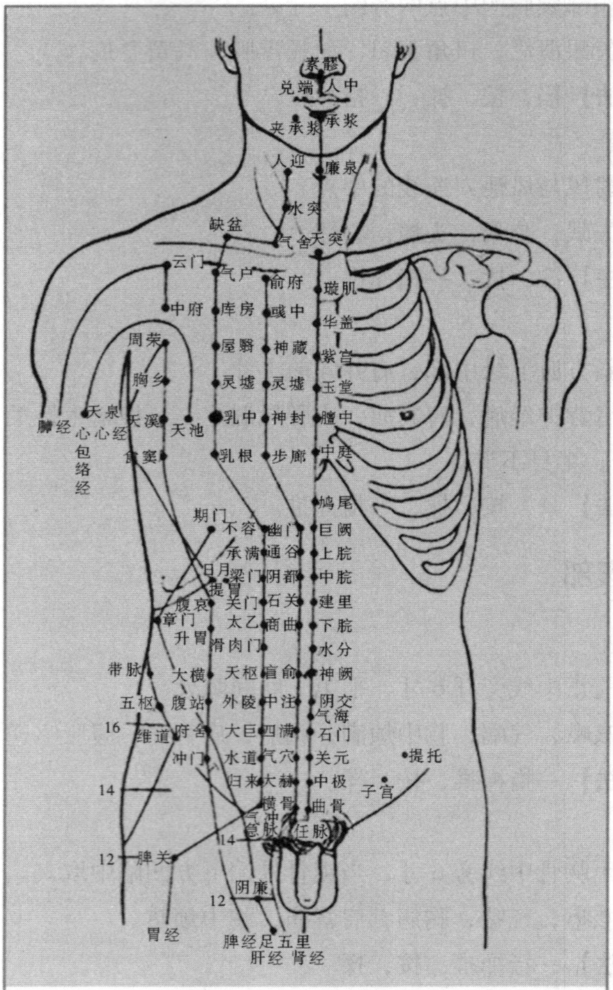

图2　胸胁腹部

5. 乳根

【取法】乳头直下，第5肋间隙中取穴。

【主治】咳喘，胸闷胸痛，乳汁少，噎膈。

【常用手法】按，揉。

6. 承满

【取法】脐上5寸，上脘旁开2寸。

【主治】胃痛，呕吐，腹胀，肠鸣，食欲不振，喘逆，吐血，胁下竖痛。

【常用手法】点，按，揉，一指禅推。

7. 梁门

【取法】脐上4寸，中脘穴旁开2寸。

【主治】胃痛，呕吐，食欲不振，腹胀，肠鸣。

【常用手法】按，揉，一指禅推。

8. 天枢

【取法】脐中旁开2寸。

【主治】绕脐腹痛，呕吐，腹胀，肠鸣癥瘕，痢疾，泄泻便秘，肠痈，痛经，月经不调，疝气，水肿。

【常用手法】按，揉，点，一指禅推。

9. 大巨

【取法】天枢直下3寸，关元穴旁开2寸。

【主治】小腹胀满，小便不利，疝气，遗精，早泄，惊悸不眠，偏枯。

【常用手法】按，揉，点，一指禅推。

10. 水道

【取法】天枢直下3寸，关元穴旁开2寸。

【主治】小腹胀满，疝气，痛经，小便不利。

【常用手法】按，揉，一指禅推。

11. 气冲

【取法】天枢下5寸，曲骨旁开2寸。

【主治】外阴肿痛，腹痛，疝气，月经不调，不孕，胎产诸疾，阳虚，阴茎中痛。

【常用手法】按，揉，一指禅推。

12. 大横

【取法】脐中上3寸，旁开5寸。

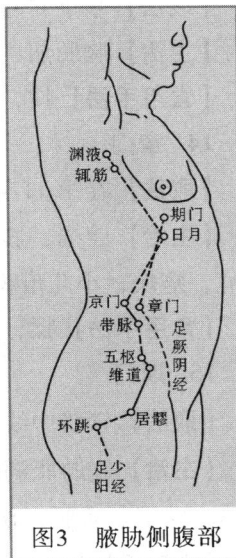

图3　腋胁侧腹部

【主治】绕脐痛，消化不良，便秘，痢疾。

【常用手法】揉，按，一指禅推。

13. 大包

【取法】腋下6寸，腋中线上，第6肋间隙中取穴。

【主治】胸肋痛，气喘，全身疼痛，四肢无力。

【常用手法】按，揉。

14. 章门

【取法】在第11浮肋游离端之下际取穴。

【主治】腹痛，腹胀，肠鸣，泄泻，呕吐，神疲肢倦，身睏动，胸肋痛，黄疸，痞块，小儿疳积，腰脊痛。

【常用手法】揉，按，点。

15. 期门

【取法】锁骨中线上，当第六肋间隙取穴。

【主治】胸胁胀满疼痛，呕吐，呃逆，吞酸，腹胀，泄泻，饥不欲食，胸中热，咳喘、奔豚，伤寒热入血营。

【常用手法】揉，按、点。

16. 横骨

【取法】耻骨联合上际，当曲骨穴旁开0.5寸处。

【主治】阴部痛，少腹痛，遗精，阳痿遗尿，小便不利，疝气。

【常用手法】按，揉，点。

17. 大赫

【取穴】横骨上1寸，中极旁开0.5寸。

【主治】阴部痛，子宫脱垂，遗精，带下，月经不调，痛经，不孕，痢疾。

【常用手法】按，揉，点。

18. 石关

【取法】脐上3寸，旁开0.5寸。

【主治】呕吐，腹痛，便秘，产后腹痛，妇人不孕。

【常用手法】点，按，揉，一指禅推。

19. 天池

【取法】第4肋间隙中乳头外侧1寸。

【主治】胸闷，心烦，咳嗽，痰多，气喘，胸痛，腋下肿痛，瘰疬，乳痈。

【常用手法】点，按，揉，一指禅推。

20. 日月

【取法】乳头下方，当第7肋间隙取穴。

【主治】胁肋胀痛，胀满，呕吐，吞酸呃逆，黄疸。

【常用手法】点，按，揉。

21. 京门

【取法】侧卧，于侧腹部，当第12肋骨游离端下际取穴。

【主治】肠鸣，泄泻，腹胀，腰胁痛。

【常用手法】点，按，揉。

22. 带脉

【取法】侧卧，在第11肋骨游离端直下与脐相平处。

【主治】月经不调，赤白带下，疝气，腰胁痛。

【常用手法】一指禅推，点，按，揉。

23. 曲骨

【取穴】腹部中线，耻骨联合上缘凹陷处取穴。

【主治】少腹胀满，小便淋沥，遗尿，疝气，遗精，阳痿，阴囊湿疹，月经不调，赤白带下，痛经。

【常用手法】按，揉，一指禅推。

24. 中极

【取法】脐下4寸，腹中线上。

【主治】小便不利，遗精，阳痿，早泄，白浊，疝气偏坠，积聚疼痛，月经不调，阴痛，阴痒，痛经，带下，崩漏，阴挺，产后恶露不止。

【常用手法】按，揉，一指禅推摩。

25. 关元

【取法】脐下3寸，腹中线上。

【主治】中风脱证，虚劳冷惫，羸瘦无力，少腹疼痛，霍乱吐泻，痢疾，脱肛，疝气便血，溺血，小便不利，尿闭，尿频，遗精白浊，阳痿，早泄，月经不调，经闭，经痛，赤白带下，阴挺，崩漏，阴门瘙痒，恶露不止，胞衣不下，消渴，眩晕。

【常用手法】揉，按，摩，一指禅推。

26. 石门

【取法】脐下 2 寸，腹中线上。

【主治】腹胀，泄泻，绕脐疼痛，奔豚疝气，水肿，小便不利，遗精，阳痿，经闭，带下，崩漏，产后恶露不止。

【常用手法】揉，按，摩，一指禅推。

27. 气海

【取法】脐下 1.5 寸，腹中线上。

【主治】绕脐腹痛，水肿臌胀，脘腹胀满，水谷不化，大便不通，泄痢不禁，癃淋，遗尿，遗精，阳痿，疝气，月经不调，痛经，经闭，崩漏，带下，阴挺，产后恶露不止，胞衣不下，脏气虚惫，形体羸瘦，四肢乏力。

【常用手法】一指禅推，摩，揉，按。

28. 阴交

【取法】脐下 1 寸，腹中线上。

【主治】绕脐冷痛，腹满水肿，泄泻，疝气，小便不利，奔豚，血崩，带下，产后恶露不止，小儿陷囟，腰膝拘挛。

【常用手法】一指禅推，摩，揉，按。

29. 神阙

【取法】脐窝中点。

【主治】中风虚脱，四肢厥冷，尸厥，风痫，形惫体乏，绕脐腹痛，水肿臌胀，脱肛，泄泻，便秘，小便不禁，五淋，妇女不孕。

【常用手法】摩，揉。

30. 水分

【取法】脐上 1 寸，腹中线上。

【主治】腹痛，腹胀，肠鸣，泄泻，水肿，小儿陷囟，腰脊强急。

【**常用手法**】一指禅推，按，揉，摩。

31. 下脘

【**取法**】脐上 2 寸，腹中线上。

【**主治**】脘痛，腹胀，呕吐，呃逆，食谷不化，肠鸣，泄泻，痞块，虚肿。

【**常用手法**】一指禅推，按，揉，摩。

32. 中脘

【**取法**】脐上 4 寸，腹中线上，于胸骨体下缘与脐中连线的中点。

【**主治**】胃脘痛，腹胀，呕吐，呃逆，反胃，吞酸，纳呆，食物不化，疳积，臌胀，黄疸，肠鸣，泄泻，便秘，便血，胁下坚痛，虚劳吐血，哮喘，头痛，失眠，惊悸，怔忡，脏躁，癫狂，痫证，尸厥，惊风，产后血晕。

【**常用手法**】一指禅推，摩，揉，按。

33. 上脘

【**取法**】脐上 5 寸，腹中线上。

【**主治**】胃脘疼痛，腹胀，呕吐，呃逆，纳呆，食物不化，黄疸，泄泻，虚劳吐血，咳嗽痰多，癫痫。

【**常用手法**】一指禅推，按，揉，摩。

34. 巨阙

【**取法**】脐上 6 寸，腹中线上。

【**主治**】胸痛，心痛，心烦，惊悸，尸厥，癫狂，痫证，健忘，胸满气短，咳逆上气，腹胀暴痛，呕吐，呃逆，噎膈，吞酸，黄疸，泄泻。

【**常用手法**】一指禅推，按，揉，点。

35. 鸠尾

【**取法**】脐上 7 寸，腹中线上，仰卧，两臂上举取穴。

【**主治**】心痛，心悸，心烦，癫痫，惊狂，胸中满痛，咳嗽气喘，呕吐，呃逆反胃，胃痛。

【**常用手法**】按，揉。

36. 中庭

【**取法**】膻中穴下 1.6 寸，胸骨中线中，仰卧取穴，当胸骨体下缘。

【主治】胸腹胀满，噎膈，呕吐，心痛，梅核气。

【常用手法】按，揉。

37. 膻中

【取法】两乳头之间，胸骨中线上，平第 4 肋间隙。

【主治】咳嗽，气喘，咯唾脓血，胸痹心痛，心悸，心烦，妇产少乳，噎膈，臌胀。

【常用手法】一指禅推，按，揉，摩。

38. 华盖

【取法】胸骨线中，平第 1 肋间隙。

【主治】咳嗽气喘，胸满痛，喉痹咽肿。

【常用手法】按，揉，点。

39. 璇玑

【取法】胸骨中线上，仰卧或正坐仰靠，约当胸骨柄中点取穴。

【主治】咳嗽，气喘，胸中急满疼痛，喉痹咽肿，胃中有积。

【常用手法】按，揉，点。

40. 天突

【取法】璇玑穴上 1 寸，胸骨上窝正中，正坐仰头取穴。

【主治】咳嗽，哮喘，胸中气逆，咯唾脓血，咽喉肿痛，舌下急，暴喑，噎膈，梅核气。

【常用手法】按，点。

41. 小儿龟胸

【取法】在前正中线旁开 2.5 寸，第 2、3、4 肋下，左右计 6 穴。

【主治】小儿龟胸。

【常用手法】按，揉，一指禅推，点。

42. 呃逆

【取法】乳头直下第 7、8 肋间，左右计 2 穴。

【主治】呃逆，胸膜炎，肋间神经痛。

【常用手法】按。

43. 乳上

【取穴】乳中穴直上1寸（两口角间距离，左右计2穴）。

【主治】乳痈妒乳，肋间神经痛。

【常用手法】按，揉，一指禅推。

44. 乳下

【取法】乳头下1寸处，左右计2穴。

【主治】小儿癖积，干呕，反胃。吐食。女子从小至大月经未曾来，胃脘痛，咳嗽，乳腺炎，乳腺癌，乳汁不足，胸膜炎，肋间神经痛。

【常用手法】按，揉，一指禅推。

45. 胃上

【取法】仰卧，于脐中旁开4寸，再向上2寸取穴。

【主治】胃下垂，胃痛，腹胀。

【常用手法】按，揉，一指禅推。

46. 脐中四边

【取法】仰卧，于神阙穴上、下、左、右各开1寸处取穴。

【主治】胃脘疼痛，腹中雷鸣，泄泻，消化不良，小儿惊痫，角弓反张，疝痛，水肿。

【常用手法】点，揉，按。

47. 小儿食痫

【取法】胸膛窝下1分或鸠尾上5分，腹正中线上。

【主治】小儿食痫。

【常用手法】按，揉，一指禅推。

48. 遗精

【取穴】脐下3寸，前正中线旁开1寸处取穴。

【主治】遗精早泄，阳痿，阴囊冷湿痒。

【常用手法】按，揉，一指禅推。

49. 利尿

【取法】仰卧，于神阙穴与耻骨联合上缘连线的中点取穴。

【主治】癃闭，淋沥，血尿，腹痛泄泻，痢疾，子宫下垂，胃下垂。

【常用手法】按，揉，一指禅推。

50. 气门

【取法】仰卧，于脐中外开口3寸，再向下3寸处取穴。

【主治】妇人不孕，产后恶露不止，崩漏癥闭，淋证，少腹疼。

【常用手法】按，揉，一指禅推。

51. 提托

【取穴】仰卧，于脐中外4寸，再直下3寸处取穴。

【主治】子宫下垂，痛经，腹痛，腹胀疝气，胃下垂。

【常用手法】按，揉，一指禅推。

三、肩背腰臀部

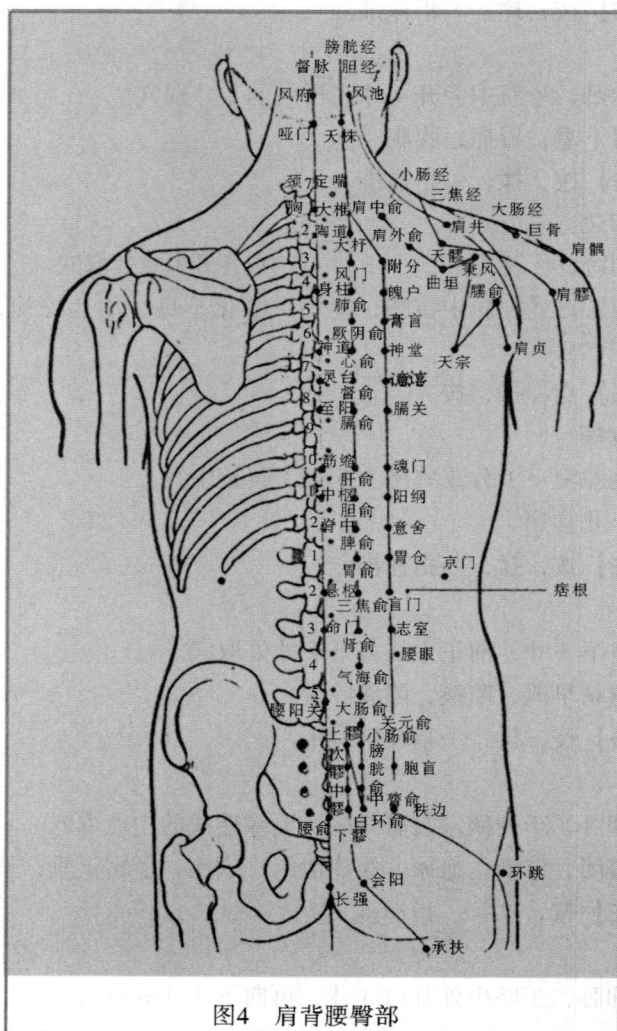

图4　肩背腰臀部

1. 大杼

【取法】俯伏，在第 1 胸椎棘突下，督脉旁开 1.5 处取穴。

【主治】咳嗽，发热，鼻塞，头痛，喉痹，肩胛酸痛，颈项强急。

【常用手法】点，按，揉，一指禅推。

2. 风门

【取法】俯伏，在第 2 胸椎棘突下，督脉旁开 1.5 寸处取穴。

【主治】伤风咳嗽，发热头痛，目眩，多涕，鼻塞，项强，胸背痛，发背痈疽，胸中热，身热。

【常用手法】点，按，揉，一指禅推。

3. 肺俞

【取法】俯伏，于第 3 胸椎棘突下督脉旁开 1.5 寸处取穴。

【主治】咳嗽，气喘，胸满，腰背痛，吐血，喉痹，骨蒸，潮热，盗汗。

【常用手法】一指禅推，点，按，揉，弹拨。

4. 厥阴俞

【取法】俯伏，于第 4 胸椎棘突下，旁开 1.5 寸取穴。

【主治】心痛，心悸，胸闷，咳嗽，呕吐。

【常用手法】一指禅推，点，按，揉。

5. 心俞

【取法】俯伏，于第 5 胸椎棘突下，督脉旁开 1.5 寸处取穴。

【主治】癫狂，痫证，惊悸，失眠，心悸，健忘，心烦，咳嗽，吐血，梦遗，心痛、痛引胸背。

【常用手法】按，揉，点，一指禅推。

6. 督俞

【取法】俯伏，于第 6 胸椎棘突下，督脉旁开 1.5 寸处取穴。

【主治】心痛，腹痛，腹胀，肠鸣，呃逆。

【常用手法】一指禅推，按，揉，点。

7. 膈俞

【取法】俯伏，于第 7 胸椎棘突下，督脉旁 1.5 寸处取穴。

【主治】胃脘胀痛，呕吐，呃逆，饮食不下，气喘，咳嗽，吐血，潮热，盗汗，背痛，脊强。

【常用手法】一指禅推，按，揉，点。

8. 肝俞

【取法】俯伏，于第 9 胸椎棘突下，督脉旁开 1.5 寸处取穴。

【主治】黄疸，胁痛，吐血，衄血，目赤，目视不明，眩晕，夜盲，癫狂，痫证，脊背痛。

【常用手法】一指禅推，按，揉，点，弹拨。

9. 胆俞

【取法】俯卧，于第 10 胸椎棘突下，督脉旁开 1.5 寸处取穴。

【主治】黄疸，口苦，舌干，咽痛，呕吐，胁痛，饮食不下，肺痨，潮热，腋下肿。

【常用手法】一指禅推，点，按，揉。

10. 脾俞

【取法】俯卧，于第 11 胸椎棘下，旁开 1.5 寸处取穴。

【主治】胸胁痛，腹胀，黄疸，呕吐，泄泻，痢疾，便血，完谷不化，水肿，背痛。

【常用手法】一指禅推，点，按，揉，弹拨。

11. 胃俞

【取法】俯伏，于第 12 胸椎棘突下，督脉旁开 1.5 寸处取穴。

【主治】胸胁痛，胃脘痛，腹胀，翻胃呕吐，肠鸣，完谷不化。

【常用手法】一指禅推，点，按，揉，弹拨。

12. 三焦俞

【取法】俯卧，于第 1 腰椎棘突下，督脉旁开 1.5 寸处取穴。

【主治】腹胀，肠鸣，完谷不化，呕吐腹泻，痢疾，小便不利，水胀，肩背拘急，腰脊强痛。

【常用手法】一指禅推，点，按，揉。

13. 肾俞

【取法】俯卧，在第 2 腰椎棘突下，督脉旁开 1.5 寸处取穴。

【主治】遗精，阳痿，遗尿，小便频数，月经不调，白带，腰膝酸痛，目昏，耳鸣，耳聋，小便不利，水肿，洞泄不化，喘咳少气。

【常用手法】一指禅推，点，按，揉。

14. 气海俞

【取法】俯卧，于第 3 腰椎棘突下，督脉旁 1.5 寸处取穴。

【主治】腰痛，腿膝不利，痛经，痔漏。

【常用手法】一指禅推，按，揉，点。

15. 大肠俞

【取法】俯卧，于第 4 腰椎棘突下，腰阳关旁开 1.5 寸处取穴，约与髂嵴高点相平。

【主治】腹痛，腹胀，肠鸣，泄泻，便秘，痢疾，腰脊疼痛。

【常用手法】一指禅推，按，揉，点，弹拨。

16. 关元俞

【取法】俯卧，于第 5 腰椎棘突下，督脉旁开 1.5 寸处取穴。

【主治】腹胀，泄泻，小便不利，遗尿，消渴，腰痛。

【常用手法】一指禅推，按，揉。

17. 小肠俞

【取法】平第 1 骶后孔，督脉旁 1.5 寸处当髂后上棘内缘与骶骨间的凹陷中，俯卧取穴。

【主治】遗精，遗尿，尿血，白带，小腹胀痛，泄泻痢疾，痔疾，疝气，腿腰疼。

【常用手法】一指禅推，按，揉，点。

18. 膀胱俞

【取法】平第 2 骶后孔，当髂后上棘内缘下与骶骨间的凹陷中，俯卧取穴。

【主治】小便赤涩，遗精，遗尿，腹痛泄泻，便秘，腰脊强痛，膝足寒冷无力，女子瘕聚，阴部肿痛生疮，淋浊。

【常用手法】一指禅推，按，揉，点。

19. 八髎

【取法】在第 1、2、3、4 骶后孔中（分别称为上髎、次髎、中髎、下髎）。

【主治】腰腿痛，泌尿生殖系统疾患。

【常用手法】点，按，擦。

20. 附分

【取法】平第 2 胸椎棘突下，督脉旁开 3 寸，于肩胛脊柱缘，俯伏取穴。

【主治】肩背拘急，颈项强痛，肘臂麻木不仁。

【常用手法】一指禅推，点，按，揉，弹拨。

21. 膏肓俞

【取法】平第 4 胸椎棘突下，督脉旁开 3 寸，于肩胛骨脊柱缘，两手抱肘，俯伏取穴。

【主治】肺痨，咳嗽，气喘，吐血，盗汗，健忘，完谷不化，肩胛背痛。

【常用手法】点，按，揉，一指禅推。

22. 神堂

【取法】平第 5 胸椎棘突下，督脉旁开 3 寸，于肩胛骨脊柱缘取穴。

【主治】咳嗽，气喘，胸腹满，肩痛，脊背急强．

【常用手法】点，按，揉，一指禅推。

23. 谵语

【取法】平第 6 胸椎棘突下，督脉旁开 3 寸，于肩胛骨脊柱缘取穴。

【主治】咳嗽，气喘，肩背痛，季胁引少腹痛，目眩，鼻衄，热病汗不出。

【常用手法】一指禅推，点，按，揉。

24. 膈关

【取法】平第 7 胸椎棘突下，督脉旁开 3 寸，于肩胛骨脊柱缘取穴。

【主治】饮食不下，呕吐，嗳气，胸中噎闷，脊背强痛。

【常用手法】点，按，揉，一指禅推。

25. 魂门

【取法】平第 9 胸椎棘突下，筋缩（督脉）旁开 3 寸取穴。

【主治】胸胁胀痛，背痛，饮食不下，呕吐，肠鸣泄泻。

【常用手法】点，按，揉，一指禅推。

26. 阳纲

【取法】平第 12 胸椎棘突下，督脉旁开 3 寸取穴。

【主治】肠鸣，腹痛，泄泻，黄疸，消渴。

【**常用手法**】点，按，揉，一指禅推。

27. 胃仓

【**取法**】平第 10 胸椎棘突下，督脉旁开 3 寸取穴。

【**主治**】腹胀，胃脘痛，水肿，小儿食积，脊背痛。

【**常用手法**】点，按，揉，一指禅推。

28. 肓门

【**取法**】平第 1 腰椎棘突下，督脉旁开 3 寸取穴。

【**主治**】遗精，阳痿，上腹痛，痞块，便秘，妇人乳疾。

【**常用手法**】按，揉，一指禅推。

29. 志室

【**取法**】平第 2 腰椎棘突下，督脉旁开 3 寸处取穴。

【**主治**】遗精，阳痿，阴痛下肿，小便淋沥，腰脊强痛。

【**常用手法**】点，按，揉，一指禅推。

30. 胞肓

【**取法**】平第 2 骶后孔，督脉旁开 3 寸处取穴。

【**主治**】肠鸣，腹胀，腰脊痛，大小便不利，阴肿。

【**常用手法**】按，揉，一指禅推。

31. 秩边

【**取法**】胞肓直下，骶管裂孔旁开 3 寸，俯卧取穴。

【**主治**】腰骶痛，下肢痿痹，大小便不利，阴痛，痔疾。

【**常用手法**】按，揉，一指禅推。

32. 长强

【**取法**】跪伏或胸膝位，于尾骨尖端与肛门连接之中点取穴。

【**主治**】泄泻，痢疾，便秘，便血，痔疾，癫狂，痫证，脊强反折，癃淋，阴部湿痒，腰脊尾骶部疼痛。

【**常用手法**】按，揉。

33. 腰俞

【**取法**】俯卧或侧卧，正当骶管裂孔中取穴。

【**主治**】腰脊强痛，腹泻，便秘，痔疾，脱肛，癫痫，淋浊，月经不调，下肢痿痹，便血。

【**常用手法**】按，揉。

34. 腰阳关

【**取法**】俯卧，于后正中线，第 4 腰椎棘突下凹陷中，约与髂嵴相平。

【**主治**】腰骶疼痛，下肢痿痹，月经不调，赤白带下，遗精，阳痿，便血。

【**常用手法**】一指禅推，按，揉，擦。

35. 命门

【**取法**】俯卧，于后正中线，第 2 腰椎棘突下凹陷中取穴。

【**主治**】虚损腰痛，脊强反折，遗尿，尿频，泄泻，遗精，白浊，阳痿，早泄，赤白带下，胎屡坠，五劳七伤，头晕耳鸣，癫痫，惊恐，手足逆冷。

【**常用手法**】一指禅推，按，揉，擦。

36. 悬枢

【**取法**】俯卧，于后正中线，第 1 腰椎棘突下凹陷中取穴。

【**主治**】腰脊强痛，腹胀，腹痛，完谷不化，泄泻，痢疾。

【**常用手法**】按，揉，擦。

37. 脊中

【**取法**】俯伏或俯卧，于后正中线，第 11 胸椎棘突下陷处取穴。

【**主治**】腰脊强痛，黄疸，腹泻，痢疾，小儿疳积，痔疾，脱肛，便血，癫痫。

【**常用手法**】按，揉，擦，一指禅推。

38. 中枢

【**取法**】俯伏或俯卧，于后正中线，第 10 胸椎棘突下凹陷处取穴。

【**主治**】黄疸，呕吐，腹满，胃痛，食欲不振，腰背痛。

【**常用手法**】一指禅推，按，揉，擦。

39. 筋缩

【**取法**】俯伏或俯卧，于后正中线上，第 9 胸椎棘突下凹陷处取穴。

【**主治**】癫狂，惊痫，抽搐，脊强，背痛，胃痛，黄疸，四肢不收，筋挛拘急。

【常用手法】点，按，揉，擦。

40. 至阳

【取法】俯伏或俯卧，于后正中线，第7胸椎棘突下凹陷处取穴，约与肩胛骨下缘角相平。

【主治】心痛惊悸，怔忡，失眠健忘，中风不语，癫痫，瘛疭，腰脊强，肩背痛，咳嗽，气喘。

【常用手法】一指禅推，点，按，揉。

41. 身柱

【取法】俯伏或俯卧，于后正中线，第3胸椎棘突下凹陷中取穴，约与两侧肩胛冈高点相平。

【主治】身热头痛，咳嗽，气喘，惊厥，癫狂，腰脊强疼，痔疮发背。

【常用手法】一指禅推，按，揉，点。

42. 陶道

【取法】俯伏或俯卧，于后正中线，第1胸椎棘突下凹陷中取穴。

【主治】头痛项强，恶寒发热，咳嗽，气喘，骨蒸潮热，胸痛，脊背酸痛，癫狂，角弓反张。

【常用手法】按，揉，一指禅推。

43. 大椎

【取法】俯伏或正坐低头，于第7颈椎棘突下凹陷中取穴。

【主治】热病，咳嗽，喘逆，骨蒸潮热，项强，肩背痛，腰脊强，角弓反张，小儿惊风，癫狂，痫证，五劳七伤，虚损乏力，中暑，霍乱呕吐，黄疸，风疹。

【常用手法】点，按，揉，一指禅推。

44. 天宗

【取法】正坐，在冈下窝中，约在肩胛下角与肩冈下缘之间的上1/3折点处取穴，上与秉风直对。

【主治】肩胛疼痛，肘臂外后侧痛，颊颔肿痛，气喘，乳痈。

【常用手法】点，按，揉，一指禅推、弹拨。

45. 秉风

【取法】在肩胛冈上窝中点，当天宗穴直上，举臂有凹陷取穴。

【主治】肩胛疼痛不举，上肢酸麻。

【常用手法】点，按，揉，一指禅推。

46. 曲垣

【取法】在肩胛冈内上端凹陷处，约当臑俞与第 2 胸椎棘突连线的中点取穴。

【主治】肩胛拘挛疼痛。

【常用手法】点，按，揉，一指禅推。

47. 肩外俞

【取法】在第 7 颈椎棘突下，督脉旁开 3 寸，当肩胛骨脊柱缘的垂直线上取穴。

【主治】颈椎病，肩胛区神经痛，肩背疼痛，颈项强急，肺炎，胸膜炎。

【常用手法】点，按，揉，一指禅推、弹拨。

48. 肩中俞

【取法】在第 7 颈椎棘突下，督脉旁开 2 寸处取穴。

【主治】咳嗽，气喘，肩背疼痛，唾血寒热，目视不明。

【常用手法】点，按，揉，一指禅推、弹拨。

49. 肩井

【取法】肩上，当大椎穴与肩峰连线中点处取穴。

【主治】肩背痹痛，手臂不举，颈项强痛，乳痈，中风，瘰疬，难产，诸虚百损。

【常用手法】拿，按，揉，一指禅推。

50. 肩内陵

【取穴】腋前皱襞顶端与肩髃穴连线的中点。

【主治】肩臂痛，臂不能举。

【常用手法】揉，按，弹拨。

51. 肩上

【取法】于第 1 胸椎棘突旁开 1.5 寸。

【主治】肩凝，咽喉肿痛，齿痛。

【常用手法】点，按，揉，一指禅推。

52. 背缝

【取法】于后腋缝尖直上，膏肓穴水平线上 5 分处。

【主治】肩背痛。

【常用手法】弹拨，点，按，揉，一指禅推。

53. 肩缝

【取法】于肩胛骨脊柱缘，近上下角处，左右计 4 穴。

【主治】肩背、肩胛风湿痛。

【常用手法】弹拨，点，按，揉，一指禅推。

54. 下腰

【取穴】于第 2、第 3 骶骨假棘之间，另一说法在八髎穴正中央脊骨上。

【主治】久泻久痢。

【常用手法】按，揉，一指禅推。

55. 腰眼

【取法】于第 4 腰椎棘突下旁开 3.5 寸处。

【主治】虚弱羸瘦，肺结核，气管炎，睾丸炎，腰痛，传尸。

【常用手法】按，揉，一指禅推。

56. 九连环

【取法】在背部正中线第 1、3、5、7、9、11 胸椎棘突与第 1、3、5 腰椎棘突之下方凹陷中，共计 9 穴。

【主治】脊髓疾患，神经衰弱，贫血等及其他慢性疾病。

【常用手法】按，揉，擦，一指禅推。

57. 华佗夹脊穴

【取法】俯伏或俯卧，于脊椎棘突间两侧，背正中线外侧 0.5 寸处，自第 1 胸椎至第 5 腰椎，每侧 17 穴，左右共 34 穴。

【主治】适应症范围较广。其中上胸部的穴位治疗心肺、上肢疾病；下胸部的穴位治疗胃肠疾病；腰部的穴位治疗腰、腹及下肢疾病。

【常用手法】按，揉，点，擦，一指禅推。

58. 胰俞

【取法】俯卧或俯伏，于第8、9胸椎棘突间，旁开1.5寸处取穴。

【主治】胃痛，胰腺炎，胸胁痛，消渴，咳嗽，咽干。

【常用手法】点，按，一指禅推。

59. 痞根

【取法】俯卧，于第1腰椎棘突下缘中点外开3.5寸处取穴。

【主治】痞块，肝脾肿大，疝痛，腰痛，翻胃。

【常用手法】按，揉，一指禅推。

四、上肢部

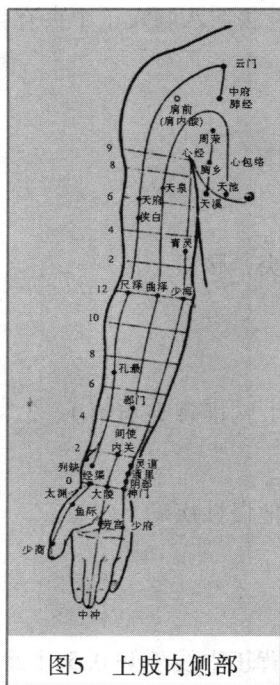

图5　上肢内侧部

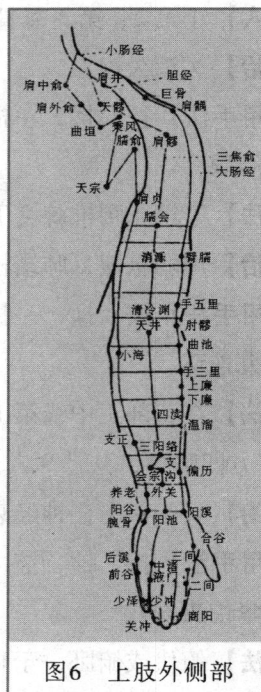

图6　上肢外侧部

1. 天府

【取法】在腋前皱襞上端下 3 寸，肱二头肌桡侧缘。简便取法：坐位或卧位，臂向前平举，俯头鼻尖接触上臂内侧外即是穴。

【主治】气喘，鼻衄，吐血，瘿气，上臂内侧痛。

【常用手法】按，揉。

2. 尺泽

【取法】微屈肘，在肘横纹上，肱二头肌腱的桡侧缘。

【主治】咳嗽，气喘，肘臂挛痛，胸部胀满，咯血，潮热，咽喉肿痛，吐泻，小儿惊风，乳痈。

【常用手法】点，按，揉，掐，拿。

3. 孔最

【取法】在尺泽与太渊的连线上，距尺泽 7.5 寸。

【主治】肘臂挛痛，头痛，咳嗽，气喘，咯血，咽喉肿痛，失音，热病无汗，痔疮。

【常用手法】按，揉，拿。

4. 列缺

【取法】在桡骨茎突上方，腕横纹上 1.5 寸，侧掌取穴。简便取法：两手虎口相交，一手食指压在另一手的桡骨茎突上，当食指尖端到达的凹陷中。

【主治】咳嗽，气喘，咽喉痛，掌中热，半身不遂，口眼歪斜，偏正头痛，项强，惊痫，溺血，小便热，阴茎痛，手痛。

【常用手法】按，揉，掐。

5. 经渠

【取法】仰掌，在腕横纹上 1 寸，当桡骨茎突内侧与桡动脉之凹陷中取穴。

【主治】咳嗽，气喘，喉痹，胸部胀满，掌中热，胸背痛。

【常用手法】按，揉。

6. 太渊

【取法】仰掌，腕横纹上，于桡动脉桡侧凹陷中取穴。

【主治】咳嗽，气喘，咳血，呕血，烦满，胸背痛，掌中热，缺盆中痛，喉痹，噫气，呕吐，妒乳，无脉症，手腕无力疼痛。

【常用手法】按，揉，一指禅推。

7. 鱼际

【取法】仰掌，在第一掌指关节后，掌骨中点、赤白肉际处取穴。

【主治】咳嗽，咳血，失音，喉痹，咽干，身热，乳痈，肘挛，掌心热。

【常用手法】掐，按，揉。

8. 少商

【取法】拇指桡侧，去指甲角 0.1 寸处。

【主治】喉痹，咳嗽，气喘，重舌，鼻衄，心下满，中风昏迷，癫狂，中暑呕吐，热病，小儿惊风，指腕挛急。

【常用手法】掐，揉。

9. 商阳

【取法】食指桡侧，去指甲角 0.1 寸处。

【主治】咽喉肿痛，颔肿，下齿痛，耳聋，耳鸣，青盲，热病汗不出，昏厥，中风昏迷，喘咳，肩痛引缺盆。

【常用手法】掐，揉。

10. 二间

【取法】微握拳，在第二掌指关节前缘桡侧，当赤白肉际处取穴。

【主治】喉痹，颔肿，鼽衄，目痛，目黄，大便脓血，齿痛口干，口眼歪斜，身热，嗜睡，肩背痛。

【常用手法】掐，按，揉。

11. 三间

【取法】微握拳，在食指桡侧，第二掌骨小头上方取穴。

【主治】目痛，齿痛，咽喉肿痛，手指及手背肿痛，鼽衄，唇焦口干，嗜眠，腹满，肠鸣洞泄。

【常用手法】掐，按，揉。

12. 合谷

【取法】在第 1、2 掌骨之间，约当第 2 掌骨桡侧之中取穴。

【主治】头痛，眩晕，目赤肿痛，鼻衄，鼻渊，齿痛，耳聋，面肿，疔疮，咽喉肿痛，失音，牙关紧闭，口眼歪斜，指挛，臂痛，半身不遂，发热恶寒，无汗，多汗，咳嗽，经闭，滞产，胃痛，腹痛，便秘，痢疾，小儿惊风，瘾疹，疥疮。

【常用手法】按，揉，点，一指禅推。

13. 阳溪

【取法】在腕背桡侧，拇指翘起时，当拇短伸肌腱与拇长伸肌腱之间的凹陷中取穴。

【主治】臂腕痛，头痛，耳聋，耳鸣，咽喉肿痛，目赤，目翳，热病心痛，癫狂，痛证。

【常用手法】掐，按，揉。

14. 偏历

【取法】侧腕屈肘，在阳溪与曲池的连线上，阳溪上 3 寸取穴。

【主治】鼻衄，目赤，耳聋，耳鸣，口眼歪斜，喉痛，癫狂，水肿，肩膊肘腕酸痛。

【常用手法】按，揉。

15. 温溜

【取法】侧腕屈肘，在阳溪与曲池的连线上，阳溪上 5 寸取穴。

【主治】头痛，面肿，鼻衄，口舌肿痛，肩背酸痛，肠鸣腹痛，癫狂。

【常用手法】点，按，揉，一指禅推。

16. 手三里

【取法】侧腕屈肘，在阳溪与曲池的连线上，曲池下 2 寸。

【主治】腹痛，吐泻，齿痛，失音，颊肿，瘰疬，偏瘫，手臂麻痛，肘挛不伸，眼目诸疾。

【常用手法】按，揉，一指禅推。

17. 曲池

【取法】屈肘，在肘横纹上桡侧端凹陷处取穴，约当尺泽与肱骨外上髁连线之中点。

【主治】热病，咽喉肿痛，手臂肿痛，上肢不遂，手肘无力，月经不调，瘰疬，疮，疥，瘾疹，丹毒，腹痛吐泻，痢疾，齿痛，目赤痛，目不明，高血压，胸中烦满，癫狂。

【常用手法】按，揉，一指禅推、点。

18. 肘髎

【取法】屈肘，在曲池外上方1寸，肱骨边缘取穴。

【主治】肘臂拘挛、麻木，嗜卧。

【常用手法】按，揉，一指禅推。

19. 手五里

【取法】在曲池与肩髃连线上，曲池上3寸处取穴。

【主治】肘臂挛急，疼痛，瘰疬，咳嗽吐血，嗜卧，身黄。

【常用手法】按，揉，一指禅推。

20. 臂臑

【取法】在曲池和肩髃的连线上，曲池上7寸。垂臂曲肘时，在肱骨外侧三角肌下端。

【主治】瘰疬，颈项拘急，肩臂疼痛，目疾。

【常用手法】点，按，揉，一指禅推。

21. 肩髃

【取法】肩峰前下方，当肩峰下肱骨大结节之间取穴。上臂平举时，肩部出现两个凹陷就是肩髃。

【主治】肩臂疼痛，手臂挛急，肩中热，半身不遂，风、瘾疹，瘰疬诸瘿。

【常用手法】按，揉，一指禅推。

22. 极泉

【取法】上臂外展，在腋窝正中，腋动脉跳动处。

【主治】心痛，胸闷，心悸，气短，心悲不乐，干呕，胁肋疼痛，咽干烦渴，目黄，瘰疬，肘冷痛，四肢不举。

【常用手法】弹拨。

23. 青灵

【取法】举臂，在少海与极泉连线上，少海上3寸，肱二头肌的尺侧。

【主治】目黄，头痛，振寒，胁痛，肩臂痛。

【常用手法】按，揉，一指禅推。

24. 少海

【取法】屈肘，在肘横纹尺侧纹头凹陷中取穴。

【主治】心痛，臂麻，手颤健忘，暴喑，手挛，腋胁痛，癫狂善笑，痛证，头痛，目眩，齿龋痛。

【常用手法】点，按，揉。

25. 灵道

【取法】仰掌，在尺侧腕屈肌腱的桡侧缘，腕横纹上 1.5 寸取穴。

【主治】心悸怔忡，心痛，悲恐，善笑，暴喑，舌强不语，腕臂挛急，足跗上痛，头昏目眩。

【常用手法】按，揉。

26. 通里

【取法】仰掌，在尺侧腕屈肌腱的桡侧缘，腕横纹上 1 寸。

【主治】暴喑，舌强不语，心悸怔忡，悲恐畏人，头痛目眩，妇人经血过多，崩漏，肩肘臂内后侧痛。

【常用手法】按，揉。

27. 阴郄

【取法】仰掌，在尺侧腕屈肌腱的桡侧缘，腕横纹上 0.5 寸。

【主治】心痛，惊恐，心悸，骨蒸盗汗，吐血，衄血，失语。

【常用手法】按，揉。

28. 神门

【取法】仰掌，在尺侧腕屈肌腱的桡侧缘，腕横纹上取穴。

【主治】心痛，心烦，恍惚，健忘失眠，惊悸怔忡，痴呆悲哭，癫狂痫证，目黄胁痛，掌中热，呕血，吐血，大便脓血，头痛眩晕，咽干不嗜食，失音，喘逆上气。

【常用手法】按，揉，点。

29. 少府

【取法】在第 4、5 掌指关节后方，仰掌屈指，当小指端与无名指端之间取穴。

【主治】心悸，胸痛，痈疡，阴痒，阴挺，阴痛，小便不利，遗尿，手小指拘挛，掌中热，善笑，悲恐善惊。

【常用手法】掐，揉。

30. 少冲

【取法】小指末节桡侧，距指甲角0.1寸。

【主治】心悸，心痛，胸胁痛，癫狂。

【常用手法】掐，揉。

31. 少泽

【取法】小指末节尺侧，距指甲角0.1寸。

【主治】热病，中风昏迷，乳汁少，乳痈，咽喉肿痛，目翳，头痛，耳聋，耳鸣，肩臂外后侧疼痛。

【常用手法】掐，揉。

32. 前谷

【取法】于第5掌指关节前尺侧，握拳时，当掌指关节前之横纹头赤白肉际取穴。

【主治】热病汗不出，疟疾，癫狂痫证，耳鸣，目痛，目翳，头项急痛，颊肿，鼻塞，咽喉肿痛，产后无乳，臂痛，肘挛，手指麻木。

【常用手法】掐，揉。

33. 后溪

【取法】第5掌指关节尺侧后方，第五掌骨小头后缘赤白肉际处取穴。握拳时，当掌指关节后的横纹头处。

【主治】头项强痛，耳聋，目赤目翳，肘臂及手指挛急，热病，疟疾，癫狂，痫证，盗汗，目眩，目眦烂，疥疮。

【常用手法】掐，按，揉。

34. 腕骨

【取法】在腕前方，三角骨的前缘，赤白肉际处取穴。

【主治】头痛，项强，耳鸣，目翳，指挛臂痛，黄疸，热病汗不出，胁痛，强项颔肿消渴，目流冷泪，惊风。

【常用手法】掐，揉。

35. 阳谷

【取法】在三角骨后缘赤白肉际上，当豌豆骨与尺骨茎突之间取穴。

【主治】颈颔肿，臂外侧痛，手腕痛，头眩，目赤肿痛，癫狂妄言，胁痛项肿，痔漏，耳聋，耳鸣，齿痛。

【常用手法】点，按，揉，掐。

36. 养老

【取法】掌心向下时，在尺骨茎突的高点处取穴；当屈肘掌心向胸时，转手骨开，穴在尺骨茎突的桡侧骨缝中。

【主治】目视不明，肩背肘臂痛，急性腰痛。

【常用手法】掐，按，揉。

37. 支正

【取法】在腕上5寸，当阳谷与小海的连线上取穴。

【主治】项强，肘挛，手指痛，头痛，目眩，癫狂，易惊，好笑善忘，惊恐悲愁，消渴，疥疮，疣。

【常用手法】按，揉，一指禅推。

38. 小海

【取法】屈肘，当尺骨鹰嘴与肱骨内上髁之间取穴。

【主治】颊肿，颈项肩臂外后侧痛，头痛目眩，耳聋，耳鸣，癫狂，痫证，疡肿。

【常用手法】按，揉，弹拨。

39. 肩贞

【取法】肩关节后下方，当上臂内收时在腋后纹头上1寸处取穴。

【主治】肩胛痛，手臂麻痛不能举，缺盆中痛，瘰疬，耳鸣，耳聋。

【常用手法】按，揉，点，弹拨。

40. 臑俞

【取法】正坐，上臂内收，从肩贞直上肩胛内冈下缘取穴。

【主治】肩臂酸痛无力，肩肿，颈项瘰疬。

【常用手法】按，揉，点，弹拨，拿。

41. 天泉

【取法】腋纹头下2寸，在肱二头肌的长短头之间，伸臂仰掌取穴。

【主治】心痛，胸胁胀满，咳嗽，胸背及上臂内侧痛。

【常用手法】拿，按，弹拨，揉。

42. 曲泽

【取法】仰掌，肘微屈，在肘横纹上，肱二头肌腱的尺侧缘取穴。

【主治】心痛，善惊，心悸，胃痛，呕吐，转筋，热病，烦躁，肘臂痛，上肢颤动，咳嗽。

【常用手法】点，按，揉，拿。

43. 郄门

【取法】仰掌，于腕横纹上 5 寸，当曲泽穴与大陵穴的连线上，于掌长肌腱与桡侧腕屈肌腱之间取穴。

【主治】心痛，心悸，胸痛，心烦，咳血，呕血，衄血，疔疮，癫狂。

【常用手法】按，揉，拿，拔弹，点。

44. 内关

【取法】仰掌，于腕横纹上 2 寸，当掌长肌腱与桡侧腕屈肌腱之间取穴。

【主治】心痛，心悸，胃痛，呕吐，呃逆，失眠，癫狂，痫证，郁证，眩晕，中风，偏瘫，哮喘，偏头痛，热病，产后血晕，肘臂挛痛。

【常用手法】点，按，揉，掐。

45. 间使

【取法】仰掌，于腕横纹上 3 寸，当掌长肌腱与桡侧腕屈肌腱之间取穴。

【主治】心痛，心悸，胃痛，呕吐，热病，烦躁，痫证，腋肿，肘挛，臂痛。

【常用手法】掐，点，按，揉。

46. 内关

【取法】仰掌，于腕横纹上 2 寸，当掌长肌腱与桡侧腕屈肌腱之间。

【主治】心痛，心悸，胸痛，胃痛，呕吐，呃逆，失眠，癫狂痫证，郁证眩晕，中风偏瘫，哮喘，偏头痛，热病，产后血晕，肘臂挛痛。

【常用手法】掐，点，按，揉。

47. 大陵

【取法】仰掌，于腕横纹正中，当掌长肌腱与桡侧屈肌腱之间。

【主治】心痛，心悸，胃痛，呕吐，惊悸，癫狂，痫证，胸胁痛，腕关节疼痛，喜笑悲恐。

【常用手法】掐，按，揉。

48. 劳宫

【取法】掌心横纹中，第 3 掌骨的桡侧，屈指握拳时，中指指尖转点处取穴。

【主治】中风昏迷，中暑，心痛，癫狂痫证，口疮，口臭，鹅掌风。

【常用手法】掐，按，揉。

49. 中冲

【取法】在手中指尖端之中央取穴。

【**主治**】中风昏迷，舌强不语，中暑，昏厥，小儿惊风，热病，舌下肿痛。

【**常用手法**】掐。

50. 关冲

【**取法**】在无名指尺侧，去指甲角0.1寸许取穴。

【**主治**】头痛，目赤，耳聋，耳鸣，喉痹，舌强，热病，心烦。

【**常用手法**】掐。

51. 液门

【**取法**】在第4、5指指缝间，指掌关节前凹陷中取穴。

【**主治**】头痛，目赤，耳痛，耳鸣，耳聋，喉痹，舌强，热病，心烦。

【**常用手法**】掐，揉。

52. 中渚

【**取法**】在手背第4、5掌指关节后的掌骨间，当液门后1寸，握拳取穴。

【**主治**】头痛，目眩，目赤，目痛，耳聋，耳鸣，喉痹，肩背肘臂酸痛，手指不能屈伸，脊臂痛，热病。

【**常用手法**】掐，按，揉。

53. 阳池

【**取法**】伏掌，在手背横纹上，当指总伸肌腱尺侧凹陷中取穴。

【**主治**】腕痛，肩臂痛，耳聋，疟疾，消渴，口干，喉痹。

【**常用手法**】掐，按，按。

54. 外关

【**取法**】阳池上2寸，当桡、尺两骨之间取穴。

【**主治**】热病，头痛，颊痛，耳聋，耳鸣，目赤肿痛，胁痛，肩背痛，肘臂屈伸不利，手指疼痛，手颤。

【**常用手法**】按，揉，点，一指禅推。

55. 支沟

【**取法**】阳池上3寸，尺、桡两骨之间。

【**主治**】暴喑，耳聋，耳鸣，肩背酸痛，胁肋痛，呕吐，便秘，热病。

【**常用手法**】按，揉，点，一指禅推。

56. 会宗

【**取法**】在阳池上3寸，支沟尺侧，当尺骨桡侧缘取穴。

【**主治**】耳聋，痫证，上肢肤肌痛。

【常用手法】点，按，揉。

57. 天井

【取法】在尺骨鹰嘴后上方，屈肘呈凹陷处取穴。

【主治】偏头痛，胁肋，颈项，肩臂痛，耳聋，瘰疬，瘿气，癫痫。

【常用手法】按，揉，拿。

58. 肩髎

【取法】在肩峰后下际，上臂外展平举，于肩髃穴后寸许之凹陷中取穴。

【主治】臂、肩重不能举。

【常用手法】点，按，揉，拿。

59. 十宣

【取法】仰掌，十指微屈，于十指尖端去指甲游离缘0.1寸处取穴。

【主治】昏迷，晕厥，中暑，热病，小作惊厥，咽喉肿痛，指端麻木。

【常用手法】掐，揉。

60. 八邪

【取法】微握拳，手背第1~5指间的缝纹端取穴，左右共八穴。

【主治】手背肿痛，手指麻木，头项强痛，咽痛，齿痛，目痛，毒蛇咬伤。

61. 虎口

【取法】拇指、食指分开，于指蹼中点上方赤白肉际处取穴。

【主治】唇紧，烦热，眩晕，牙痛，乳鹅，心痛，失眠。

【常用手法】掐，揉，点。

62. 大骨空

【取法】于拇指背侧指骨关节横纹中点取穴。

【主治】目痛，目翳，内障，吐泻，衄血。

【常用手法】掐，揉。

63. 中魁

【取法】握拳，掌心向心，于中指背侧近端指骨关节横纹中点取穴。

【主治】噎膈，翻胃，呕吐，呃逆，牙痛，鼻出血，白癜风。

【常用手法】掐。

64. 小骨空

【取法】握拳，掌心向心，于小指背侧近端指骨关节横纹中点取穴。

【主治】目赤肿痛，目翳，喉痛，指关节痛。

【常用手法】掐。

65. 五虎

【取法】握拳，于手背第 2、4 掌骨小头高点取穴。

【主治】手指拘挛。

【常用手法】掐，揉。

66. 拳尖

【取法】握拳，掌心向下，于手背侧第 3 掌骨小头高处取穴。

【主治】目翳，睛痛。

【常用手法】掐，揉。

67. 威灵，精灵

【取法】伏掌，威灵在手背第 2、3 掌骨间中点，第 2 指伸肌腱桡侧凹陷处；精灵在手背第 4、5 掌骨间中点，第 4 指伸肌腱尺侧凹陷处。

【主治】急性腰扭伤，头痛，猝死，痰壅气促，小儿急、慢惊风，手背红肿疼痛。

【常用手法】掐，揉。

68. 外劳宫（落枕）

【取法】伏掌，于手背第 2、3 掌骨间指掌关节后 0.5 寸许之凹陷处取穴。

【主治】手背红肿，手指麻木，落枕，五指不能屈伸，小儿消化不良，脐风，颈椎综合征。

【常用手法】掐，按，揉，点，一指禅推。

69. 中泉

【取法】伏掌，于手腕背侧阳溪穴与阳池穴连线的中点，指总伸肌腱桡侧凹陷中取穴。

【主治】胸胁胀满，咳嗽气喘，胃脘疼痛，心痛，唾血，目翳，掌中热，腹胀满。

【常用手法】掐，按，揉，点。

70. 四逢穴

【取法】仰掌伸指，于食、中、环、小四指掌面近侧指骨关节横纹中点取穴。

【主治】疳积，百日咳，肠虫症，小儿腹泻，咳嗽气喘。

【常用手法】掐，揉。

71. 二白

【取法】伸臂仰掌，腕横纹直上4寸，桡侧腕屈肌腱之两侧缘取穴。

【主治】痔疮，脱肛，前臂痛，胸胁痛。

【常用手法】按，揉，推，拿。

72. 肘尖

【取法】屈肘90度角，于尺骨鹰嘴凸起之尖端取穴。

【主治】瘰疬，痈疽，疔疮，肠痈，霍乱。

【常用手法】弹，按，揉，掐。

73. 夺命（惺惺）

【取法】正坐垂臂，于肩峰与肘横纹桡侧端间连线的中点取穴。

【主治】晕厥，上臂酸痛，紫白癜风，丹毒。

【常用手法】按，揉，拿，一指禅推。

五、下肢部

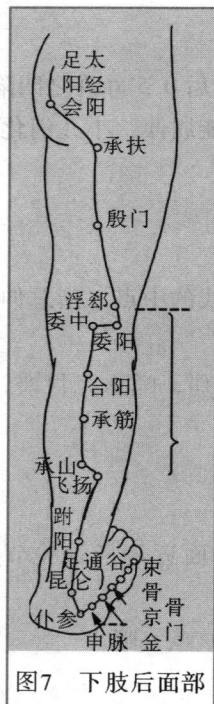

图7 下肢后面部

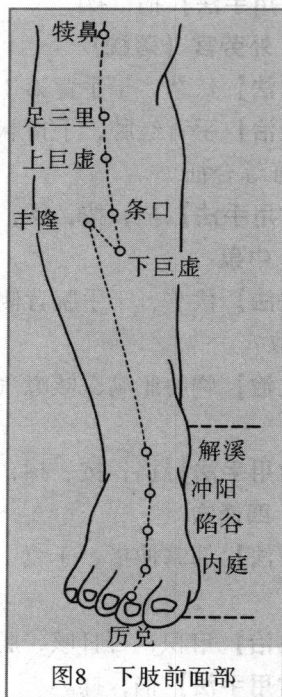

图8 下肢前面部

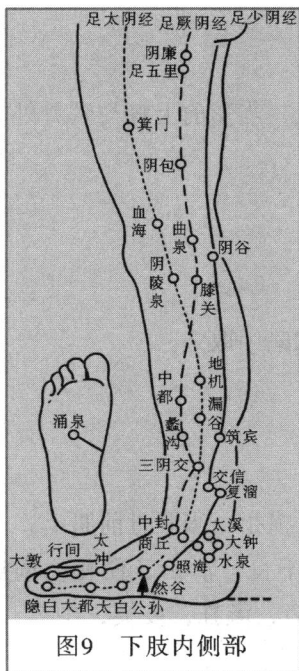

图9　下肢内侧部

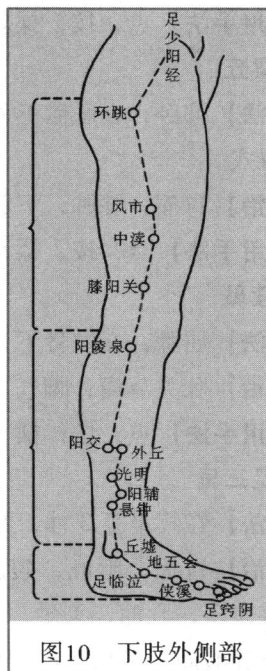

图10　下肢外侧部

1. 髀关

【取法】仰卧，在髂前上棘与髌骨外缘的连线上，平臀横纹，与承扶穴相对处。

【主治】髀股痿痹，足麻不仁，腰腿疼痛，筋急不得屈伸。

【常用手法】按，点，揉。

2. 伏兔

【取法】在膝髌上缘上 6 寸，当髂前上棘与髌骨外上缘的连线上，仰卧取穴。

【主治】腰胯疼痛，腿膝寒冷、麻痹，脚气，疝气，腹胀。

【常用手法】点，按，揉。

3. 阴市

【取法】仰卧，在髌骨外上缘上 3 寸，当髂前上棘与髌骨上缘的连线上。

【主治】腿膝麻痹、酸痛、屈伸不利，下肢不遂，腰痛，寒疝，腹胀腹痛。

【常用手法】点，按，揉。

4. 梁丘

【取法】仰卧，在膝髌上外缘上 2 寸凹陷处，当髂前上棘与髌骨外上缘之连线上取穴。

【主治】胃痛，膝肿，下肢不遂，乳痈。

【常用手法】点，按，揉，一指禅推。

5. 犊鼻

【取法】屈膝，在髌骨下方，髌韧带外侧凹陷中取穴。

【主治】膝关节痛，脚气。

【常用手法】点，按，揉。

6. 足三里

【取法】在犊鼻下 3 寸，距胫骨前嵴外侧 1 横指，当胫骨前肌上。

【主治】胃痛，呕吐，腹胀，肠鸣，消化不良，泄泻，便秘，痢疾，疳积，喘咳痰多，乳痈，头晕，耳鸣，心悸，气短，癫狂，妄笑，中风，脚气，水肿，膝胫酸痛，鼻疾，产妇血晕。

【常用手法】按，揉，点，一指禅推。

7. 上巨虚

【取法】卧位或坐位，在犊鼻下 6 寸，当足三里与下巨虚连线的中点取穴。

【主治】肠中切痛，痢疾，肠鸣，腹胀便秘，泄泻，肠痈，中风瘫痪，脚气。

【常用手法】按，揉，点，一指禅推。

8. 条口

【取法】仰卧，在犊鼻下 8 寸，犊鼻与下巨虚的连线上取穴。

【主治】小腿冷痛，麻痹，脘腹疼痛，跗肿，转筋，肩臂痛。

【常用手法】按，揉，点，一指禅推。

9. 下巨虚

【取法】在犊鼻下 9 寸，条口穴下约 1 横指，距胫骨前嵴约 1 横指处，当犊鼻与解溪穴的连线上取穴。

【主治】小腹痛，腰脊痛引睾丸，乳痈，下肢痿痹，泄泻，大便脓血。

【**常用手法**】按，揉，点，一指禅推。

10. 丰隆

【**取法**】仰卧，在条口穴后方 1 横指取穴，约当犊鼻与解溪的中点处。

【**主治**】痰多，哮喘，咳嗽，胸疼，头痛，头晕，咽喉肿痛，大便难，癫狂，善笑，痫证，下肢痿痹，肿痛。

【**常用手法**】按，揉，点，一指禅推。

11. 解溪

【**取法**】平齐外踝高点，在足背与小腿交界处的横纹中，拇长伸肌腱与趾长伸肌腱之间取穴。

【**主治**】头面浮肿，面赤，头痛，眩晕，腹胀，便秘，下肢痿痹，癫疾，胃热谵语，眉棱骨疼。

【**常用手法**】掐，点，揉，弹拨。

12. 冲阳

【**取法**】在足背部，陷谷穴后 3 寸，动脉搏动处取穴。

【**主治**】胃痛腹胀，不嗜食，口眼㖞斜，面肿齿痛，足痿无力，脚背红肿，善惊狂笑。

【**常用手法**】按，揉，点，一指禅推。

13. 陷谷

【**取法**】在第 2、3 跖趾关节后方，2、3 跖骨结合部之前的凹陷中取穴。

【**主治**】面目浮肿，水肿，肠鸣腹痛，足背钝痛。

【**常用手法**】按，揉，点。

14. 内庭

【**取法**】在第 2 跖趾关节前方，2、3 趾缝间的纹头处取穴。

【**主治**】齿痛，口歪，喉痹，鼻衄，腹痛，腹胀，泄泻，痢疾，足背肿痛。

【**常用手法**】掐，揉。

15. 厉兑

【**取法**】在第 2 趾外侧，距爪甲角 0.1 寸许取穴。

【**主治**】面肿，口歪，齿痛，鼻衄，鼻流黄涕，胸腹胀满，足胫寒冷，热病，梦魇，癫狂。

【常用手法】掐。

16. 隐白

【取法】在蹈趾内侧，去指甲角0.1寸许取穴。

【主治】腹胀，暴泄，善呕，烦心善悲，梦魇，胸痛，心痛，胸满，咳吐，喘息，慢惊风，昏厥，月经过时不止，崩漏，吐血，衄血，尿血，便血，癫狂，多梦，尸厥。

【常用手法】掐。

17. 大都

【取法】于蹈趾内侧第1跖趾关节前下方赤白肉际处取穴。

【主治】腹胀，胃疼，食不化，呕逆，泄泻，便秘，热病无汗，体重肢肿，厥心痛，不得卧，心烦。

【常用手法】掐，揉。

18. 太白

【取法】于第1跖趾关节后缘，赤白肉际处取穴。

【主治】胃痛，腹胀，腹痛，肠鸣，呕吐，泄泻，痢疾，便秘，痔漏，脚气，饥不欲食，善噫食不化，心痛脉缓，胸胁胀痛，痿证。

【常用手法】掐，按，揉。

19. 大都

【取法】于蹈趾内侧，第1跖趾关节前下方赤白肉际取穴。

【主治】腹胀，胃疼，食不化，呕逆，泄泻，便秘，热病无汗，体重肢肿，厥心痛，不得卧，心烦。

【常用手法】掐，揉，按。

20. 公孙

【取法】于第1跖骨基底前下缘，赤白肉际处取穴，距太白穴1寸。

【主治】胃疼，呕吐，饮食不化，肠鸣腹胀，腹痛，痢疾，泄泻，多饮，霍乱，水肿烦心，失眠，发狂妄言，嗜卧，肠风下血，脚气。

【常用手法】按，揉，掐。

21. 商丘

【取法】于内踝前下方凹陷处，当舟骨结节与内踝高点连线之中点取穴。

【主治】腹胀，肠鸣，泄泻，便秘食不化，舌体强痛，黄疸，怠惰嗜卧，癫狂，善笑，梦魇，好太息，咳嗽，小儿痫证，痔疾，足踝痛。

【常用手法】按，揉，点。

22. 三阴交

【取法】于内踝高点上 3 寸，胫骨内后缘取穴。

【主治】脾胃虚弱，肠鸣腹胀泄泻，消化不良，月经不调，赤白带下，阴挺经闭，癥瘕，难产，产后血晕，恶露不尽，梦遗精，阳痿，阴茎痛，疝气，水肿，小便不利，睾丸缩腹，遗尿，足痿痹痛，脚气，失眠，神经性皮炎，湿疹，荨麻疹，高血压。

【常用手法】按，揉，点，一指禅推。

23. 漏谷

【取法】内踝高点上 6 寸，胫骨后缘，当阴陵泉和三阴交连线上取穴。

【主治】腹胀，肠鸣，偏坠，腿膝厥冷，麻痹不仁，足踝肿痛，小腹痛，遗精。

【常用手法】按，揉，点。

24. 地机

【取法】在阴陵泉下 3 寸，当阴陵泉与三阴交的连线上取穴。

【主治】腹胀，腹痛，食欲不振，泻泄，痢疾，月经不调，痛经，遗精，女子癥瘕，腰痛不可俯仰，小便不利，水肿。

【常用手法】点，按，揉，一指禅推。

25. 阴陵泉

【取法】在胫骨内侧髁下缘凹陷处取穴。

【主治】腹胀，喘逆，水肿，黄疸，暴泄，小便不利或失禁，阴茎痛，妇人阴痛，遗精，膝痛。

【常用手法】按，揉，总，一指禅推。

26. 血海

【取法】屈膝，在髌骨内上缘上 2 寸，当股四头肌内侧头的隆起处取穴。

【主治】月经不调，痛经，经闭，崩漏，股内侧痛，湿疹，瘾疹，湿疮，瘙痒，丹毒，小便淋涩，气逆腹胀。

【常用手法】点，按，揉，一指禅推、弹拨。

27. 箕门

【取法】于血海上6寸，缝匠肌肉侧取穴。

【主治】小便不通，遗溺，腹股沟肿痛，五淋。

【常用手法】按，揉，点，弹拨，一指禅推。

28. 冲门

【取法】仰卧，平耻骨联合上缘中点旁开3.5寸处取穴。约当腹股沟外端上缘，腹动脉外侧。

【主治】腹痛，疝气，痔痛，小便不利，胎气上冲。

【常用手法】按，揉，点。

29. 承扶

【取法】俯卧，在臀横纹正中取穴。

【主治】痔疾，腰、骶、臀、肢部疼痛。

【常用手法】按，揉，点。

30. 殷门

【取法】当承扶与委中的连线上，承扶下6寸，俯卧取穴。

【主治】腰脊强痛，不可俯仰，大腿疼痛。

【常用手法】点，按，揉。

31. 浮郄

【取法】微屈膝，在腘窝上方，股二头肌腱内侧，委阳穴上1寸取穴。

【主治】臀股麻木，腘筋挛急。

【常用手法】按，揉，点。

32. 委阳

【取法】腘横纹外侧端，股二头肌腱内缘，屈膝取穴。

【主治】腰脊强痛，小腹胀满，小便不利，脚腿拘挛疼痛，痿厥不仁。

【常用手法】点，按，揉，弹拨。

33. 委中

【取法】当腘窝横纹中央，于股二头肌腱与半腱肌腱的中间，俯屈膝取穴。

【主治】腰痛，髋关节屈伸不利，下肢痿痹，中风昏迷，半身不遂，腹痛吐泻，疟疾，癫疾反折，衄血不止，遗尿，小便难，自汗，盗汗，丹毒，疔疮，发背。

【常用手法】点，按，揉，弹拨，推。

34. 合阳

【取法】在委中直下 2 寸，当委中与承山连线上取穴。

【主治】腰脊痛引腹，下肢酸痛，麻痹，崩漏，疝痛。

【常用手法】点，按，揉，拿。

35. 承筋

【取法】当合阳与承山之间，于腓肠肌肌腹中央取穴。

【主治】小腿痛，膝酸重，腰背拘急，痔疾，霍乱转筋。

【常用手法】点，按，揉，拿，一指禅推。

36. 承山

【取法】于腓肠肌腹下，伸小腿时，当肌腹下出现交角处取穴。

【主治】腰背病，腿痛转筋，痔疾，便秘，脚气，鼻衄癫疾，疝气，腹痛。

【常用手法】点，按，揉，拿。

37. 飞扬

【取法】于承山穴外下方，当昆仑上 7 寸取穴。

【主治】头痛，目眩，鼻塞，鼻衄，腰背痛，腿软无力痔痛，癫狂。

【常用手法】点，按，揉，拿。

38. 跗阳

【取法】在足外踝后上方，昆仑直上 3 寸取穴。

【主治】头痛，头重，腰腿痛，下肢瘫痪，外踝红肿。

【常用手法】按，揉，点，拿。

39. 昆仑

【取法】在跟腱与踝之间凹陷处取穴。

【主治】头痛，项强，目眩，鼻衄，肩背拘急，腰痛，足跟痛，小儿痫证，难产。

【常用手法】掐，拿，按，揉。

40. 仆参

【取法】在外踝后下方，昆仑直下，当跟骨凹陷处赤白肉际取穴。

【主治】下肢痿弱，足跟痛，霍乱转筋，癫痫，脚气膝肿。

【常用手法】按，揉，掐。

41. 申脉

【取法】于外踝正下之凹陷中取穴。

【主治】痫证，癫狂，头痛，眩晕，失眠，腰痛，足胫寒，不能久立坐，目赤痛，项强。

【常用手法】点，按，一指禅推。

42. 金门

【取法】在申脉前下方，当骰骨外侧凹陷中取穴。

【主治】癫痫，小儿惊风，腰痛，外踝痛，下肢痹痛。

【常用手法】点，按，一指禅推。

43. 京骨

【取法】于足跗外侧，第5跖骨粗隆下、赤白肉际取穴。

【主治】癫痫，头痛，目翳，项强，腰腿疼，膝痛脚挛。

【常用手法】点，按，揉。

44. 束骨

【取法】在足跗外侧，第5跖骨小头后下方、赤白肉际取穴。

【主治】癫狂，头痛，项强，目眩，腰背痛，下肢后侧痛。

【常用手法】按，揉。

45. 足通谷

【取法】在第5跖趾关节前下方凹陷处、赤白肉际取穴。

【主治】头痛，鼻塞，鼻衄，目痛，足痛。

【常用手法】按，揉。

46. 至阴

【取法】在足小趾外侧，距指甲角0.1寸许取穴。

【主治】头痛，目痛，鼻塞，鼻衄，足下热，胞衣不下，胎位不正，难产。

【常用手法】掐。

47. 涌泉

【取法】跷足时，在足心前1/3的凹陷中取穴。

【主治】头项痛，头晕，眼花，咽喉痛，舌干，失音，小便不利，大便难，小儿惊风，足心热，癫疾，霍乱转筋，昏厥。

【常用手法】点，按，揉，擦。

48. 然谷

【取法】在舟骨粗隆下缘凹中取穴。

【主治】月经不调，阴挺，阴痒，白浊，遗精，阳痿，小便不利，泄泻，胸胁胀痛，咳血，小儿脐风，口噤不开，消渴，黄疸，下肢痿痹，足跗痛。

【常用手法】按，揉，点。

49. 太溪

【取法】在足内踝与跟腱之间的凹陷中取穴。

【主治】头痛目眩，咽喉肿痛，齿痛，耳聋，耳鸣，咳嗽，气喘，胸痛咯血，消渴，月经不调，失眠，健忘，遗精，阳痿，小便频数，腰脊痛，下肢厥冷，内踝痛。

【常用手法】拿，揉，掐。

50. 大钟

【取法】太溪下0.5寸，当跟腱附着部的内侧凹陷中取穴。

【主治】咳血，气喘，腰脊强痛，二便不利，月经不调。

【常用手法】按，揉。

51. 水泉

【取法】在太溪直下方1寸，当跟骨结节之内侧的前上部凹陷中取穴。

【主治】月经不调，痛经，阴挺，小便不利，目昏花，腹痛。

【常用手法】按，揉，点。

52. 照海

【取法】在内踝正下缘之凹陷中取穴。

【主治】咽喉干燥，痫证，失眠，嗜卧，惊恐不宁，目赤肿痛，月经不调，痛经，赤白带下，阴挺，阴痒，疝气，小便频数，不寐，脚气。

【常用手法】点，按，揉，一指禅推。

53. 复溜

【取法】在太溪上2寸，当跟腱之前缘取穴。

【主治】泄泻，肠鸣，腹胀，水肿，腿肿，足痿，盗汗，脉微细时无，身热无汗，腰脊强痛。

【常用手法】按，揉，一指禅推。

54. 交信

【取法】太溪上2寸当复溜与胫骨内侧缘之间取穴。

【主治】月经不调，崩漏，阴挺，泄泻，大便难，睾丸肿痛，五淋，疝气，阴痒，泻痢赤白，腰、股、腹内疼痛。

【常用手法】按，揉，一指禅推。

55. 阴谷

【取法】当腘窝内侧，和委中相平，在半腱肌与半膜肌之间，屈膝取穴。

【主治】阳痿，疝痛，月经不调，崩漏，小便难，阴中痛，癫狂，膝股内侧痛。

【常用手法】按，揉，推。

56. 风市

【取法】大腿外侧，腘横纹上7寸，股外侧与股二头肌之间，当直立垂手时，中指止点处取穴。

【主治】中风半身不遂，下肢痿痹，麻木，遍身瘙痒。

【常用手法】点，按，揉，拿。

57. 膝阳关

【取法】阳陵泉直上，股骨外上髁的上方凹陷中取穴。

【主治】膝膑肿痛，腘挛急，小腿麻木。

【常用手法】点，按，揉。

58. 阳陵泉

【取法】在腓骨小头前方凹陷处取穴。

【主治】半身不遂，下肢痿痹，麻木，膝肿痛，脚气，胁痛，口苦，呕吐，黄疸，小儿惊风，急性腰扭伤。

【常用手法】点，按，揉，弹拨。

59. 阳交

【取法】在外踝尖上7寸，腓骨后缘取穴。

【主治】胸胁胀满疼痛，面肿，惊狂，癫狂，瘛疭。膝股痛，下肢痿痹。

【常用手法】点，按，揉，一指禅推。

60. 外丘

【取法】外踝尖上7寸，与阳交穴相平于腓骨前缘取穴。

【主治】颈项强痛，胸胁痛，犬伤毒不出，下肢痿痹，小儿龟胸。

【常用手法】点，按，揉，一指禅推、弹拨。

61. 光明

【取法】外踝尖直上5寸，当腓骨前缘趾长伸肌和腓骨短肌之间取穴。

【主治】目痛，夜盲，乳胀痛，下肢痿痹，颊肿。

【常用手法】点，按，揉，一指禅推、弹拨。

62. 阳辅

【取法】在外踝尖上4寸，微向前，当腓骨前缘取穴。

【主治】偏头痛，目外眦痛，缺盆中痛，腋下痛，瘰疬，胸、胁、下肢外侧痛，疟疾，半身不遂。

【常用手法】点，按，揉，弹拨。

63. 悬钟

【取法】外踝尖上3寸，当腓骨后缘与腓骨长、短肌腱之间凹陷处取穴。

【主治】半身不遂，颈项强痛，胸腹胀满，胁肋疼痛，膝腿痛，脚气，腋下肿，急性腰扭伤。

【常用手法】按，揉，点，弹拨。

64. 丘墟

【取法】在外踝前下缘，当趾长伸肌腱的外侧凹陷中取穴。

【主治】颈项痛，腋下肿，胸下肿，胸胁痛，下肢痿痹，外踝肿痛，疝气，目赤肿痛，目生翳膜，中风偏瘫。

【常用手法】掐，点，按，揉。

65. 足临泣

【取法】在第4、5跖骨结合部的前方凹陷中取穴，穴当小趾伸肌腱的外侧。

【主治】头痛，目外眦痛，目眩，乳痈，瘰疬，胁肋痛，中风偏瘫，痹痛不仁，足跗肿痛。

【常用手法】掐，揉，点。

66. 侠溪

【取法】第4、5趾缝间，当趾蹼缘的上方纹头处取穴。

【主治】头痛，眩晕，惊悸，耳鸣，耳聋，目外眦赤痛，颊肿，胸胁痛，膝股痛，足跗肿痛，疟疾。

【常用手法】掐，点，揉，按。

67. 足窍阴

【取法】在第4趾外侧，距趾甲角0.1寸许取穴。

【主治】偏头痛，目眩，目赤肿痛，耳聋，耳鸣，喉痹胸胁痛，足跗肿痛，多梦，热病。

【常用手法】掐。

68. 大敦

【取法】在足蹋趾外侧，去指甲角约0.1寸许取穴。

【主治】疝气，缩阴，阴中痛，月经不调，血崩，尿血，癃闭，遗尿，淋证，癫狂，小腹痛。

【常用手法】掐。

69. 行间

【取法】在足第1、2趾缝间，趾蹼缘的上方纹头处取穴。

【主治】月经过多，闭经，痛经，白带，阴中痛，遗尿，淋证，疝气，胸胁满痛，呃逆，咳嗽，泄泻，头晕，目赤痛，青盲，中风，巅顶痛，失眠，口歪，膝肿，下肢内侧痛，足跗肿痛。

【常用手法】掐，揉。

70. 太冲

【取法】在足第1、2跖骨结合部之前凹陷中取穴。

【主治】头痛，眩晕，疝气，月经不调，癃闭，遗尿，小儿惊风，癫狂，痫证，胁痛，腹胀，黄疸，呕逆，咽痛嗌干，目赤肿痛，膝股内侧痛，足跗肿，下肢痿痹。

【常用手法】掐，点，揉，按。

71. 中封

【取法】当内踝前方，在商丘与解溪二穴之间，靠胫骨前肌腱的内侧凹陷中取穴。

【主治】疝气，阴茎痛，遗精，小便不利，黄疸，胸腹胀满，腰痛，足冷，内踝肿痛。

【常用手法】点，按，揉。

72. 蠡沟

【取法】在内踝尖上 5 寸，胫骨肉侧面中央取穴。

【主治】月经不调，赤白带，阴痒，疝气，小便不利，睾丸肿痛，小腹满，腰背拘急不可仰俯，胫部酸痛。

【常用手法】点，按，揉。

73. 膝关

【取法】屈膝，于胫骨内上髁后下方，当阴陵泉穴后 1 寸处取穴。

【主治】膝膑肿痛，寒湿走注，历节风痛，下痿痹。

【常用手法】按，揉，弹拨。

74. 曲泉

【取法】屈膝，在膝关节内侧横纹头上方，当胫骨内髁之后，于半膜肌、半腱肌止端之前上方取穴。

【主治】月经不调，痛经，白带，阴挺，阴痒，产后腹痛，遗精，阳痿，疝气，小便不利，头痛，目眩，癫狂，膝膑肿痛，下肢痿痹。

【常用手法】弹拨。

75. 阴包

【取法】在股骨内上髁上 4 寸，当股内肌缝匠肌之间取穴。

【主治】月经不调，遗尿，小便不利，腰骶痛引小腹。

【常用手法】按，揉，推。

76. 急脉

【取法】耻骨联合下缘中点旁开 2.5 寸，仰卧伸足取穴。

【主治】膝股内侧痛，疝气，阴挺，阴茎痛，小腹痛，睾丸肿痛。

【常用手法】点，按，揉。

77. 八风

【取法】正坐或仰卧，于足背五趾各趾间的缝纹端取穴。

【主治】足跗肿涌，脚无力，头痛，牙痛，毒蛇咬伤，足趾青紫症，月经不调。

【常用手法】掐，揉。

78. 独阴

【取法】俯卧，在足第 2 趾跖侧面，远端趾节横纹中点取穴。

【主治】卒心痛，胸胁痛，呕吐，吐血死胎，胞衣不下，月经不调，疝气。

【常用手法】掐，揉。

79. 里内庭

【取法】俯卧，于足底第 2、3 趾间，与内庭穴相对处取穴。

【主治】五趾尽痛，小儿惊风，癫痫，急性胃痛。

【常用手法】掐，揉。

80. 女膝

【取法】俯卧或侧卧，于足跟正中中线赤白肉际处取穴。

【主治】惊悸，癫狂，牙槽风。

【常用手法】掐，揉，拿。

81. 阑尾

【取法】正坐或仰卧屈膝，于足三里与上巨虚 2 穴之间压痛最明显处取穴，在足三里下 1.5～2 寸处。

【主治】急、慢性阑尾炎，胃脘疼痛，消化不良，下肢痿痹。

【常用手法】点，按，揉，掐，一指弹推。

82. 胆囊

【取法】正坐或侧卧，于阳陵泉穴直下 1 寸左右之后痛最明显处取穴。

【主治】急、慢性胆囊炎，胆石症，胆道蛔虫症，胆绞痛，下肢痿痹。

【常用手法】点，按，揉，掐，一指弹推。

83. 陵后

【取法】正坐屈膝或侧卧，于阳陵泉穴后方，腓骨小头后缘凹陷处取穴。

【主治】膝胫酸痛，足下垂，足内翻。

【常用手法】点，按，揉，弹拨。

84. 膝眼（膝目）

【取法】屈膝，于膝关节伸侧面，髌韧带两侧之凹陷中取穴。

【主治】膝关节酸痛，鹤膝风，下肢痛及其周围软组织炎。

【常用手法】点，按，揉。

85. 鹤顶（膝顶）

【取法】屈膝，于膑骨上缘中点上方之凹陷处取穴。

【主治】膝关节酸痛，腿足无力，鹤膝风，脚气。

【常用手法】按，揉，点。

第三章
点穴手法及补泻

　　点穴疗法是祖国医学宝贵遗产之一，是施术者用手指或手的各种特定形状，作用于受术者的体表穴位和刺激线、面上，施以点、压、掐、拍、揉、推和叩击等不同手法，以达到预防及治疗疾病的目的。根据其手法练习难易高深的不同，由繁到简可分为武功点穴法、气功点穴法、推拿点穴法三个阶段。其中武功点穴法最难练，也最高深。它不仅需要高强的武术功底，还需要极深的内功基础，主要应用于格斗搏击中，致人伤残，在临床中并不实用，但却是临床点穴疗法之基础与起源。气功点穴是武功点穴走向预防治疗疾病的一个阶段，它简化了武功点穴的许多练习手法，能为较多的人学习与使用，在民间治病救人中极为常见，但由于"气"的不可见性，而被江湖人所利用，不知不觉中蒙上了一层神秘的面纱。推拿点穴疗法则是武术家与气功师为了临床上更适用于疾病的治疗而对武功点穴法与气功点穴法的简化和引伸，同时亦源于几千年人们生活经验与临床验证和积累总结。它的特点是手法繁多，但却简便易学，在民间最为流行。由于其治疗效果显著，在西医学中亦登堂入室成了专门的学科，逐渐受到医学界人士的重视。

　　点穴手法根据其动作形态，又可归纳为摆动类、摩擦类、振动类、挤压类、叩击类五大类和复合型手法，每类各有数种手法组成。根据手法作用于人体某些区域的独特防病、治病效果，又可分为耳区点穴刺激法、眼区点穴刺激法、鼻区点穴刺激法、手道刺激法、足道刺激法及全息疗法等不同类型。而由于成人与小儿在病理生理上的差异，其点穴法及补泻方式有明显的区别。

　　临床点穴手法虽然形态各异，应用各有巧妙，但其基本要求则是一致的。这就是人们常说的"十字经"："持久""有力""均匀""柔和"，从而达到

"深透"。所谓"持久"是指手法能按要求持续运用一段时间；所谓"有力"是指手法必须具有一定的力量，这种力量应该根据病人体质、病证、部位等不同情况而增减；所谓"均匀"是指手的动作要有节奏性，速度不要时快时慢，压力不要时轻时重；所谓"柔和"是手法要轻而不浮、重而不滞，用力不可生硬粗暴或用蛮力，变换动作要自然。以上各点是有机联系着的，要熟练掌握各种手法能在临床上灵活运用，必须经过一定时期的手法练习和临床实践，才能由生而熟，熟而生巧，乃至得心应手，运用自如，做到如《医宗金鉴》所说，"一旦临证，机触于外，巧生于内，手随心转，法从手出。"

　　手法在临床应用中，同样要贯彻辨证论治的精神，才能更好的发挥手法的治疗作用。人有老少、体有强弱、证有虚实、治疗部位有大有小、肌肉有厚有薄，因此，手法的选择和力量的运用都必须与之相适应，过和不及都会影响治疗效果。这就是手法补泻问题，所以我们必须认真对待，仔细加以体会，以期达最佳的治疗效果。

第一节　常用点穴手法

一、武功点穴常用手法

1. 鸦咀点穴法

【手型握法】

无名指、中指和小指内屈，食指向内屈成勾，向外突出，拇指向内封压在中指屈眼上，五指握紧，用食指突出的部分点击对方要害部位。（图12）

【用途】

鸦咀法主要用于点击对方的颜面、颊侧面和胸腹侧面诸穴，如太阳、下关、翳风、天突、章门、日月等穴。

【练法】

每日早晨和晚饭后，面对木人2尺左右，先运气三循，然后贯注食指，向木人的太阳、下关等穴轻点，每次10~15下。逐

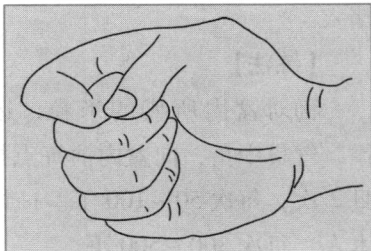

图12　鸦咀点穴法

渐增力和次数，3 个月后重点，每次 150～300 下。

2. 鹤咀点穴法

【手型握法】

食指、中指、无名指和小指先向内屈，中指向外凸形突出，拇指向内封压住中指末节，五指用力握紧，用突出中指凸部点击对方要害穴位。（图 13）

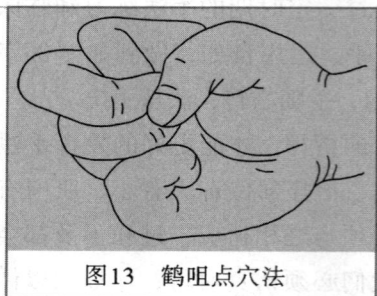

图13　鹤咀点穴法

【用途】

鹤咀法主要用于点击对方头部、胸腹和背部的正中线诸穴，如印堂、人中、膻中、中脘、中极、身柱和命门等。

【练法】

先面对墙壁，运气三循，气贯中指凸节端，然后轻点。每日早晚各 1 次，每次 30～50 下。1 个月后改点木人，每次 100～300 下，用力逐日增重。

3. 鸡咀点穴法

【手型握法】

中指伸直，拇指和食指并紧附于中指的第 1 节与第 2 节横纹内侧，无名指、小指内屈，形如鸡咀，用中指尖点刺对方的要害穴位。（图 14）

【用途】

鸡咀法主要用于点刺对方全身的岐骨凹陷处，如印堂、鹳口、列缺、合谷、阳陵泉、阴陵泉和手足背面诸穴。

【练法】

面对盆内所盛的米粒，运气三循，气贯中指，向盆内演练点插，每

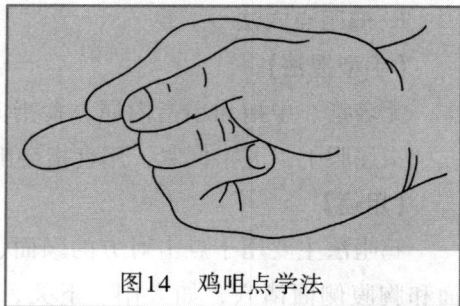

图14　鸡咀点学法

日 2 次，每次 50～100 下。1 个月后改点石砂，2 月后改点铁砂，3 月后改点木人，每次 300～500 下。

4. 金针指点穴法

【手型握法】

中指伸直，其余四指内屈，拇指内扣，紧压食指和无名指点刺对方的要害穴位。（图15）

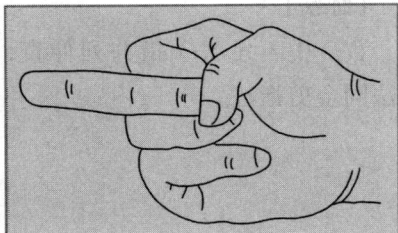

图15　金针指点穴法

【用途】

金针指主要用于点刺人身孔眼和软组织处的诸穴，如眼、鼻孔、天突、耳道、鸠尾、中脘、脐眼、天枢、气海等穴。

【练法】

点物同鸡咀法。在3个月后，开始演练钻法，即点中旋入内，日久皆威力无穷。

5. 金剪指点穴法

【手型握法】

食指、中指伸直，间距1.2寸许，形如刀剪，其余3指内屈，拇指扣压在无名指末节上，用中食指点插对方要害穴位。（图16）

【用途】

金剪指主要用于点插对方的眼、鼻、腋下、肋间和软组织诸穴，如眼、鼻孔、腋下、不容、巨阙和诸肋间等。

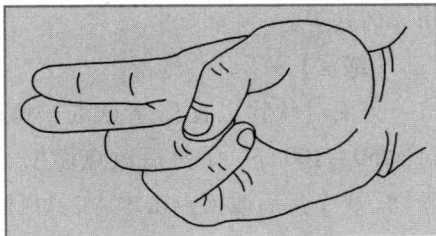

图16　金剪指点穴法

【练法】

面对盆内谷物，运气3循，气贯中、食二指，然后轻插谷粒，每日2次，每次50～100下，1个月后改练插砂，两个月后改练铁砂，每次300～500下，最后再练插点木人的有关穴位。

6. 三阴指点穴法

【手型握法】

食中无名指伸直并拢，小指、拇指内屈，拇指扣压在小指末节上，以指点挖对方要害部位。（图17）

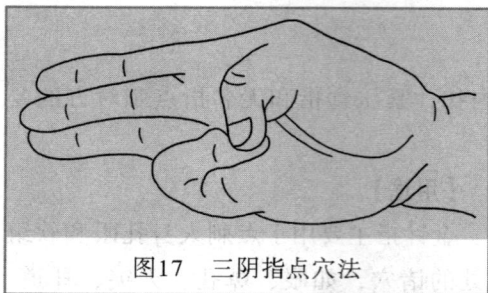

图17 三阴指点穴法

【用途】

三阴指主要用于点插腹部和全身软组织诸穴，如鸠尾、不容、出门、三阴交、曲池、曲泉等。

【练法】

食、中、无名 3 指并列伸直，练法同金剪指法。

7. 瓦楞拳点穴法

【手型握法】

食、中、无名、小指内屈，4 指末节急扣掌内、不能超过掌第一道横纹，拇指封压食指孔眼，使手型如瓦楞形，用拳楞点打对方。（图 18）

【用途】

瓦楞拳主要用于点打胸部、头部前后诸穴和四肢要害骨络，如百会、上星、印堂、头维、后顶、膻中、乳根、肝俞、膈俞、风市、肩井等。

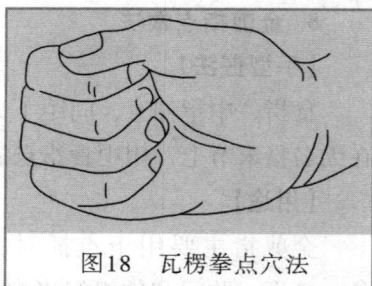

图18 瓦楞拳点穴法

【练法】

先面对软物以瓦楞拳点击，每日 2 次，每次 50～100 下。2 月后改点墙壁、木板等硬物。3 个月后改换点击木人，每日 300～500 下。

8. 肘法点穴法

【动作要领】

前臂内屈，形成肘尖，通过身体的协调动作，用肘尖击打对方。

【用途】

主要用于点打对方的胸腹肋部要害穴位，如巨阙、中脘、章门、日月、神阙、天枢等。

【练法】

先打点软物，渐改打点木人，每日 300 下。

9. 足法点穴法

【动作要领】

足法点穴即踢法。踢出时足面绷平，用力向前或向两侧弹踢。

【用途】

主要用于踢对方脐胯以下部位，如中极、气海、曲骨、会阴、阴囊、长强、三黑、鹤顶、膝盖、胫骨、环跳、昆仑等。

【练法】

先踢点软物，渐改踢点木人，每日 500 下。

10. 碰法点穴法

【动作要领】

即用头部碰点对方要害部位。

【用途】

主要用来碰击对方的面部、胸、腹、肋和背部诸穴，如鼻、下关、下颌、膻中、中脘、神阙、章门、膏肓、命门等。

【练法】

用气贯注头，然后碰击墙壁，每日 10～20 下。初用力轻，日久渐用力重，3 个月后改练碰木人要害部位，每日 300 下。

11. 靠法点穴法

【动作要领】

即用臀部向后靠击背后来犯者要害部位，如下腹部、阴都、胯部等。

【练法】

运气后贯注臀部，对准墙或树木用臀部靠击，每日 1 次，每次 15～50下。3 个月后改靠击木人，每日 100 下。

武功点穴之法甚多，除上述 11 种技法外，还有金产指（即 4 指点切法）、四平拳、足根、跪膝等方法，其动作要领与练习方法均大同小异，只是作用部位不同。

二、气功点穴常用手法

1. 点压法

【手法与手势】

（1）掌式点压法：以掌部内劳宫穴点压为主，操作者运气于掌部再点至

患者部位或经穴处，达到治疗作用。（图19）

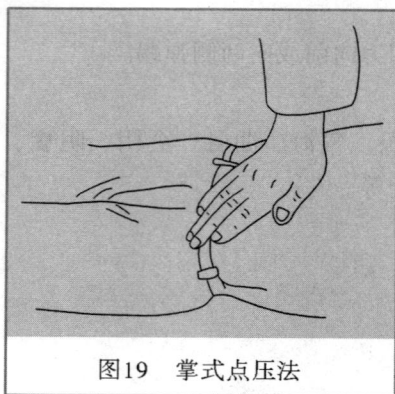

图19　掌式点压法

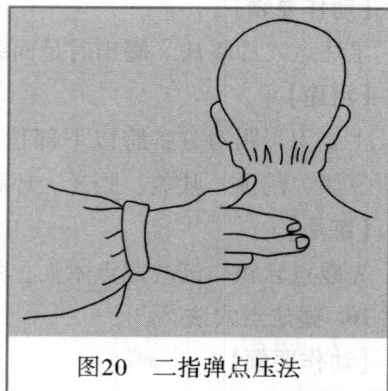

图20　二指弹点压法

（2）二指弹点压法：操作者中、食指伸直，其余指屈握，运气手指，再点至患者某部位或穴位处，以达治病的作用。（图20）

（3）单指点压法：操作者以中指直立式，其余指为屈握，再运气于指点至患者某部位或经穴处，以达治病作用。（图21）

（4）拳立点压法：操作者采用握拳，以中指屈关节，再运气屈曲关节点至患者某部位或经穴处，以达治病作用。（图22）

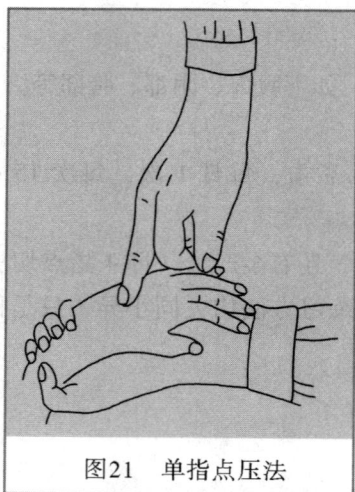

图21　单指点压法

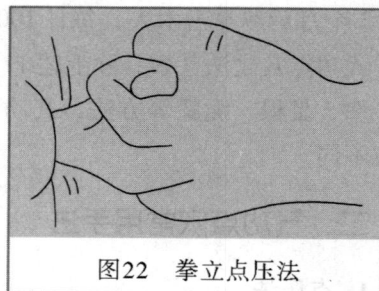

图22　拳立点压法

【要领】

点压法是气功点穴疗法中的基本手法，常见疾病都可以采用选择相适应的经穴进行气功点压治疗。治疗时要求气功医师注意力集中，调节气息。运丹田之气，催力使气力贯通上臂、前臂、手腕，直达指端迅速地点压患者相应的治疗部位或经穴处。

【注意事项】

气功医师在操作时，首先要求达到刚中有柔，柔中有刚，并做到意到、气到、力到，以不引起患者皮肤疼痛和损伤为原则。

2. 振颤法

【手法与手势】

一般采用单掌、双掌及指，直接轻放于治疗部位或经穴处。运气缓慢振颤施功，达到治病作用。（图 23 – 1，图 23 – 2）

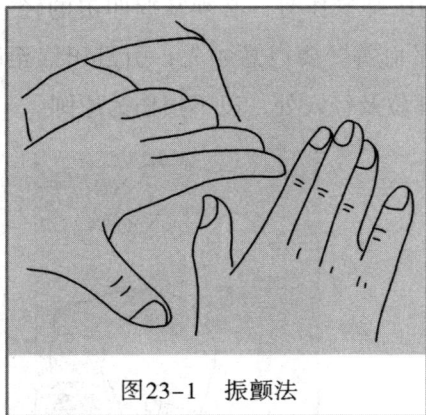

图23-1　振颤法

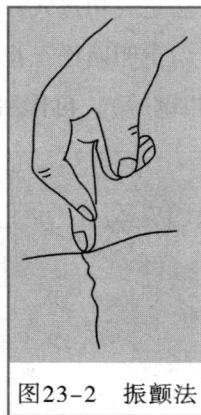

图23-2　振颤法

【要领】

振颤法是气功点穴法中很重要的手法，对于常见的各种疾病均可采用选定的经穴及部位进行气功振颤治疗。治疗时，要求操作者必须全神贯注，运丹田之气，上至臂→肘→腕→掌指，作用患者某部或经穴处，达到治病的作用。

【注意事项】

气功医师操作时，注意力要集中，以意念引丹田之气，气息调匀，缓慢施治。可及时询问患者有无不适感，随时变换均匀调息的方法，适当掌握补泻的原则。

3. 叩击法

【手法与手势】

叩击法又分为指腹和指尖叩击法，掌和拳的叩击法，依次为：①以5指指腹合拢叩击（图24－1）；②以5指指尖合拢叩击（图24－2）；③以掌部内劳宫处叩击（图24－3）；④以掌（拳）根部为基点叩击（图24－4）。

【要领】

叩击法的作用点广，刺激面大，一般常见疾病都可采用叩击法治疗。操作时气功医师要熟知病情，集中注意力，补泻要适宜。以缓慢、轻重适宜的手法叩击一定的部位及经穴处，达到治病作用。

【注意事项】

叩击法是气功点穴疗法之一，气功医师操作时，必须掌握叩击的轻、重、缓、急，勿重叩而伤至患者皮肤甚至淤血等。要以意领先，引丹田气至手指（掌、拳根部等），再作用于患者治疗部位及经穴处，以不损伤为原则。

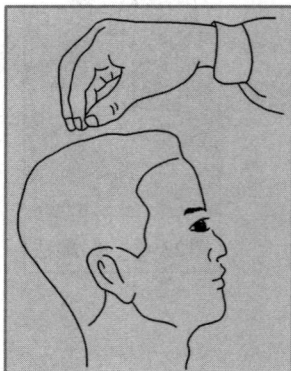

图24-1　指腹叩击法

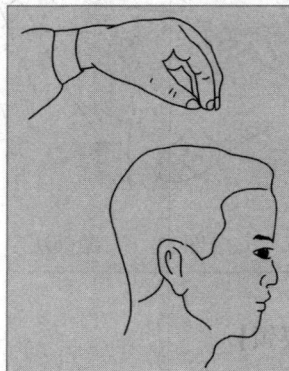

图24-2　指尖叩击法

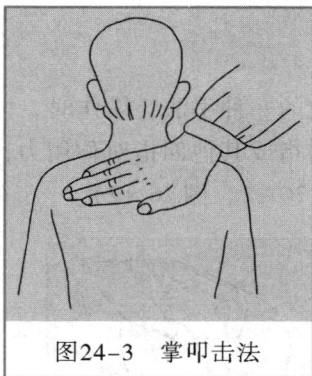

图24-3 掌叩击法

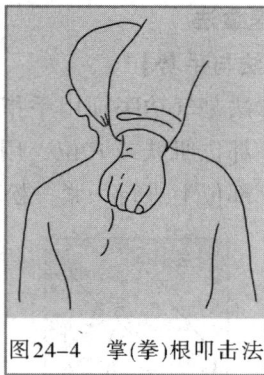

图24-4 掌(拳)根叩击法

4. 拍打法

【手法与手势】

拍打法是气功医师以两手的十指微拢微屈，掌心呈空虚状，进行拍打时，使指腹与大小鱼际直接接触被拍打部位皮肤（图25）。此外，在患处肌肉丰富部位可用空心或半握拳状进行拍打治疗。

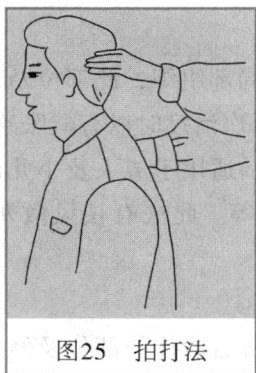

图25 拍打法

【要领】

拍打法是一种带有机械震动性的中等刺激手法，多用于四肢及腰背部，其作用力深透，可达肌肉、关节和骨骼。操作时以肩、肘关节放松为固定点，以腕发力，做上下拍打的协调运动，拍打的次数开始每分钟 10～15 次，随着患者的体质及适应力，可循序渐进地增加拍打次数和强度，拍打法具有行气、活血、疏通经络、固肾健脾、强身健体的作用。此外，采用重力拍打可使神经兴奋，轻力拍打可使筋骨舒展。

【注意事项】

在治疗前，要熟知病情，选择适宜的治疗部位或经穴。操作时气功医师要有较灵活的腕力，动作要求协调、灵活，着力要有弹性，手法上要由轻至重，缓慢进行拍打。一定要防止因手法过重而引起的不良反应。最后以患者有热感或轻松感觉为宜。

5. 捏拿法

【手法与手势】

捏拿法是气功医师用手指捏拿肌肉、肌腱的一种手法。操作时，可捏拿患者某一部位肌肤或穴位，用拇指和食、中两指或其他四指对称用力，在选定的治疗部位上进行一紧一松的捏拿治疗（图26-1，图26-2）。

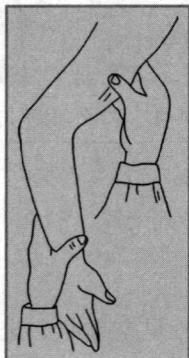

图26-1　捏拿法

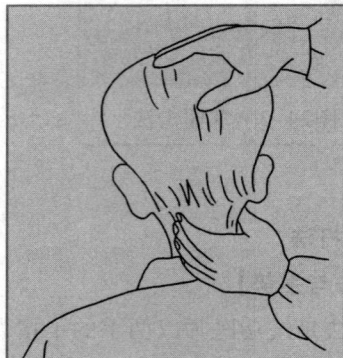

图26-2　捏拿法

【要领】

捏拿法是气功医师以拇指及其余四指捏拿起患者局部组织，此部位乃是神经、肌腱、肌肉软组织丰富之处。然后迅速松开，每次治疗时以有酸胀感、热感为宜。捏拿法又是一种刺激性较强的兴奋性手法，适用于成人及小儿消化系统疾病，如消化不良、腹痛、腹泻、便秘、呕吐等。此法有祛风散寒、活血止痛等治疗作用。

【注意事项】

在治疗时，必须将丹田气运至手部，再施于患者所需治疗的部位及经穴处。以不损伤正常组织为原则，捏拿时的方向与肌肤垂直，可横向、纵向捏拿，切勿使用重捏而不松，重捏时扭转等不良手法。

6. 按揉法

【手法与手势】

按揉法是气功点穴的基本手法之一，按揉法是气功师运气后用手指手掌、肘、足（足趾用于踩法）按（踩）揉身体某一部位或经穴的一种手法。按揉法深则透达骨骼、关节、脏腑，浅则达到皮肉。患者感觉到有一定的压迫感后，持续一定时间，再缓慢放松减压。可间断性地一按一松，有节奏地按揉。此法按不同部位分类为指、掌、肘按 3 种方法。

（1）指按揉法：气功医师采用拇指或其他指面按揉，多用于经穴和痛点（阿是穴）。以患者有热、胀、酸等得气的感觉，这样即为适度。此法可双指或单指进行操作。（图 27 - 1）

（2）掌按揉法：气功医师用掌心或掌根部按揉，常用于腰、背、腹部等。按腰背部由上而下或由下而上地逐渐移动。按揉力必须随气进行。此法可用单掌操作，也可用双掌相叠按揉。如按揉腹部时可用单掌按揉，并须随患者呼吸的起伏，一般呼按、吸放。（图 27 - 2）

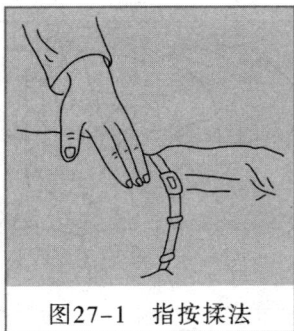

图27-1　指按揉法

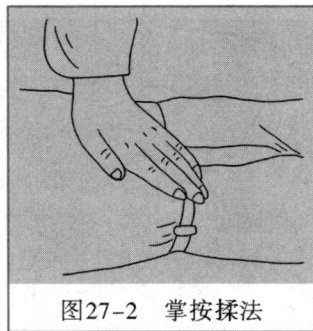

图27-2　掌按揉法

（3）肘按揉法：气功医师采用屈肘的顶部按揉，多用于软组织丰满的深在部位或穴经，如腰、臀部或环跳穴。（图 27 - 3）

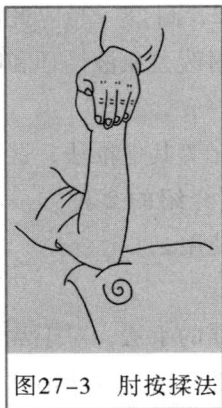

图27-3　肘按揉法

【要领】

此法是气功点穴疗法最常见的基本手法之一。一般常见病症即可采用相适应的经穴或部位，进行按揉治疗。气功医师要熟悉操作方法，明确疾病的诊断。在治疗时必须意念集中，引丹田之气，再作用于患者所需治疗的部位及经穴，使之达到舒筋骨、祛寒邪、解痉止痛的作用。

【注意事项】

操作时，气功医师的手指作用点在患者治疗部位上不宜用力滑动或移动，当缓缓移动，以防止患者皮肤或软组织损伤，避免不应有的痛苦。

7. 推摩法

【**手法与手势**】

推摩法是指气功医师在运气后，用手指或手掌在患者体表或某经穴上前后、上下或左右推摩，手力温和而深浅适宜，可达皮或皮下。推摩法的频率依病情需要而定，开始稍慢，逐渐增快。根据不同部位及作用，分为指、掌推摩法，又可分为单指、双指、掌推摩方法。

（1）指推摩法：用指面接触患者体表某部或经穴上，做回旋或分推摩的动作称为指推摩法（图28－1）。常用于头面、背、四肢部位或经穴处，如分推印堂、开天门、分推眉弓等。

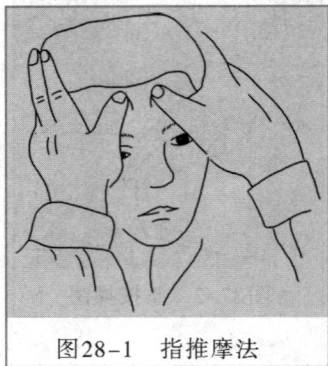

图28－1　指推摩法

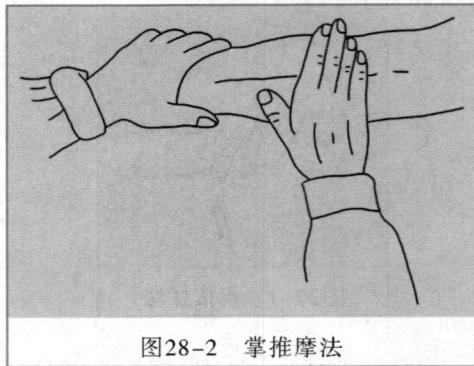

图28－2　掌推摩法

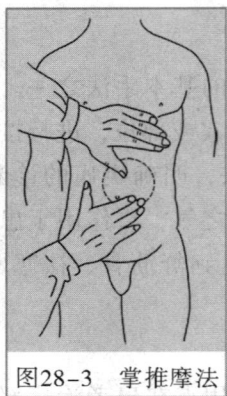

图28－3　掌推摩法

（2）掌推摩法：用手掌在患者体表或某穴位上行运气推摩称为掌推摩法（图28－2，图28－3）。此法多用于胸、腹、背四肢等部位，对改善血液循环和呼吸功能有良好的作用。

此外还有拇指、掌根、小鱼际等其他推法，这里不作介绍，但其动作要领与上述介绍的2种方法相同，在治疗时可灵活地辨病辨位使用。

【**要领**】

本法是气功点穴治疗中很重要的手法，对于常见的许多疾病均可采用相应经穴及部位进行气功推拿治疗。治疗时，要求操作者必须全神集中，将丹田气运至上臂→肘→腕→掌指，作用患者某部位或经穴处，达到治病的作用。

【注意事项】

根据着力的强弱和推进速度的大小掌推摩又分成轻推摩与重推摩 2 种。轻推摩时速度较快，每分钟约 70～80 次，用力也较小；重推摩时速度较慢，每分钟约 40 次左右，用力较重。双掌反复连续推摩。轻推摩可使血液循环加快；重推法具有松弛肌肉、消除疾病等作用。

根据推拿的方向，又有里外、远近、内外之分。由里向外推摩（由胸腹到四肢末梢），称为远心推摩，有行血通气作用；由外向内推摩（从四肢末梢到胸腹），称为近心推摩，可活血化瘀、清理病邪；以某穴或患部为中心向外推摩，称为外分法，可消肿散结；以某穴或患部为中心向内推摩，称为内聚法，可活血消肿。

推摩并不是朝着一个方向去。推摩出 3 次回 1 次，称为"三推摩一回"，推摩出 1 次回 3 次，称为"一推摩三回"。三推摩一回用于远心推摩具有调理气血作用，用于近心推摩有化血化瘀的作用。一推摩三回用在远心推摩则有补气作用，用在近心推摩则能散气。

8. 旋㨰法

【手法与手势】

旋㨰法是指气功医师运气后采用手背在患者机体或某穴位处进行旋㨰的一种手法。操作时，气功医师手掌呈半握拳状，用小鱼际的侧面接触旋㨰治疗部位，以腕关节做连续而有节律的旋㨰法。（图 29）

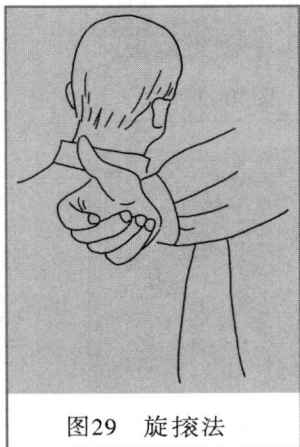

图29　旋㨰法

【要领】

气功医师肘关节微曲，以掌背小鱼际附着于患者经穴或治疗部位上，以腕发力，使之掌背第 3、4、5 掌骨和前臂，用定量压力，不间断地㨰动。操作时要求气功医师收气运至手臂劳宫穴处，以患者感热及轻松为宜。

【注意事项】

在用旋㨰法时，用力要均匀，手背如贴附在身体上，压力要持续进行。不要发生跳动、打击和摩擦。可在某一关节部位或穴位，也可根据肌群或经络走向循序渐进地旋㨰。旋㨰法的作用较深，以达肌层为宜。由于作用较深和作用面积大，应防止组织损伤。

旋揉法是气功点穴疗法中重要手法之一。具有舒筋活血、散瘀止痛、除寒祛邪等作用，多用于内科的一些慢性疾病和危重体弱病人的治疗和保健。

三、推拿点穴常用手法

1. 摆动类手法

以指、掌、腕关节做协调的连续摆动，称为摆动类手法。本类手法包括一指禅推法、缠法。

（1）一指禅推法

【动作要领】

用大拇指端、罗纹面或偏峰着力于一定的部位或穴位上，腕部放松、沉肩、垂肘、悬腕，肘关节略低于手腕，以肘部为支点，前臂做主动摆动，带动腕部摆动和拇指关节做屈伸活动。腕部摆动时，尺侧要低于桡侧，使产生的力持续地作用于治疗部位上。压力、频率、摆幅度要均匀，动作要灵活，手法频率每分钟 120～160 次。（见图 30-1，图 30-2，图 30-3，图 30-4）

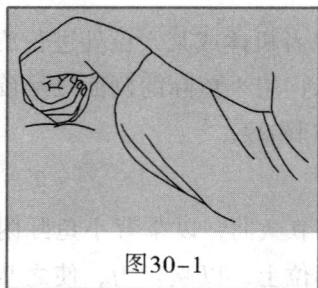
图30-1

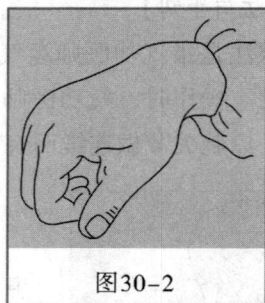
图30-2

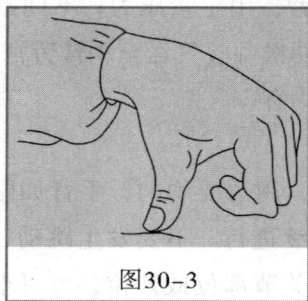
图30-3

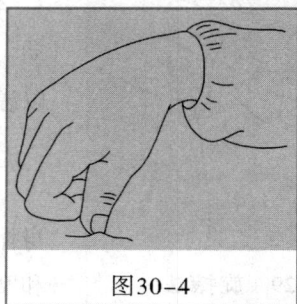
图30-4

练习时，手握空拳，上肢肌肉放松，拇指端自然着力，可用蛮力下压，拇指要盖住拳眼。在拇指端或拇指罗纹面能吸定的基础上，再练习在腕部摆动时，拇指端作缓慢直线往返移动，即所谓紧推慢移。

【临床应用】

本法接触面积较小，但深透度大，适用于全身各部位。临床常用于头面、胸腹及四肢等处，对头痛、胃痛、腹痛及关节筋骨酸痛等疾患常用本法治疗，具有舒筋活络、调和营卫、祛瘀消积、健脾和胃的功能。

（2）一指禅缠法

【动作要领】

一指禅推法的频率提高到每分钟 220~250 次，称为缠法，用大拇指指端或偏峰着力于一定部位，减小接触面积，同时减小摆动幅度，降低对体表的压力，以提高一指禅缠法的频率，使频率达到每分钟规定的次数。

【临床应用】

缠法有较强的消散作用，临床常用于实热及痈疖等外科病症的治疗。

2. 挤压类手法

用指、掌或肢体其它部分按压或对称性挤压体表，称挤压类手法。包括按、点、捏、拿、捻和踩跷等法。

（1）按法：有指按法和掌按法两种。

【动作要领】

用拇指端或指腹按压体表，称指按法（图 31 - 1）。单掌或双掌，也可用双掌重叠按压体表，称掌按法（图 31 - 2）。

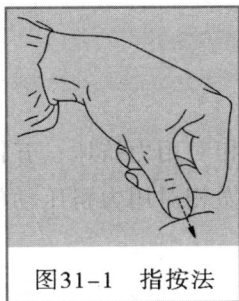

图31-1　指按法

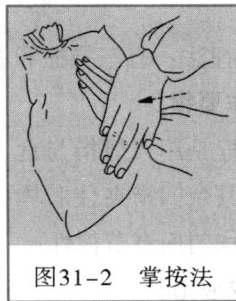

图31-2　掌按法

着力部位要紧贴体表，不可移动，用力要由轻而重，不可用暴力猛然按压，用力须迅速而富有弹性。

【临床应用】

按法在临床上常与揉法结合应用，组成"按揉"复合手法。指按法适用于全身各部穴位；掌按法常用于腰背和腹部。本法具有放松肌肉、开通闭塞、活血止痛，整复错位的作用，胃脘痛、头痛、肢体酸痛麻木及胸椎后关节紊乱等病症常用本法治疗。

（2）点法：有拇指点和屈指点两种。

【动作要领】

拇指点是用拇指端点压体表。屈指点有屈拇指点，即用拇指指间关节桡侧点压体表（图32-1）；屈食指点，即用食指近侧指间关节点压体表（图32-2）。

本法与按法的区别是：点法作用面积小，刺激量更大。

【临床应用】

本法刺激量很强，使用时要根据病人的具体情况和操作部位酌情用力。常用在肌肉较薄的骨缝处，对脘腹挛痛，腰腿痛等病症常用本法治疗，具有开通闭塞、活血止痛、调整脏腑功能的作用。

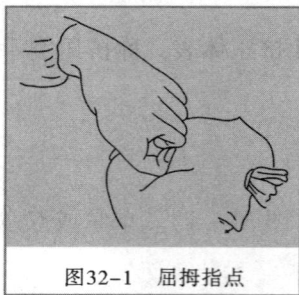

图32-1　屈拇指点　　　　　　　　　图32-2　屈食指点

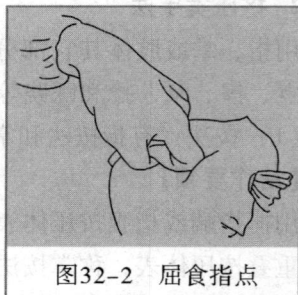

（3）捏法：有三指捏和五指捏2种。

【动作要领】

三指捏是用大拇指与食、中两指夹住肢体，相对用力挤压；五指捏是用大拇指与其余四指夹住肢体，相对用力挤压。在做相对用力挤压动作时要循序而下，均匀而有节律性。

【临床应用】

本法适用于头部、颈项部、四肢及背脊，具有舒筋通络、行气活血的作用。

（4）拿法：指捏而提起的手法。

【动作要领】

用大拇指和食、中两指，或用大拇指和其余四指相对用力，在一定的部位和穴位上进行节律性的提捏。操作时，用力要由轻而重，不可突然用力，动作要缓而有连贯性。（图33）

【临床应用】

拿法常配合其他手法用于颈项、肩部和四肢等部位，具有祛风散寒、开窍止痛、舒筋通络等作用。

（5）捻法

【动作要领】

用拇、食指罗纹面捏住一定部位，两指相作搓揉动作。操作时动作要灵活、快速，用力不可呆滞。（图34）

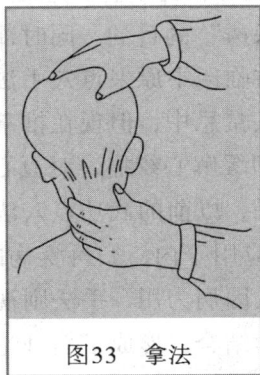

图33 拿法

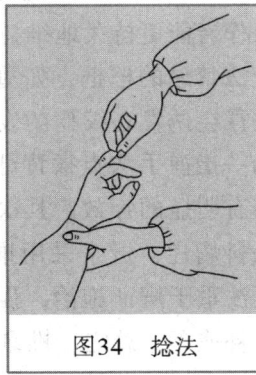

图34 捻法

【临床应用】

本法一般适用于四肢小关节。具有理筋通络、滑利关节的作用，常配合其他手法治疗指（趾）间关节的酸痛、肿胀或屈伸不利等症。

（6）踩跷法：用单足或双足踩踏一定部位，称踩跷法。

【动作要领】

患者俯卧，在胸部和大腿部各垫3～4个枕头，使腰部悬空。医者双手扶住预先设置好的横木上，以控制自身体重和踩踏时的力量，同时用脚踩踏患者腰部并作适当的弹跳动作，弹跳时足实不要离开腰部（图35）。根据患者体质，可逐渐加重踩踏力量和弹跳幅度，同时嘱患者随着弹跳的起落，配合呼吸，跳起时患者吸气，踩踏时患者呼气，切忌屏气。踩踏速度要均匀而有节奏。在踩踏的过程中亦可根据病情，采用足大踇趾用呼点压穴位的方法来加强刺激，以增强临床治疗效果。

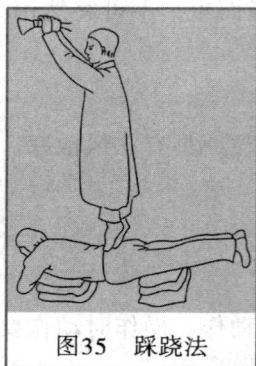

图35　踩跷法

【临床应用】

临床常用于腰椎间盘突出症的治疗。本法刺激量大，适用于身体健壮，肌肉强健的患者，对于体质虚弱者或脊椎有骨质病变者均不可使用本法。

3. 辅助手法

主要有揉法、叩击类手法及搓、摇、抖运等手法。

推拿点穴手法，虽说是脱型于武功点穴法，但其受传统的推拿手法的影响更大。首先，在练习手法方面除了要指力强劲外，更注重手腕灵活性的练习，使操作者能更持久地维持手法，从而达"深透"的目的。同时冲破了一些点穴疗法禁忌的框框，如冠心病、心绞痛，在临床中原来点穴手法因为用力重，往往会诱发心绞痛的发作，列入点穴手法禁忌中，但现在推拿医师常用轻柔的一指禅手法点揉背部心俞穴，却能立即缓解心绞痛，对冠心病、高血压等亦有明显的疗效。其次，拓宽了适应范围，以前的武功点穴法主要用以治疗伤科病症，近来采用推拿点穴法已广泛应用于内、妇科疾病的治疗。而且，更注重于辨证施治，强调选穴、配穴因人因病为用，手法则视病虚实寒热，或补或泻。总之，推拿点穴法和现代医学结合，形成了新理论，成为医学界一门新兴的学科，逐渐被世人所重视。

四、其他点穴手法

在我国民间常见的除了正、奇经点穴疗法之外，尚广泛流传着局部经穴的点穴疗法，主要包括眼区、耳区点穴法及足底推拿点穴疗法。由于眼区、耳区穴位小而密、皮肤菲薄等结构特点，一般的点穴手法不适用，往往需借助于器械点穴来完成，常见的有火柴棒点压法、埋豆法。

1. 火柴棒点压法

医者用拇、食2指夹持火柴棒，以中指抵住棒身，用火柴头点压眼区、耳区穴位，以患者感胀疼为度。

2. 埋豆法

一般用于耳区。将豆类、小麦、王不留行等物用胶布固定在耳穴上，每天按压 2~3 次，每次 2~3 分钟，5~7 天为 1 疗程。

3. 足底按压

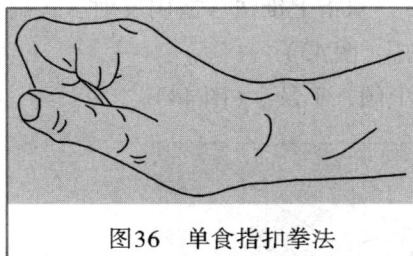

图36 单食指扣拳法

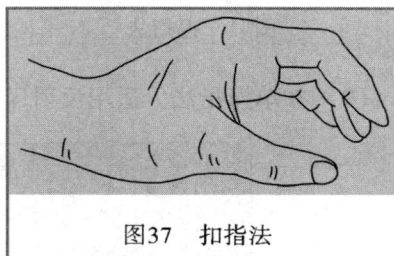

图37 扣指法

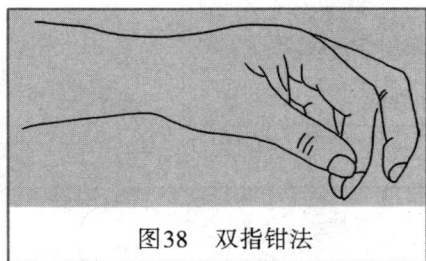

图38 双指钳法

（1）单食指扣拳法。适用反射区：脑、额窦、脑下垂体、眼、耳、斜方肌、肺、胃、十二指肠、胰脏、肝脏、胆囊、腹腔神经丛、输尿管、膀胱、大肠、心脏、脾脏、性腺。（图 36）

（2）扣指法。适用反射区：小脑、三叉神经、鼻、颈项、扁桃腺、上颌、下颌。（图 37）

（3）双指钳法。适用反射区：副甲状腺、颈椎。（图 38）

（4）单食指钩掌法。适用反射区：甲状腺、内耳迷路、胸部淋巴腺、喉头（气管）、内尾骨、外尾骨。（图 39）

（5）拇指推掌法。适用反射区：横膈膜、肩胛骨、内外侧肋骨。（图 40）

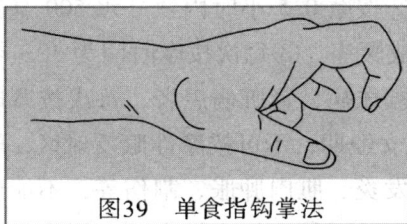

图39 单食指钩掌法

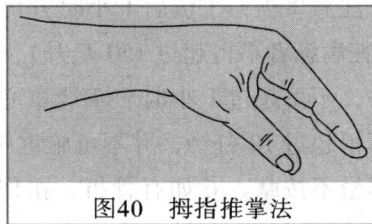

图40 拇指推掌法

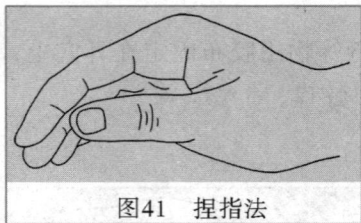

图41　捏指法

（6）捏指法。适用反射区：股关声、髋关节。（图41）

（7）拇食指扣拳法。适用反射区：上身淋巴腺、下身淋巴腺。（图42）

（8）双指上推法。适用反射区：扁桃体、胸。（图43）

（9）扣单拇指法。适用反射区：鼻、上颌、下颌。（图44）

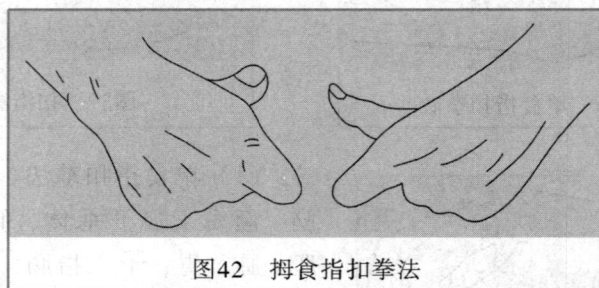

图42　拇食指扣拳法

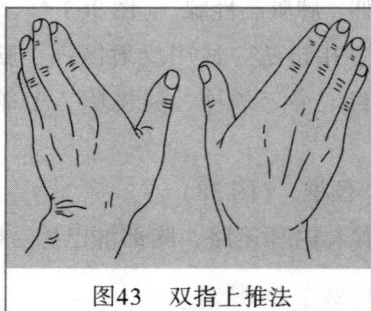

图43　双指上推法

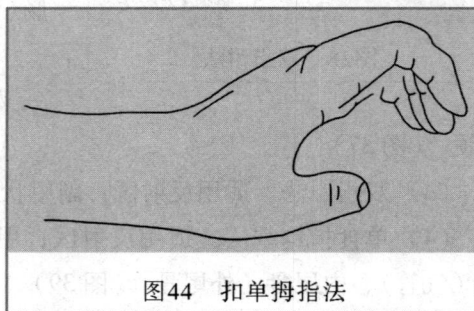

图44　扣单拇指法

注意事项：①饭后1小时方可按摩。②按摩0.5小时内饮开水500毫升（肾脏病患者不得超过150毫升），以免造成腰痛。③每次按摩时间为30～45分钟，不可超过1小时。④严重心脏病、糖尿病、肾脏病患者，每次按摩时间不得超过10分钟，并不可施重压。⑤妇女经期，不可按摩性腺反射区，孕妇尽量不按摩。⑥如有骨折、扭伤、骨膜发炎、肌肉肿胀、割伤等，不能应用此法。⑦如有急性病症，应立刻找医师医治。⑧在按摩结束后，要将足踝和脚跟做50次的回转。⑨如有下列反应，属正常现象：脚踝微胀，尤其淋巴结阻塞现象为甚；静脉曲张更明显，这是血液循环增强的好现象；发热，是按摩淋巴结反射区引起的反应；反射区更加疼痛或功能失调，器官的有关症状更为加重。⑩此法对下列情况能见效较快：平时服药物较少者；性格较开朗者；患病时间较短者；单一病症者；生活有规律者；有信心、有毅力者。

第二节 点穴手法的补泻

证有虚实寒热之别，法有轻重缓急之分，如何能使点穴疗法在临床中取得满意的效果，除了需要熟练地掌握各种点穴手法之外，还必须有系统的中医基础理论为指导，丰富的临床经验为基础，明确诊断之后，进行辨证施法，或轻或重，或缓或急。因此在具体叙述点穴手法的补泻这个问题之前，先得阐述运用点穴疗法的几条原则（或者说是先决条件）。

第一，要有敢于吃苦，树立"内练一口气，外练筋骨皮"的思想。具体从以下3方面进行力量训练：①增强臂力锻炼，使臂力充足；②增强腕力灵活性的锻炼，使腕力灵活，弹性增大；③增强指力锻炼，使指力坚强而有耐力，在大脑中枢高度集中控制下，做到意到、气到、力到。

第二，认真学习中医基础理论知识。掌握阴阳理论、五行生克论、脏腑辨证、六经辨证等理论，在临床中才能正确辨证，明确诊断。

第三，熟记十四经的走向分布、全身各穴的具体定位，掌握常用穴的主治功效。

第四，掌握十二经的循行规律，了解穴位的开合时间。

第五，熟练掌握点穴疗法的补泻方法，在操作时要认真细致、全神贯注、集中精力，一定要做到手到、眼到，并在实践中不断总结经验，以提高医疗水平。

点穴手法的补泻主要包括迎随补泻、呼吸补泻、意念补泻、用力的轻重缓急补泻等4个方面。

一、迎随补泻

迎随补泻早在《黄帝内经》和《难经》里就有了具体的叙述。如《灵枢·九针十二原篇》："迎而夺之，恶得无虚；随而济之，恶得无实。"《始终篇》："泻者迎之，补者随之。"后世医家亦有各自的注解，较为流行的有明·张世贤的《图注难经》："凡欲用泻者，用针芒朝其经脉所来之处，……乃逆针以夺其气，是为迎；凡欲补者，用针芒朝其经脉所去之路，……乃顺针以济其气，是谓之随。"明·汪机的《针灸问对》："迎者，迎其气之方来而盛也，泻之以遏其冲，何尝以逆其经为迎。随者，随其气之方往而将虚也，补之以助其行，何尝以顺其经为随"等两种说法。

现代亦有人综合前两种说法认为广义的"迎随"是手法（针灸手法）的统称，"迎随"和"补泻"之间是可以互通的，而狭义的"迎随"则指"十二经流注顺逆迎随补泻法"和"十二经流注时刻（即补母泻子法）迎随补泻法"。

迎随补泻作为一种具体的方法被引伸到点穴疗法中，它包括两种不同的操作手法：

（1）迎着本经（指疾病所在脏腑经络）的走向，依次点按同名经穴为泻，随着本经走向依次点按同名经穴为补。手法要求在点按时，指力要有方向：补，顺着经气走向各穴一至；泻，逆着经气走向各穴一至。如肺经上补泻的操作为，补法，用力向左右肢体沿肺经走向依次点按中府、云门、侠白、尺泽……。泻法则反之，从少商依次沿肺经向胸部点按。

（2）"实则泻其子，虚则补其母"。其一，手足三阴三阳各有井、荥、输、经、合，井荥各有所属，故十二经中各有子母，具体如下：

阴经：井　荥　输　经　合

本　火　土　金　水

阳经：井　荥　输　经　合

金　水　木　火　土

假如肝经有病，肝属木，根据五行相生原理，其子为火，母为水。所以如果病为实证，则点按足厥阴肝经的荥穴——行间；如果为虚证，则点按肝经的合穴——曲泉。其他经病以此类推。

其二，五脏六腑各有所属，肝属木，心属火，脾属土，肺属金，肾属水。假如肝经有病，实证则泻其子经之子穴，即点按心经的神门穴；虚证则补其母经之母穴，即点按肾经的复溜穴。余者以此类推。

另外，尚有逆着血头为泻，随着血头为补的点穴手法。具体的则根据血头运行规律而定，如子时血头行走心窝穴，此时点按此穴，可伤人血脉，重则一七不治死。而此时若点按"六宫"穴，则血头刚过，顺势可以解开心窝穴。

［附］血头行走穴道歌

周身之血有一头，日夜行走不停留，遇时遇穴若伤损，一七不治命要休，子时走往心窝穴，丑时须向泉井求，井口是寅山根卯，辰到天心巳风头，午时却与中原会，左右蟾宫分在末，凤尾属申屈井酉，丹肾俱为戌时位，六宫直等亥时来，不教乱缚斯为贯。

二、呼吸补泻

呼吸补泻在针灸临床中应用极为普遍，其具体操作早在何若愚撰的《流注指微针赋》中就有详细的记载："……泻者，吸则内针，无令气散，静以久留，无令邪布，候呼尽乃去，大气皆出，是名曰泻。补者，扪而循之，切而散之，推而按之，弹而弩之，抓而下之，外引其门，以闭其神，呼尽内针，静以久留，以气至为故，候吸引针，气不得出，各在其处，推阖其门，令神气存，大气留止，故名曰补。"在点穴疗法中，呼吸补泻的运用，与针灸刺法大同小异。具体的操作如下。

（1）泻法：在患者吸足气后，医者用力在选定穴位上点按，同时患者吐气，并徐徐收力。如治疗胸椎后关节紊乱时（中医称为"岔气"），医者先用手拇指或掌根部置于扭伤脊椎一侧夹脊穴，令患者吸气至极，突然用力按压，同时嘱患者吐气，此时可听到"卡嚓"的一声，即令紊乱之关节复位。

（2）补法：医者先在患者损伤部位轻轻地揉动，然后点按所选穴位（或阿是穴），随着患者呼气而逐渐用力至患者忍受之极限，随着吸气逐渐收力，如此反复数遍，如治疗慢性腰肌劳损（中医称为"痹证"），首先在腰部做一定时间的滚揉，然后用两拇指点按腰眼及阿是穴，随着患者吐气逐渐加力，至极限略示停顿，接着随着患者的吸气逐渐收力，如此反复5～6遍，最后再在腰部按揉数分钟，即可令症状缓解渐至治愈。

呼吸补泻主要适用于腰背部及胸腹部，在临床点穴疗法中极为适用，医者需细心体会，不断总结，才能取得满意的效果。

三、意念的补泻

意念补泻只在气功点穴疗法中应用，需要医患双方默契的配合，才能达到预想的补泻效果。在临床中具体有两种表现方法。

（1）引导补泻法：医者运气至手掌劳宫穴或手指，点按或对准选定的穴位，在患者的配合下，强行将患者体内之病气、邪气排泄导引出体外，称之为泻法；医者将自身之正气或外界之清气，通过一定的穴位渡入患者体内，使患者正气增强，邪气逐渐由体表排出，即中医所谓"扶正祛邪"，称之为补：如气功师在治疗偏瘫的患者时，往往将丹田之气运行至手部内劳宫穴，手置于患者的头部（百会穴）用意导引，将患者体内浊气直导引经涌泉至体外，起到舒通经络、调和气血的作用。治疗截瘫时，则将一手置于大椎穴，另一手置于命门穴，渡气入内使上下经脉通畅、经气充盈，将邪气逐从体表之皮毛孔窍排出体外。

（2）清凉为泻，温热为补。气功师运气于手掌心或手指尖，点按或正对患者体表某一穴位或阿是穴，意想有股清凉之气透入患者百会穴处，患者亦能感到全身或局部有凉爽感。如治感冒发烧，气功师常运气于手掌心按放于患者体内，并用意念或手势沿膀胱经向下导引至涌泉出。如此患者感冒发烧症状能立即得到缓解，这就是清凉为泻。温热为补指的是气功师运气于手掌心或指尖，意想一股热气透入患者选定的穴位至体内，从而起到温养经脉、散寒祛邪、调和气血的作用。临床常用于治疗慢性胃肠道疾病。

四、用力的轻重缓急补泻

用力的轻重缓急是点穴疗法的基本内容和关键，然而由于点穴治疗的感官性，临床实践中很难把握好其力量大小的分界，医者若不细心体会、仔细观察，很难掌握好这一补泻方法，从而失去最佳的治疗效果。为了便于叙述，下面把用力的轻重与缓急分开来论述。

（1）手法的轻重对内脏的补泻作用：对某一脏腑来说，弱刺激能活跃兴奋生理功能，强刺激能抑制生理功能。例如：脾胃虚弱，则在脾俞、胃俞、中脘、气海等穴用轻柔的一指禅推法进行较长时间的节律性刺激，可取得较好的效果；胃肠痉挛则在背部相应的腧穴用点、按等较强烈的手法做较短时间的刺激，痉挛即可缓解。由此可知作用时间较短、重，可以抑制脏器的生理功能，可谓之泻；作用时间较长的轻刺激可活跃兴奋脏器生理功能，可谓之补。简单地说就是重手法点按为泻；轻手法点揉为补。那么如何来区分手法的轻重呢？临床上很多医生以病人有较强烈的酸胀感和较轻微的酸胀感作分界量，可作为临证参考。

但是，上述的观念在临床应用中并不是一贯的。例如前面曾经谈到过的心绞痛突然发作，一般都用轻柔的一指禅手法在背部心俞穴点揉能迅速得到缓解，反而忌讳用重手法。因为在中医辨证中，这一症状当属于实证，最起码也是本虚标实，治疗宜用泻法。所以，手法的补泻尚要根据不同的病情、不同的治疗部位及不同的病员，具体地选择运用。

（2）手法的缓急与补泻的关系：手法速度在一定范围内的变化，这仅是个量的变化。但超过一定范围的变化，则可出现从量变到质变的飞跃。如在临床运用中，一指禅推的"缠法"有活血消肿、托脓排毒的作用，常用在治疗痈肿疮等外科疾病上，而一般的一指禅推法，对外科的痈疖却不适宜。因为"缠法"相对一般"一指禅推法"来说，作用面积小、压力轻、摆动的振幅小，因此每一次手法摆动的能量释放相对比一般的小，能量扩散也相应减小，这样每次手法作用面外的组织影响显著减小，从而减少了病灶扩散的机会，消除了手法对痈疖治疗的副作用。

然而因为手法的频率高，治疗的总能量不变，而作用面积小，能量扩散少，又使单位面积的有效能量（深透）增大。再加上选择适应的治疗部位，就可以起"清、消、托"的作用，又可以克服对周围组织挤压的副作用，这种手法即称之谓"泻"，反之则为"补"法，故古人曰："缓则为补，急则为泻"。

总之，"虚则补之，实者泻之"是中医治疗的基本法则之一。手法补泻问题是点穴医生或学习点穴疗法之人必须掌握的一种基本技能和理论知识。同时要明白"补"和"泻"虽是作用相反的对应面，但又相互关联。其共同目的都是调节阴阳、增强人体的正气，是一对立统一的矛盾体。因此，在临床应用中，必须结合病证或补或泻，不能生搬硬套。上述4方面的补泻内容，亦要根据具体情况，或单一使用，或结合之，以期达到最圆满的治疗效果。

第四章
手到病自除

感　冒

感冒又称伤风,是感受触冒风邪所导致的常见外感疾患。以鼻塞、流涕、喷嚏、咳嗽、头痛、恶寒、发热、全身不适等为主要临床特征。

诊断要点:①有明显呼吸道症状,如鼻塞、流涕、打喷嚏、咽干痛、声音嘶哑、干咳。②全身症状轻微,低热,全身不适,头痛,腰背酸痛,乏力。③血象无特殊变化,但合并细菌感染时白细胞增高。

【治疗方法】

《临床实用点穴疗法》

(1)取穴:风池、合谷、大椎。鼻塞不通者加迎香穴,头痛者加太阳穴,高烧时加曲池穴,咽喉痛时按摩喉结旁的增音穴。

(2)手法:一般用中强度刺激。按压风池穴对解除头痛和鼻塞有良好作用,有解表之功。全身不适者点或按压、按拨大椎穴,此穴为督脉经穴,又称"诸阳之会""纯阳之表",可解表退热。

《点穴疗法》

泻合谷、列缺穴,能清热退表,有止痛发汗作用,治头痛、鼻塞、发热、恶寒等症;补风池,引少阳之火下行,可止寒热往来;补足三里,能引足阳明之热下降。热重者,加泻大椎穴,能清诸阳之热;内有伏邪者,泻内关;阴虚者,补内关、三阴交穴;阳明实热者,泻内庭穴;内热盛者,加补太溪穴，有大补肾阴、引水制火之力，并须配内庭穴，泻阳明之实热，疗效比较显著；胃肠不畅，或腹部有疼痛感觉者，加泻中脘，补天枢，助以腹部振颤，加强大肠与胃之间的作用，补气海，恢复肠胃机能，如恢复过程肾虚或气虚者，加补太渊穴；阴虚内热引起精神及睡眠不安者，加补关元、三阴交等穴。每穴平揉、压放各100次。一般伤风感冒，每穴另加点打法100次。咳嗽重者，肺有风热，泻风府穴。点大椎穴惟恐不效时，可另加陶道穴行泻法，并宜在此2穴的两侧酌情下推。感冒日久不愈，或体弱感冒者，除点合谷、列缺、风池等穴外，加补内关穴。

《气功点穴按摩术》

1. 风寒型感冒

准备：患者取坐式，年老体弱者也可取仰卧式，闭目，全身放松。

取穴：印堂、太阳、迎香、鼻通、大椎、肩外俞、肩井、曲池、合谷、足三里等穴。

手法：点按法、揉法、推法、拿法、振颤法。

2. 风热型感冒

准备：同上。

取穴：印堂、太阳、上星、百会、风池、风府、肩外俞、肺俞、肩井、中府、云门、天突、曲池、合谷、鱼际等穴。

手法：点按法、推法、揉法、拿法、振颤法等。

《乾龙门点穴秘法》

食指由印堂至额中擦推3次，食指点压发际5秒，食指点压上星5秒，食指重压迎香10秒，中指轻揉承泣12次，食指和拇指轻捏颈后大筋49次，拇指和食指按压玉枕3秒，两食指轻揉太阳12次，拇指和食指轻揉听宫12次，拇指重压合谷5秒，拇指重压中渚5秒，拇指按压天突5秒，拇指按压膻中5秒，双手握拳轻捶灵台21秒。

《疏通经络点穴法》

（1）选穴：印堂、太阳、风池、攒门、百会、大椎、曲池、合谷、足三里、肺俞、肩井。

（2）手法：患者取坐位。①左手大指按百会穴，右手大指与食指成钳状揉按攒门穴。②按揉印堂、太阳穴，平推抹前额。③拿肩井、风池穴，自风池穴向大椎处推两项大筋，按大椎。④平推背部，见汗即止。⑤拿风池、合谷穴，手法可略重，推前臂肌肉。亦可在曲池附近寻阿是穴重点揉。⑥咳嗽加揉肺俞、列缺穴，鼻塞加迎香穴，体弱加足三里穴，咽痛掐少商穴。

《凤阳门点穴秘法》

上星穴——龙指，点、搓、揉；发际穴——龙指，点、搓、揉；印堂穴——龙指，力点、揉；承泣穴——龙指，轻揉；太阳穴——龙指，轻点、压、缓搓；听宫穴——龙指，轻点、压、缓推；合谷穴——拇指，点、重压；中渚穴——拇指，点、重压；百会穴——凤指，重压；风府穴——龙指，点、揉；风池穴——龙指，点、揉；崇骨穴——龙指，点、揉；风门穴——龙指，点、揉；腋窝——抓筋；委中穴——抓筋；天突穴——龙指，轻点、往下擦；璇玑穴——龙指，轻点、往下擦；华盖穴——龙指，轻点、往下擦；紫宫穴——龙指，轻点、往下擦；玉堂穴——龙指，轻点、往下擦；膻中穴——龙指，轻点、往下擦；背后——手掌，轻拍、轻打。

【自我保健】

《家庭按摩治病与健康》

（1）对于平时体质虚弱的易感冒者，可每天坚持用食指、中指搓鼻翼两侧 2～3 分钟，直到发热为度。

（2）用小鱼际搓风池穴 2～3 分钟，直到发热为度。

（3）对于已患感冒者，除用上法外，还可用双手根相对揉头部两侧太阳穴一带 20～30 次。

（4）按压太阳、迎香、曲池、合谷穴各 1 分钟。

以上手法，每天早晚各 1 次。

《百病自我按摩保健》

（1）按穴位：选风池、合谷、外关、大椎等穴。将两手拇指腹放在两侧风池穴外，由轻渐重按揉 1～2 分钟；然后食指、中指、无名指、小指并拢，从大椎穴处分别向风池穴处擦 10～20 遍，以局部发热为度；最后在合谷、外关穴外分别按揉半分钟。

若风寒偏重者加列缺、风门分别按揉 1 分钟；风热偏重者加曲池、尺泽按揉 1 分钟；暑湿偏重者加孔最、足三里揉 1 分钟。

（2）抹太阳：将双手拇指罗纹面分别贴于两侧太阳穴的皮肤上，向外上方头维穴处往返移动，用力要轻而不浮、重而不滞，一般 1~2 分钟。

（3）预防感冒按摩法：每天自我用手指按摩迎香、合谷 2~3 次，每穴时间约 3~5 分钟，以局部有酸胀感觉，皮肤微红为度。

《自我保健穴位推拿》

（1）手法治疗：揉印堂，按揉太阳，分推前额，揉按迎香，上擦鼻旁，按揉风池，拿内、外关，拿按合谷，揉膻中，擦上胸。

（2）随证加穴：无汗怕冷，鼻塞流涕者加按揉风门、擦大椎、摩中脘；发热、出汗、痰黄、咽喉肿痛和口渴者加点按大椎、按揉肺俞和尺泽、拿按曲池；咳嗽痰白、倦怠无力、气短懒言、无汗或自汗、四肢不温者加揉按肺俞、脾俞和肾俞、按揉足三里、揉按三阴交。

【注意事项】

（1）加强锻炼，增强体质。

（2）患病期间注意休息，保证充足睡眠，多饮水。忌食辛辣。

（3）每次点穴治疗后，宜覆被保温，避免风寒刺激。

咳 嗽

咳嗽是肺系疾病的主要症状之一，分别言之，有声无痰为咳，有痰无声为嗽。一般多为痰、声并见，难以截然分开，故以咳嗽并称。

诊断要点：①以咳嗽为主症。②兼有外感症状。③兼有内伤症状。

【治疗方法】

《实用按摩推拿大全》

（1）风寒咳嗽：点按风池，以疏风散寒解表；点按肺俞，达以宣肺。

（2）风热咳嗽：点按大椎而清热，循各俞穴而推搓，以清热肃肺。

（3）痰湿蕴肺：着重点按肺俞、脾俞，以腱脾燥湿，镇咳祛痰。

（4）肝火犯肺：点按大椎以清热；点按肺俞、肝俞，以平肝镇咳；点按太冲，以清肺泻肝。

《点穴疗法》

外感未退咳嗽的，先用治外感方法治疗，外感退，咳嗽也随之减轻或痊愈。若外感已退，仍然咳嗽的，补太渊穴，泻偏历穴，补风门、肺俞、膻中穴，泻璇玑等穴，有通肺气、抑制咳嗽的作用。泻中脘穴，补气海、足三里等穴，能健胃化痰。各穴平揉、压放、点打各 100 次。热盛咳嗽的，风门、肺俞穴用泻法，并减去点打法。

《指针疗法》

（1）手法：揉扪法。

（2）取穴：肺俞、风门、风池、膻中、合谷、少商、中脘、气海、足三里。

《凤阳门点穴秘法》

中泉→点、按、揉、搓；天突→龙指，轻点、下擦；璇玑→龙指，轻点、下擦；华盖→龙指，轻点、下擦；紫宫→龙指，轻点、下擦；玉堂→龙指，轻点、下擦；膻中→龙指，轻点、下擦；背后→手掌，轻拍打。

【自我保健】

《家庭按摩治病与健康》

（1）用手掌推摩胸肩部 20～30 次。

（2）捏揉胸、肩部 20～30 次。

（3）按压中府、尺泽、鱼际各 1 分钟。

以上手法，每日早晚各 1 次。

《百病自我按摩保健》

（1）点按腧穴：选肺俞、风门、太渊、尺泽，用拇指指腹置于风门穴，先叩点 10～20 次，然后按揉 1～2 分钟；肺俞穴用中指指尖叩击 10～20 次，然后按揉 1～2 分钟；太渊、尺泽用按揉的方法分别按 1～2 分钟，每日 1 次。

若外感风寒咳嗽加外关、列缺，按揉 1 分钟；外感内热咳嗽加曲池、合谷，按揉 1 分钟；内伤咳嗽，痰湿蕴肺者加脾俞、丰隆、足三里，分别按揉半分钟；内伤咳嗽肝火犯肺者加太冲、行间、经渠，分别揉按半分钟。

（2）捏天突：将食指、中指、无名指并拢与拇指相对应，捏于天突穴部位的皮肤与皮下组织，由天突向廉泉穴循环挤压，均匀而有节律，一般 10～20 遍，以局部发红为度。

《**自我保健穴位推拿**》

（1）手法治疗：擦大椎，按揉肺俞，抒膻中，擦上胸，摩中脘，拿合谷，拿按内、外关，按揉足三里。

（2）随证加穴：起病急、咳嗽痰白、发热恶寒者加按揉脾俞、拿按曲池和尺泽、按揉丰隆；（3）咳嗽痰多、痰白而黏、胸脘胀闷、食少易困者加按揉脾俞和丰隆、揉按三阴交、摩中脘；老年或久病体弱，咳嗽反复发作，怕冷自汗、劳累后或夜间加重，少气或气喘者加按揉肺俞和脾俞、揉擦肾俞和志室、揉气海、揉按三阴交和太溪。

【**注意事项**】

（1）加强体育锻炼，增强体质，提高机体抗病能力。

（2）禁烟、酒及辛辣肥甘饮食。

【**临床报道**】

杨远京．疗肺动静功加点穴治疗严重肺气肿 14 例。其中中重度 5 例，极重度 9 例，病程平均 10.4 年，历法共 8 段：抖手舒胸，指洗肺经，甩袖中府，开阖肺叶，凝神枕肌，调息养丹，浮海捞月，漱津化痰，然后收功。每周 3 个上午由录音机播放疗肺动静功曲，练功约 12～15 次。在进行到第 5 段时或功后配合点穴：肺俞、中府、膻中、命门等穴。结果：显效 1 例，有效 6 例，微效 5 例，无效 2 例。［气功杂志，1985（2）：65－66］

哮　喘

哮喘是一种发作性的痰鸣气喘疾患。发作时喉中哮鸣有声，呼吸气促困难，甚则喘息不能平卧。

诊断要点：①呼吸道症状：呼吸气促，喉中哮鸣有声，胸膈满闷，甚则不能平卧。②反复发作。

【**治疗方法**】

《**实用按摩推拿大全**》

（1）风寒袭肺：点按风池、风府穴以祛风散寒；点按肺俞、风门、定喘穴以宣通肺气，止咳定喘；再点按大椎穴，以宣通阳气、调和营卫，除寒热；

点按膻中穴以降气宽胸，平治喘逆。

（2）表寒里热：点按定喘、风门、肺俞、大椎等穴，以止咳定喘，宣通肺气，散寒解表，宣肺泄热；点按膻中、中府穴，以补气、降逆、润肺、定喘；点按合谷、尺泽，以泻热清肺，行气祛浊，肃降肺气，而咳止喘平。

（3）痰热郁肺：点按肺俞、定喘、大椎穴，以理气宣肺，清热止喘；点按尺泽，以清泻肺热，疏调肺气；点按中脘穴，以分清降浊，化湿除脘闷；点按丰隆，以化痰降浊。

（4）痰浊阻肺：点按肺俞，以通调肺气，止咳平喘；同时点脾俞以分清化浊，点按膻中、中脘穴，以舒气降逆，升清降浊，理脾行气，化痰平喘；点按中府、天突穴，以理气化痰，止咳定喘；点按丰隆穴，以和运脾胃，降湿化痰。

（5）肺气郁闭：点按肝俞、肺俞、心俞穴，以平肝理气；点按定喘穴，以解郁而平喘；点按内关穴，能宽胸理气，缓解心悸，开郁降气。

（6）肺虚：点按肺俞、脾俞、肾俞、定喘穴以理气止咳，升清降浊，培土生金，益气定喘；点按膻中、中脘，以益肺气，止咳喘。

（7）肾虚：点按脾俞、肾俞、肺俞穴，以补肾阴，消虚热，辅肾气，益肾水，壮水制火；点按关元、气海穴，以大补肾脏之元气，纳气归肺，肺肾气充，上有所主，下有所纳，气机通畅，则呼吸均匀。

《疏通经络点穴法》

（1）选穴：大椎、肺俞、肩井、曲池、合谷、鱼际、膻中、天突、中府、丰隆、足三里、肾俞。

（2）手法：①按摩大椎、肺俞、中府穴，掐鱼际穴。②体弱加揉足三里、肾俞穴。③痰多揉丰隆穴，喘急按天突穴，发热拿曲池、风池穴。④手推肺俞至肾俞的背腰部，平推前胸腹膻中穴。⑤最后以拿肩井、拿上肢肌肉结束。

《中华气功点穴法精粹》

（1）治疗手法：选择用颈、胸腹部气功点穴常规方法，并配用气功推、拿、点等手法。

（2）操作要领：①患者取坐位，医者立于一侧，用拇指内侧偏锋运气分别推患侧与健侧颈项"矫弓"（自耳根至缺盆成一斜线），每侧各 6～12 次，再运气按摩患者额部，最后，点拿患侧部（风池、风府穴），反复 3～6 遍。

②医者立于患者一侧，用气功舒推法施于患者胸腹部，先推按上胸脾胃，后推按腰背部并点按肺俞、肾俞、命门等穴位。气功舒推时均以透热轻松为宜。

③患者取坐或俯卧位，医者立于一侧，用气功推拿法施于患者脊柱（从大椎至命门穴）以透热轻松为宜。

《乾龙门点穴秘法》

两手拇指按压云门5秒；两手拇指按压天池5秒；两食指按压疰市5秒，按揉12次；两手五指并拢，中指插压始素5秒，弹动3次；拇指按压太渊5秒。

《凤阳门点穴秘法》

云门穴——点、按、捻、揉；天池穴——点、按、捻、揉；疰市穴——点、按、捻、揉；始素穴——点、按、捻、揉；太渊穴——点、按、捻、揉。

《中国按摩大全》

患者仰卧，医者以两手掌着力，自患者天突穴开始，向下推至膻中穴，反复多次。医者再以两手大拇指指肚着力，自胸骨上缘开始，向下按至膻中穴。然后再以两手大拇指顺其两侧肋间自内向外推按，使其郁闭之气下移，反复操作多次。

【自我按摩】

《百病自我按摩保健》

选定喘、肺俞、天突、膻中，两手拇指指腹分别放置于两侧定喘穴，用力按揉1~2分钟，再用右手中指达到左侧肺俞穴按揉半分钟，左手中指达到右侧肺俞穴按揉半分钟。然后用拇指指腹分别在膻中和天突穴处按揉1~2分钟。早晨起床后按摩，每日1次，实证加风池、大椎、合谷；虚证加肾俞、脾俞、足三里。每穴分别按揉半分钟。

【注意事项】

（1）哮喘系慢性反复发作性疾病，很难根除，要注意缓解期治疗。

（2）点穴治疗时轻、中度哮喘疗效尚可。

（3）寻找激发因素，脱离致敏原。

（4）慎起居、避风寒、节饮食、戒烟酒。

（5）因情志致喘者，尤需怡情悦志，避免不良刺激。

【临床报道】

胡风斗等. 用指压法刺激咳嗽排痰352例简介。患者取半卧位，医者以手指轻轻压揉天突穴上 1～2 厘米处，使患者产生不可抑制的刺激性咳嗽 3～4 声而排痰。结果：经 1 次、2 次和 3 次治疗，排痰者分别为 300 例、50 例和 2 例。本法适用于气管、支气管内有痰液阻滞而致呼吸困难者，但对重症或体弱者当慎用或禁用。[中医杂志，1984，25（1）：54]

心 悸

心悸是自觉心中悸动、惊惕不安，甚则不能自主的一种病证。临床一般多呈阵发性，每因情志波动或劳累过度而发，且常与眩晕、耳鸣、失眠、健忘等症同见。西医各种原因引起的心律失常，如心脏病、甲亢、贫血、心力衰竭、神经官能症引起的心慌不安的症状，均可参考心悸进行辨证论治。

诊断要点：①以心慌、惊惕不安为主症。脉象可见数、缓、迟、促、结、代等。②常突然发作，亦有的开始轻，逐渐加重，并伴胸闷、气短、头晕、汗出、恶心，或阵发性心痛，或有咳喘不能平卧等。

【治疗方法】

《实用按摩推拿大全》

（1）心虚胆怯：患者坐位，医者以双手拇指点按心俞、胆俞，以疏通心络，调理气血，安定心神，理气宽胸；点按风府、安眠穴，以安神养血；点按内关、劳宫、神门、极泉以宁心安神，镇惊清心，通络宁心，共达镇惊定志，以安心神。

（2）心血不足：患者坐位，医者以拇指点按心俞、脾俞，以益气健脾，安神定志；点按内关、神门，以镇静安神，益气宁心，点按关元、气海，以益气养血，滋阴复脉。

（3）阴虚火旺：患者坐位，医者以拇指点按心俞，以养心安神；点按关元、气海，以补元阳，助肾阴，滋阴降火；点按三阴交，以滋阴养血，养阴清热。

（4）心阳不振：患者坐位，医者以双手拇指点按心俞，以补益心气，通调心阳；点按内关，以调理心经，宁心安神；点按心俞、肓门，以补益心阳，调理心经，大补肾中真阳，以温煦诸脏。

（5）水饮凌心：患者坐位，医者以双手拇指点按脾俞、三焦俞，以除痰饮；点按神门、内关，以安神镇静；点按关元，以益气活血，温阳制水。

（6）心血瘀阻：患者坐位，医者以拇指点按心俞，以疏通心络，调理气血，安宁心神；点按膻中，以理气通脉，活血化瘀，心络通畅，则悸痛自止。

《内科按摩学》

1. 心神不宁

治则：镇惊安神，养血宁心。

选穴：心俞、厥阴俞、安眠$_1$、安眠$_2$、风府、涌泉、极泉、内关、神门、劳宫。

2. 心血不足

治则：益气补血，养心宁神。

选穴：肺俞、心俞、肾俞、安眠$_1$、安眠$_2$、涌泉、极泉、神门、内关、劳宫。

3. 阴虚火旺

治则：滋阴清火，养心安神。

选穴：百会、心俞、肾俞、命门、合谷、涌泉、太溪。心悸甚者，可同取双内关按压 1 分钟；咽燥甚，口干苦，甚至口舌生疮者，可同取双合谷、双中冲，以清心火。

4. 心气虚弱

治则：益气安神。

选穴：心俞、气海俞、安眠$_1$、安眠$_2$、膻中、关元。

《中国医用点穴学》

取内关穴（补）、合谷穴（泻）、列缺穴（补）、太溪穴（补）、三阴交穴（补）、足三里穴（补）、百会穴（补）、风池穴（补）、膻中穴（补）、巨阙穴（补）、中脘穴（泻）、关元穴（补）、心俞穴（补）、膈俞穴（补）、肝俞穴（补）、脾俞穴（补）、肾俞穴（补）。每穴平揉，压放各 50～70 次。

《武当派点穴秘法》

以右手拇指用力点左臂的郄门穴，5～10 次。

《乾龙门点穴秘法》

拇指重压两手劳宫 5 秒；食指按压大陵 5 秒；拇指掐压内关 5 秒；拇指适

力揉按 12 次；拇指按压天泉 5 秒，适力揉按 12 次；拇指按压神门 5 秒；拇指及食指轻捏压颈后各大筋 49 次；两手五指指端由前向后轻点额头部 3 回；拇指按压膻中 5 秒，适力揉按 12 次；五指并拢，以中指插压巨阙 5 秒；拇指由下向上按压三阴交 5 秒。

【自我保健】

《家庭按摩疗法》

（1）掐郄门穴：用拇指峰，掐按对侧郄门穴 2～3 分钟，使局部有酸胀感，再按揉内关穴 1～2 分钟。

（2）摩揉膻中穴：将右手的食指、中指、无名指三指并拢，摩揉两乳之间膻中处 2～3 分钟。

（3）摩左胸：用右手掌在左胸部摩揉心前区 2～3 分钟，使心区有热感为宜，顺势可用中指按揉中府穴、乳根穴 10 次。

（4）拿极泉穴：用拇指、食指捏拿对侧腋窝下的大筋（极泉穴）3 次，使麻感向手指放散，然后再拿对侧肩井穴 3～5 次。

（5）按揉足三里穴：用拇指分别按揉两侧足三里穴各 1 分钟。

《家庭按摩治病与健康》

（1）用手掌推摩头颈部，每侧可做 20～30 次。

（2）按压内关、巨阙穴各 1 分钟。

以上手法，每日早晚各 1 次。

《百病自我按摩保健》

（1）按穴位：取心俞、厥阴俞、神道、至阳、内关、三阴交。俯卧位，先由家人在背部按摩心俞、厥阴俞、神道、至阳等穴，每穴按摩 1 分钟，然后病人自己分别在上肢内关、下肢三阴交，分别按揉 1～2 分钟。

（2）揉膻中：仰卧位，全身放松，呼吸均匀。将右手的食指、中指、无名指三指并拢，轻轻揉摩两乳间的膻中穴处，力量可由轻渐重，使胸部感觉舒畅为度。

（3）拿极泉：仰卧位或端坐位。用一侧拇指、食指捏拿对侧腋窝下的大筋（相当极泉穴处）3～5 次，使麻的感觉向手放散，然后再拿对侧肩井 3～5 次。

【注意事项】

（1）保持心情愉快，饮食宜清淡，不可过饱，并忌烟酒。

（2）保持适量体力活动，避免剧烈劳动和情绪波动。

胸　痹

胸痹是指胸部闷痛，甚则胸痛彻背，短气，喘息不得卧为主症的一种疾病。轻者仅感胸闷如窒，呼吸欠畅；重者则胸痛；严重者胸痛彻背，背痛彻心。

诊断要点：①多见于中老年患者，常在劳累、情绪激动、寒冷、饱餐后发生。②疼痛常伴沉闷感或压迫感，甚则有窒息感。③疼痛以胸骨后及上腹部为主，亦可放射至左侧肩臂及手臂。④疼痛持续数分钟至数小时，也有持续数日者。

【治疗方法】

（1）心血瘀阻：患者坐位，医者以拇指点按心俞，以疏通心络，调理气血。嘱患者俯卧位，医者施用提拿夹脊法，点按督俞，以达活血祛痰，调整气机之功，气行则血行，活血理气法，以调理气机，疏散胸中之郁闷；点按内关，以理气止痛；再施推运胃脘法，以温胃畅中，温中理气；点按极泉、膻中以理气止痛。

（2）痰浊壅塞：患者坐位，医者双手置患者背部循背俞施用搓运夹脊法，点按肺俞、脾俞、大椎，以涤痰降气，通阳豁痰，调理肺气；以一手握患腕，另手置患者手三阴、手三阳施用揉拿手三阳法、揉拿手三阴法，点按孔最、太渊、少冲、神门，以通阳救逆，豁痰下气，清热降逆，宽胸理气。

（3）阴寒凝滞：患者坐位，医者以双手置于患者背部施用鹰爪抓脊法，辛温通阳，开痹散寒。点按大椎，以解表通阳，涤痰降气。嘱患者仰卧位，医者以双手置于患者腹部施用推脾运胃法，点鸠掐里法，以温中理气，活血通络；点按膻中、天突，以理气化痰，宣肺通气，调气降逆，宽胸利膈，理气温中。

（4）心肾阴虚：患者坐位，医者以双手拇指点按心俞、肺俞、命门、脾俞，以健脾助生化之源，滋阴益肾，养心安神，养血通络，益气养血。嘱患者仰卧位，医者以双手置于患者双下肢施用提拿足三阴法，点按三阴交，以滋阴潜阳，滋阴益肾，养心安神。

（5）气阴两虚：患者坐位，医者以双手拇指置于患者背部，点按脾俞、心俞、肺俞，以健脾益气，助生化之源，养心安神。嘱患者仰卧位，施用推脾运胃法，点鸠掐里法，以活血通络，助生化气血之源；施用提拿足三阴法，点按三阴交、血海，以滋阴养血，滋阴复脉，活血通络。

（6）阳气虚衰：患者坐位，医者以食指置于患者头顶正中施用一指托天法，点按命门，以温壮真阳，回阳救逆固脱。嘱患者俯卧位，医者以双拇指施用双龙点肾法，点按督俞、膏肓俞，以益气补虚，补益肾精。嘱患者仰卧位，施用提拿足三阴法、捉拿足三阳法，点按三阴交、血海、足三里，以温阳滋阴，温阳行水，益气温阳，活血通络。

《气功点穴按摩术》

（1）准备：患者取坐式，年老体弱者也可取仰卧式，闭目，放松。

（2）取穴：肩井、天宗、极泉、曲池、郄门、内关、外关、神门、合谷等穴。

（3）手法：拿法、点按法、揉法、振颤法等。

（4）患者改为俯卧式，腰带松开，闭目，全身放松。

（5）取穴：厥阴俞、心俞、膈俞、肝俞、胆俞、神道、昆仑、涌泉等穴。

（6）手法：点按法、揉法、振颤法、轻拍法等。

（7）患者改为仰卧式，闭目，全身放松。

（8）取穴：中府、云门、膻中、足三里等穴。

（9）手法：点按法、摩法、振颤法等。

《疏通经络点穴法》

1. 选穴：至阳、心俞、膈俞、膏肓、中府、云门、天突、璇玑、华盖、彧中、膻中、内关、足三里。

2. 手法：①胸痛发作时，用拇指端掐切至阳穴，可以缓解疼痛。或左右侧肩井、大椎到至阳穴之间寻找敏感点、用力按揉。②术者双手中指按揉左右云门穴。③左手大指、食指按彧中穴，右手大指按膻中穴。④搓两胁。⑤拿风池穴，按大椎穴，掐双肩井穴。⑥按揉心俞、膈俞、膏肓俞。

《武当派点穴秘法》

以拇指用力点压左冲穴。

《凤阳门点穴秘法》

劳宫穴——重点、压、揉；大陵穴——重点、压、揉；天泉穴——轻点、按、揉；神门穴——轻点、按、揉；内关穴——轻点、按、揉；膻中穴——轻点、按、揉；巨阙——轻点、按、揉；三阴交穴——轻点、按、揉。

《内科按摩学》

1. 气滞血瘀

治则：行气活血，化瘀通络。

选穴：极泉、神门、内关、劳宫、心俞、厥阴俞、灵墟、天池、屋医。

2. 痰浊痹阻

治则：宣阳通痹，理气豁痰。

选穴：屋医、灵墟、天池、涌泉、安眠、膻中。

【自我保健】

《家庭按摩治病与健康》

（1）用手掌推摩胸部 20～30 次。重点在左侧。

（2）用手捏拿胸部及肩部肌肉 20～30 次。

（3）按压巨阙、郄门、内关、神门各 1 分钟。

以上手法，每日早晚各 1 次。

《百病自我按摩保健》

发作期取心俞、厥阴俞、通里、足三里、内关；缓解期取膻中、三阴交、神门、大陵。将拇指指腹或食指指峰放在上述穴位上，先揉后按，揉按结合，以按为主，由上而下，分别操作。每穴按揉半分钟，以酸胀向心扩散为宜。每日 1 次。

《自我保健穴位推拿》

（1）手法治疗：擦大椎；按揉脾俞；揉、擦肾俞；揉膻中；摩中脘；擦胸胁；拿内、外关；掐、揉神门；拿按合谷；按揉足三里。

（2）随证加穴：①心胸持续疼痛、痛彻背部，胸闷憋气，心悸气短，面色苍白者加：揉气海，拿按血海和三阴交，点按太冲。②胸闷心悸、动则气喘、头晕恶心、腰背酸冷、面色苍白者加：揉按肺俞，揉气海，按揉三阴交，揉、擦命门。③胸闷心悸、呼吸不畅、头昏目眩、失眠健忘、神疲无力、饮食不振、大便时溏者加：揉、擦章门，揉关元，按揉手三里和尺泽。④胸闷易怒、五心烦热、耳鸣失眠、面色潮红、腰膝酸软、大便干燥者加：揉、擦志室，揉气海，揉按三阴交，点按太冲。

【注意事项】

（1）要保持心情舒畅，饮食清淡，少吃油腻及刺激性食物，特别注意要戒烟酒。

（2）适当做体育锻炼，如气功、太极拳等。

胃脘痛

胃脘痛是指上腹胃脘部近心窝处经常发生疼痛为主症的疾病。西医的消化性溃疡、急性胃炎、慢性胃炎、胃神经官能症，可参考此病进行辨证治疗。

诊断要点：①歧骨以下，肚脐以上部位疼痛。②中脘穴、脾俞穴、胃俞穴常有压痛。③多有饮食不节、劳累过度、胃部受寒、多思暴怒等病史。④参考条件：胃镜检查、钡餐造影胃有炎症或溃疡；大便潜血阳性。

【治疗方法】

《实用按摩推拿大全》

（1）寒邪客胃：患者坐位，医者以双手拇指点按胃俞、脾俞，以调理胃气，温中散寒；嘱患者仰卧位，施用补神阙法，点按天枢，以补益中焦，祛散阴寒。

（2）饮食停滞：患者坐位，医者拇指点按璇玑，以调理气机，消食降逆。嘱患者仰卧位点按内关、手三里，以通经活络，理气和胃。

（3）肝气犯胃：患者坐位，医者以双手拇指点按肝俞、胆俞、脾俞、胃俞、三焦俞，以舒肝利胆，泄热调气，调理气血，达助生化之源，除水湿，健运化，补脾阳，振奋胃阳，健脾和胃之功；嘱患者仰卧位，点双侧章门穴，以舒肝理气，健脾和胃；点按行间，以疏泄肝气，降气散郁。

（4）肝胃郁热：患者坐位，医者以双手拇指点按肝俞、脾俞、胆俞、胃俞、三焦俞，达以舒肝理气，通经活络，泄热调气，补脾阳，健脾和胃，振奋胃阳，调气利水；点按手三里，以通经活络。嘱患者仰卧位，点双侧章门穴，以理气消滞，和胃定痛；施用点三脘开四门，达以消食下气，和胃止痛，解郁散结，清热定痛。

（5）瘀血停滞：患者坐位，医者以双手拇指点按膈俞，以活血祛瘀。嘱患者仰卧位，施用点三脘开四门法，以消食下气，和胃定痛；点按三阴交、血海，以调和气血，补脾胃，助运化，共达活血化瘀，理气和胃，祛瘀止痛之功。

（6）胃阴亏虚：患者坐位，医者以双手拇指点按胃俞、脾俞、肝俞、三焦俞，以疏肝利胆，清头明目，补益营血，健脾和胃，调气利水。嘱患者仰卧位，施用点三脘开四门法，以消食下气，和胃定痛；点按三阴交，以调气养血，养阴益胃。

（7）脾胃虚寒：患者坐位，医者点按肝俞、脾俞、三焦俞，以温脾散寒，补益中气，暖肝温胃，温胃化饮，温中和胃。嘱患者仰卧位，点按关元，以补益元气，补元阳，调气机，达助健脾运。

《点穴疗法》

（1）胃酸过多，慢性胃炎，胃溃疡，十二指肠溃疡等，总的配穴法：泻合谷穴（大便稀和精神不好的用补法，或减去合谷穴，补太渊穴），补内关、膈俞、脾俞、胃俞穴，泻中脘穴，补气海、天枢、足三里穴，泻太冲穴，每穴平揉压放各 100 次。手法慢，力量重。膈俞、脾俞穴，力量不宜重，可加倍手法次数，对治疗本病有决定性作用。但年老体弱的患者，则宜用中等手法。如有呕吐的，另加背部循压法，由上向下取穴。在上的穴，手法轻。在下的穴，手法重。头疼的加头部推运及压穴法，如无呕吐者，可减去太冲穴，另加三阴交穴。腹部疼痛，应助以振颤法，兼有膝关节疼的，加局部压穴法（膝眼、鹤顶等穴）。患者如有烦躁情况，平揉的圈儿要极小，压放的距离要极短，这样就能引着动，进入静，有抑制烦躁的作用，隔日治疗 1 次。急性发作时，可每日点穴 1 次。

（2）点穴次序：先点上肢穴，再点下肢穴，后点腹部、背部穴。

（3）疗效：对胃酸过多症，1 次能见效，10 次左右可治愈。慢性胃炎，2～3 次见效，2 个月左右可治愈。消化性溃疡，5 次见效，10 次左右可减轻症状，3 个月左右可治愈。

《气功点穴按摩术》

（1）准备：患者取俯卧式，腰带松开，闭目，全身放松。

（2）取穴：至阳、膈俞、肝俞、脾俞、胃俞、三焦俞、承山等穴。

（3）手法：点按法、掌按法、揉法、拍法等。

（4）患者改为仰卧式，闭目，全身放松。

（5）取穴：合谷、内关、膻中、中脘、气海、足三里等穴。

（6）手法：点按法、掌按法、摩法、振颤法等。

《疏通经络点穴法》

（1）选穴：合谷、内关、膈俞、脾俞、膻中、石关、梁门、中脘、气海、天枢、足三里、三阴交。

（2）手法：患者取仰卧、俯卧、坐位三式。①先用手掌摩推中脘部位，患者感觉微热为度。②左手按幽门穴，右手三指分别点按石关、梁门、中脘穴并施以揉法。③左手按幽门穴，右手按揉建里、天枢、气海、关元穴。④施拿法于两侧带脉穴。⑤按揉章门穴。⑥推揉小腹部。⑦双手按揉肺俞、脾俞、胃俞穴，并施以推法或揉法于背部脊柱两侧肌肉。⑧施拿法于肩井、内关、合谷穴。⑨按揉足三里、三阴交穴。

《指针疗法》

（1）手法：揉扪法，平补平泻。

（2）取穴：中脘、气海、天枢、脾俞、胃俞、内关、足三里。

《乾龙门点穴秘法》

1. 应用穴道

胃经：足三里。胆经：阳陵泉。任脉：中脘、气海。督脉：百会。

2. 点穴法：中脘 15 秒；中指及食指点插压。中脘 3 次；中指及食指插弹。气海 15 秒；中指及食指点插弹。气海 3 次；中指及食指插弹。足三里 5 秒；拇指由上向下压点。阳陵泉 12 秒；指法拇指由上向下压揉。百会 5 秒；食指点压。

《凤阳门点穴秘法》

气海穴——轻点、按、揉、压；关元穴——轻点、按、揉、压；下脘穴——热掌，两掌相叠，轻压、轻摩，多摩为佳；中脘穴——热掌，两掌相叠，轻压、圈摩，多摩为佳；上脘穴——热掌，两掌相叠，轻压、圈摩，多摩为佳；公孙穴——重捏、拉、捻；胃俞穴——点、按、叩打、揉、擦。

《中华气功点穴疗法精粹》

（1）治疗手法：运气点、按、揉痛点及按胸腹部气功点穴常规。

（2）操作要领：病人先取仰卧屈膝位，医者立于病人右侧。先按胸腹部气功点穴常规施术，再取俯卧位，下肢伸直，运气点按脊柱。后随证辨证施术。

（3）辨证施治：①肝气郁结，运气摩按患侧，点按脊柱 6 ~ 12 遍。②食滞胃脘：运气旋摩胃脘，捏拿膀胱经 6 ~ 12 遍。③中气下陷：运气后用推法、揉法、振荡、捏背。

《少林寺点穴秘法》

选穴：中脘、三阴交、阳陵泉、梁丘、足三里。

《中国按摩大全》

（1）治则：理气和胃止痛。

（2）手法：①患者仰卧位，医者居患者右侧。如胃痛发作时，先用点穴法止痛。医者一手点内关，另一手点中脘；再点天枢、足三里，疼痛缓解后再行其他手法。医者以轻快的一指推摩法于胃脘部，使热量深透于胃腑。②患者俯卧位。用一指推法，从背部脊柱两旁沿膀胱经顺序而下至三焦俞止，然后用力按揉肝俞、脾俞、三焦俞。③患者坐位。拿肩井循臂肘而下，在手三里、内关、合谷等穴作较强的刺激，并以轻快的手法搓其两胁。④胸闷者，可以用柔和的一指推法，自天突向下至中脘穴，重点在膻中穴。

【自我保健】

《家庭按摩疗法》

（1）掐按梁丘穴：胃痛比较厉害时，用两拇指用力掐按对侧的梁丘穴 1 分钟，然后再按足三里穴 1 ~ 2 分钟，胃痛慢慢可以缓解。

（2）掐内关穴和足三里穴：先用对侧的拇指掐内关穴 1 ~ 2 分钟。

（3）点中脘穴：病人将右手的食指、中指和无名指并拢伸直，按在中脘穴上，左手抓握右手腕，由轻到重猛点一次；再突然将手拿开。

《家庭按摩治病与健康》

（1）如受寒凉和胃痉挛而产生的胃痛，可一手按压另一手 2、3 掌骨缝的落零五穴，局部有酸痛感，止痛效果好。还可捏起胃痛位的表皮，提捻片刻，胃里有发热的感觉，疼痛可减轻或消失。

（2）用手掌自心口向脐部做推法数次，然后用中指点中脘，再用拇指按压内关、足三里、三阴交各 1 分钟。

以上手法，每日早晚各 1 次。

《百病自我按摩保健》

（1）按穴位：取梁丘、内关、足三里。急性胃痛，先用两手拇指尖用力掐按双侧梁丘穴 1~2 分钟，胃痛慢慢可以缓解。然后用对侧拇指掐内关穴各 1 分钟，再后分别按两侧足三里 1~2 分钟。实证加公孙、中脘；虚证加脾俞、胃俞，分别按揉 1 分钟。

（2）点中脘：仰卧位，将右手的食指、中指、无名指并拢伸直，按在中脘穴的部位，左手紧握右手腕，由轻到重，猛点 1 次，再突然将手拿开，反复进行 5~7 次。

《自我保健穴位推拿》

（1）手法治疗：按揉脾俞，按揉胃俞，摩中脘，揉、擦章门。按揉手三里，拿内、外关，拿揉合谷，拿按足三里，揉按三阴交。

（2）随证加穴：①胃脘胀痛、食后尤甚，痛无定处，嗳气泛酸，情绪变化常可加剧症状者加：拿按肩井，揉章门，拿阴、阳陵泉，点按太冲。②胃脘烧灼样痛，痛无定时，午后或空腹痛显、得食痛缓，或有吐血者加：拿阴、阳陵泉，点按内庭，掐揉太冲。③胃脘隐隐作痛、揉按痛减，喜热饮食，神疲乏力，四肢不温者加：擦大椎，揉按肾俞，揉气海。

【注意事项】

（1）忌食辛辣、生冷和不易消化的食物。宜少食多餐。

（2）保持心情愉快，不可过度疲劳。

（3）诊断未明前，避免滥用止痛药，以免掩盖病情。

【临床报道】

（1）曲日开等．下腿压痛点对胃及十二指肠溃疡病诊断意义的初步观察。用右手拇指沿被检查小腿胃经走行方向，轻轻按压，当压到足三里穴附近时，出现明显压痛者谓之阳性。作者发现经 X 线证实的 36 例胃溃疡患者中，91.8% 左侧有压痛，8.2% 两侧均有压痛；121 例十二指肠溃疡中，96.7% 右侧有压痛，3 例两侧均有压痛，1 例阴性。10 例复合性溃疡，患者均双侧有压痛。10 例临床诊断为溃疡病的患者，3 例压痛在左侧，6 例在右侧，1 例在两侧。总的阳性率为 99.5%。170 例正常人中 98% 以上压痛点为阴性。在 145 例其它疾病患者中，阳性者多发现于消化系和呼吸系的患者，分别为 10% 和 6.2%。另 11 例临床有典型溃疡病史患者其压痛点阳性而 X 线第一次结果均为阴性，后经反复检查及其它方法证实而确有溃疡病存在。作者认为胃溃疡压痛多在左侧，十二指肠溃疡多在右侧，复合性者则两侧均有压痛。[山东医刊，1965（5）：26]

（2）吴绪荣．穴位压诊诊断胃部疾患220例。以拇指或食指指腹按压在穴位（压痛点在中脘、左承满为胃炎；中脘、三阴交为胃下垂；中脘、左承满、右胃仓为胃溃疡；中脘、右承满、右梁门为十二指肠球部溃疡。寻找压痛点法，诊断胃部疾病220例，与钡餐或胃镜检查对照等符合率达70.26% ~ 88%。[湖北中医杂志，1981（5）：51]

（3）恽敏．手指点压中脘穴解除幽门痉挛的初步X线观察，用点压中脘加原处按摩法治疗本病110例，X线透视下可见全部病例点压后均见胃蠕动增强，94例的波频增加，波速增快，幽门痉挛随之解除，钡剂即通过幽门进入小肠。12例经3~5次点压并加压推挤后，钡剂通过幽门，余4例未通过。[中华放射学杂志，1982，16（1）：48]

胃下垂

胃下垂指站立时胃小弯切迹低于髂嵴连线以下，十二指肠球部向左偏移之症，属中医"腹胀""嗳气"等范畴。

诊断要点：①本病患者多为瘦长体型，可伴眩晕、心悸、直立性低血压、昏厥等症。②轻度胃下垂无症状，重者可有腹胀、腹痛、恶心、呕吐、腹泻便秘交替出现的症状。上腹部可扪及强烈主动脉搏动，食后叩诊胃下极可下移至盆腔，同时有肝、肾内脏下垂。③胃肠钡餐造影，立位胃小弯切迹低于髂嵴连线水平，张力减退，十二指肠壅滞。

【治疗方法】

《气功点穴按摩术》

（1）准备：患者取俯卧式，腰带松开，闭目，全身放松。

（2）取穴：脾俞、胃俞、三焦俞等穴。

（3）手法：点按法、揉法、摩法、推法等。并运气于手掌，从长强穴推至大椎穴，然后用摩法，原路返回至长强穴。这样一推一摩为一遍，如此往复9遍。

（4）患者改为仰卧式，闭目，全身放松。

（5）取穴：中脘、下脘、气海、天枢、足三里等穴。

（6）手法：点按法、摩法、推法、振颤法等。

《中国按摩大全》

（1）治则：升举中气，健脾和胃。

（2）手法：①患者仰卧，医者位于其右侧，先以轻手法推按中脘、鸠尾、气海、天枢3分钟，再以双手四指沿肋缘反复横摩5分钟，并轻轻提拿腹部肌肉至微胀感；以拇指在腹中线脐以上，由下至上，反复推按数次，再以四指并拢，罗纹着力，自下而上托之。同时，用指振法轻轻颤动3分钟；双手半握拳，拇指向上，食指上缘平顶双侧章门穴，双手交替用力，轮番按揉双侧章门穴3分钟；按揉足三里5分钟，以酸胀为度。②患者俯卧，以双手拇指点按肝俞、脾俞、胃俞；再以双手拇指自下而上沿脊柱将两侧肌肉由外向内挤按、挤、弹、拨到酸胀感。

《实用按摩推拿大全》

患者坐位，医者施用一指禅托天法，以举陷升提，补虚益气，补益脾气；点按脾俞、三焦俞，以补益脾气，促生化之源，通利三焦之气。患者仰卧位，施用点三脘开四门法，以调理脾胃，滋生化之源；旋用运运颤颤法，点按天枢、关元、气海，以补益下元，益气举陷，调节胃肠，消除腹胀；点按足三里，以补中益气，健脾和胃。

【自我保健】

《家庭按摩疗法》

（1）捏拉腹肌：取坐位或仰卧位，用两手的拇指和食指同时捏起上腹的肌肉用力向上牵拉，然后松掉，再改换牵拉部位，反复操作3～5分钟。

（2）点按中脘和天枢穴：同右手中指先点按中脘穴后，再点按天枢穴。手法由轻到重各点按1分钟。

（3）托左下腹：用左手小鱼际托起掉入骨盆的胃底，从左小腹耻骨边开始，向上托至左肋下，反复托几十遍。

（4）屈膝抬臀：仰卧屈膝，两足踏床面，将臀部抬起，然后再放下，抬时吸气，放臀时呼气，并收缩肛门，反复练习30～50次。

（5）仰卧起坐：仰卧，两手放在身体两侧，用腹力使身体起坐，然后躺下。坐起时吸气，躺下时呼气，反复练习 30～50 次。

（6）摇大腿：仰卧，把左大腿抬起，膝部伸直离开床面，然后以髋为轴，做下肢大幅度的旋转摇动，两下肢交替各做 10～20 次。

（7）双腿抬高：仰卧，两下肢伸直抬起，使两足底贴着墙，两手托腰，然后收缩腰背部肌肉，使肩背成斜倒立姿势，维持 0.5 分钟放下，反复练习 10 多次。

《百病自我按摩保健》

选足三里、中脘、天枢、阴陵泉。先采取坐位，用两手拇指的指尖，先按阴陵泉，再按足三里，按揉时以穴位周围有酸胀感为宜。每穴 1 分钟左右；然后采用仰卧位，再点按天枢穴，手法由轻到重，各点按 1 分钟。

《自我保健穴位推拿》

（1）手法治疗：揉百会 50～100 次，擦大椎 40～60 次，摩中脘 80～150 次，揉气海 80～150 次，擦章门 30～50 次，擦少腹 40～60 次，按揉脾俞，点按胃俞，揉、擦肾俞，揉按手三里，拿内、外关，拿按合谷，按揉足三里，揉按三阴交，拿按阴、阳陵泉。

（2）随证加穴：头昏、眼花、耳鸣者加：揉印堂，摩眼眶，揉太阳，推听宫和翳风，分推前额，上推面颊，按揉风池。

【注意事项】

（1）精神不要过度紧张，情绪要稳定，饮食、起居要有规律，少食多餐，饭后少活动，不要吃生冷刺激及不易消化食物。

（2）可用补中益气丸等药物配合治疗，也可采用针灸、气功等法配合法疗。下垂严重者可用胃托帮助。

（3）睡眠时以仰卧及右侧卧位为佳。

呕　吐

呕吐是一个症状，由于胃失和降、气逆于上所引起。任何病变，有损于胃，皆可发生呕吐。前人以无物有声谓之呕，有物无声谓之吐，实际二者同时发生，很难截然分开，故一般并称为呕吐。

诊断要点：①食物由胃经口吐出。②伴有胃痛、恶心、头晕、胁痛。③有胃脘受寒、饮食不节、郁怒病史。④脉多滑数，舌淡红苔白或黄。

【治疗方法】

《实用按摩推拿大全》

（1）外邪犯胃：患者坐位，医者以双手拇指点按大椎、风池，以解表通阳，理气降逆，通经活络，疏风解表，调和气血，表散外邪；点按内关、外关、合谷，以疏风解表，理气和胃，宁心安神。

（2）饮食停滞：患者坐位，医者以拇指点按脾俞、胃俞、三焦俞，以助运化，补脾阳，化湿消滞。嘱患者仰卧位，点按璇玑、公孙，以疏导积化宿食，和调脾胃，消化食积。

（3）痰饮内阻：患者坐位，医者以双手拇指点按脾俞、三焦俞、膀胱俞，以温化痰饮，和胃降逆，引湿下行而出。嘱患者仰卧位，施用点三脘开四门法，点按膻中，以降逆止呕，理气行滞，蠲化水湿；点按丰隆，以调和胃气，清化痰湿，健脾温经，行气活血，共达温化痰饮，和胃降逆之效。

（4）肝气犯胃：患者坐位，医者以双手拇指点按胃俞、肝俞，以和胃止呕，清肝降火。

（5）脾胃虚寒：患者坐位，医者以双手拇指点按胃俞、脾俞，以调胃和中，温胃祛寒。嘱患者仰卧位，医者施用补神阙法，点按中脘，以温暖腹部，消寒散积，温中降逆；点按足三里、公孙、关元，以散寒消积，健脾和胃。

（6）胃阴不足：患者坐位，医者以双手拇指点按脾俞、胃俞、三焦俞，以调胃和中，补益脾胃；点按丰隆、三阴交穴，以滋阴养胃，降逆止呕。

《点穴疗法》

（1）先行背部循压法，抑制胃气上逆，点内关穴。急性者，用泻法清除内热；慢性者，用补法扶助正气除邪气，能解胸胃之间的满闷。如因呕吐而致头昏甚者，加头部推运法（本法应在背部循压法以前使用）。泻中脘、补气海，能疏通胃肠间积滞，然后点足三里穴，用补法诱导胃气下降。再泻公孙穴，以利湿。泻太冲，平肝止呕。点照海穴，阴虚者，用补法，滋阴利便；实结者，用泻法，能通畅大便。这样相互配穴，就能达到止呕吐，通大便，促进消化机能的恢复。如果有血虚现象者，加补膈俞穴。胃难受者，泻中脘穴。气虚者，补气海穴，并可加腹部振颤法。每穴平揉、压放各 100～200 次。上部穴位的手法轻些，下部穴位的手法重些。酌情把上部穴位的平揉、压放手法次数减少些，下部穴位的手法次数增多些，这都具有诱导作用。

（2）点穴次序：由上至下。上部穴位的手法轻些，下部穴位的手法重些。

（3）疗效：急性者，点穴 1 次可见效，2～3 次即可治愈。慢性者，需长期治疗才能治愈。

《指针疗法》

（1）手法：揉扪法。

（2）取穴：膈俞、中脘、内关、足三里。

《中华气功点穴疗法精粹》

（1）治疗手法：选择用气功点、掐、推揉、叩打等手法。

（2）操作要领：①点穴法：患者仰卧位，医者立一侧，用气功点按患者颈后风池、乳突穴，并配点双侧内关穴，经点穴后，以患者感胃部发热舒畅为好。②推揉法：医者先掐患者指（趾）甲根、跟腱，运气后用拇指或掌根推揉第九、十肋间（腋下线），3～6 次。③叩击法：医者运气于指端，先行叩打鸠尾、巨阙穴，再行推揉此二穴。并配点双侧足三里穴，以调节脾胃功能。

《少林寺点穴秘传》

（1）选穴：中脘、内关、足三里、公孙。

（2）辨证取穴：揉点肝胆区，以平肝和胃；揉按脾俞、胃俞、肾区，以健脾化湿；清天河水，可清热降逆；点三关，按子天星（胃区）可温中散寒。

【自我保健】

《家庭按摩疗法》

（1）掐内关穴：家属可用两手将患者手腕抓住，再用两拇指峰掐按内关穴 1～2 分钟（也可单侧进行）。

（2）按足三里穴：用拇指按压足三里穴，使酸胀向足背放散，先按压后揉 1～2 分钟。

（3）揉摩中脘穴：患者取仰卧位，家属用右手掌或掌根放在中脘穴处，进行揉摩 3～5 分钟，其手法的轻重以病人舒适为度。

（4）拿肩井穴：病人取坐位，家属站其身后，两手拇指、食指和中指对称，在肩井穴处提拿数遍。

《百病自我按摩保健》

取曲池、内关、足三里。将对侧拇指指腹按于曲池穴，先揉后按，然后再按内关，先按后揉，使酸胀向上扩散，最后再揉按足三里，左右交替施术，每穴按揉1~2分钟。外感呕吐加大椎、外关、合谷、内庭；伤食呕吐加下脘、璇玑；痰饮呕吐加章门、公孙、丰隆；肝郁呕吐加太冲、梁丘、阳陵泉；脾胃虚弱呕吐加脾俞、胃俞、关元；胃阴不足呕吐加合谷、太溪、三阴交等穴，做常规穴位按摩，每穴可按揉0.5分钟。

【注意事项】

（1）探寻病因，治病求本。

（2）注意饮食和避免受凉。

腹　痛

腹痛是指胃脘以下，耻骨毛际以上部位发生疼痛的症状而言。引起腹痛的常见原因有情志刺激、饮食不节、寒温失调等。腹痛大致包括西医学的急慢性胰腺炎、急慢性腹膜炎、急慢性肠炎、肠痉挛等。

诊断要点：①胃脘以下耻骨毛际以上的部位发生疼痛。②性质包括冷痛、灼痛、隐痛、绞痛、满痛、胀痛、刺痛等。

【治疗方法】

《实用按摩推拿大全》

（1）寒邪内阻：患者坐位，医者以双手拇指点按大椎、三焦俞、气海俞、大肠俞，以调理胃肠，理气行水，通阳散寒。嘱患者仰卧位，施用点三脘开四门法，点按天枢、气海，以温中散寒，疏通肠胃，祛寒导滞；施用补（泻）神阙法，以温散寒凝，祛除寒邪，腹痛则止。

（2）湿热壅滞：患者俯卧位，医者以双手拇指点按三焦俞，以通调肠腑，施用搓髎点强法，以通经活络，清利下焦，通调大便，除烦缓痛。

（3）中虚脏寒：患者坐位，医者以拇指点按三焦俞、大肠俞、气海俞、膀胱俞，以调气利水，调理肠腑，培补下元，通利水道。嘱患者仰卧位，施用点三脘开四门法，点按天枢，以温中散寒，疏通肠胃。祛寒导滞，补脾胃之阳；施点鸠掐里法，点按气海，以大补元气，元气充足，脾胃不虚，诸证得除；施用提拿足三阳法，点按太溪，以振奋胃阳，培补益气，共达补中益气，缓解腹痛。

（4）饮食积滞：患者坐位，医者以拇指点按三焦俞、大肠俞，以通调脏腑，通调三焦之气机促使肠胃之输化，泄热通便。嘱患者仰卧位，点按天枢、梁门，以疏调肠胃，理气消滞，健脾和胃，宽中散结，化痰利水。

（5）气滞血瘀：患者坐位，医者点按肝俞、三焦俞、大肠俞，以通调肠胃，泄热通便，通调三焦，调气利水。嘱患者仰卧位，施用双点章门法，以疏肝理气，疏调肠腑、理气消滞；施用推拿足三阴法，点按太冲、天枢，以疏泄肝气，通调肠胃之气，疏肝理气。

《疏通经络点穴法》

（1）选穴：华佗夹脊、胃俞、脾俞、胆俞、肝俞、大肠俞、小肠俞、肾俞、中脘、气海、天枢、内关、合谷、足三里、三阴交、公孙、委中、承山。

（2）手法：采取坐、仰卧、俯卧位。①用小鱼际部位在患者背腰部沿华佗夹脊和脊柱两旁的足太阳膀胱经穴位共六条线上，做揉、推法。如痛甚，改用五指拿法施术。操作时均自上而下，力量由轻到重，拿法要以酸胀得气为度。②用大指或中指选几个俞穴（如胃俞、大肠俞等）做重点揉按。③在腹部的中脘、气海、天枢诸穴施以摩揉法，力量要沉着平稳，给痉挛的局部以良好的刺激。④拿、揉、按足里、委中、承山、公孙、三阴交等穴，以得气为度。⑤拿、揉、按合谷、内关穴，以得气为度。

《指针疗法》

（1）手法：揉扪法，平补平泻。

（2）取穴：中脘、气海、脾俞、内关、足三里。

《中华气功点穴疗法精粹》

（1）治疗手法：选择采用运气后推、揉、摩、擦、点按及胸腹部气功点穴常规。

（2）操作要领：患者仰卧屈膝，医者侧立，用右掌心贴脐部；再用左手按于右手背上，动作较快，用力柔和，按顺时针方向运气旋摩按揉6～12遍，再运气后轻推分摩小腹部，运摩腹部至脐部或腹内有热感或肠鸣音为止。

（3）辨证施治：①气痛：用胸腹部气功点穴常规运气捏脊，痛仍不停者可采用运气点脾俞（双），足三里（双）等。②血痛：采用摩擦脐周围以及丹田，自腹内侧沿肝脾经向下行气功点穴至内踝，反复6～12遍。③寒痛：运气分摩法。手掌在运气后摩擦脐部周围，再持续5～6分钟为止。④热痛：运气后按捏腰脊并指点长强穴，或施摩小腹部，循足阳明以从随部经下按压6～12遍。

【自我保健】

《百病自我按摩保健》

取中脘、天枢、足三里、上巨虚、气海。急性腹痛揉足三里、上巨虚，然后再按摩腹部穴位；慢性腹痛先按揉中脘、天枢、气海，然后再按摩下肢远端穴位。常规按摩方法：每穴按揉1分钟，寒凝腹痛加灸关元、神阙；实热腹痛加曲池、丰隆；气滞腹痛加行间、太冲；伤食腹痛加内庭、公孙；虚寒腹痛加脾俞、肾俞。每穴按摩1分钟左右。

【临床报道】

（1）陈良盛．按压气舍穴治疗腹痛。令患者平卧，以中指尖揉按左侧气舍穴（锁骨内侧上缘，胸锁乳突肌的胸骨头与锁骨头之间）2～5分钟至局部有酸、麻、胀、痛感为度。一般0.5～5分钟即能显效，5分钟无效者停止治疗。注意点：①局部有酸、麻、痛、胀感者为佳。②操作时间宜长。③本法仅能作为治标措施，有的还须结合病因配合其他治疗。文中举出1例胆道蛔虫病伴胆道感染治疗有效病例。［福建中医药，1965，10（6）：41］

（2）李汝安．指针对急性腹痛87例即时止痛观察。本组包括胃肠炎、胆绞痛、肾绞痛、急性阑尾炎、急性胰腺炎等病。术者左手拇、食指捏住患者右侧内、外关穴，右手拇指按于右足三里，余四指固定于胫骨相应部位。在各穴位加压2～3分钟，再以右手由右至左轻揉患者腹部，左手拇、食指同时捏肩井穴5～6次。然后以同样方法在对侧进行治疗。结果：显效45例，有效33例，无效9例，总有效率89.05%。止痛最短出现时间为3分钟，最长为15分钟。［云南中医杂志，1988（4）：42］

（3）王本元．介绍指针在临床上的应用。手法：用手指尖插压穴位上，按压摇动，视病情而给予强弱不同的刺激，治疗某些疾病收到一定效果。如腹痛108例，取足三里、三阴交、天枢、气海等，有效率88.8%；恶心58例，取内关、合谷、天枢，有效率94.8%；此外对头痛、牙痛、呕吐等均有

一定效果。总之对某些非器质疾患可采用，反之疗效则差或无效。文内举病案 4 则。[山东医刊，1965（1）：20]

泄　泻

泄泻是指排便次数增多，粪便稀薄，甚至泻出如水样而言，多为湿邪内盛、胃肠功能失调而引起。病变部位在胃肠与脾胃。西医的急、慢性肠炎，肠功能紊乱可参考本节论治。

诊断要点：①大便稀溏，次数增多，无里急后重。②有受风寒、伤饮食的病史。③伴腹痛，呕吐，发烧，尿少。④苔多白腻，脉濡缓。

【治疗方法】

《实用按摩推拿大全》

（1）寒湿型：患者坐位，医者以双手拇指点大椎、风门、风池，以散风解表，表散阳邪，治头痛；点按列缺、合谷，以宣肺散寒。嘱患者仰卧位，施用补神阙法，点按天枢、中脘，以通调大肠气机，和胃化湿，止泻。

（2）湿热型：患者坐位，医者以双手拇指点按脾俞，以健脾利湿；点按合谷、曲池，以清泻大肠蕴热。嘱患者仰卧位，点三脘开四门法，点按天枢，以疏理胃肠气机，理中化湿；点按阴陵泉、丰隆、足三里、内庭，以通调脾胃，除湿热，降胃气，化痰浊，健脾利湿，共达清热利湿。

（3）食滞肠胃：患者坐位，医者以双手拇指点按大肠俞，以调理肠胃。嘱患者仰卧位，施用泻神阙法，点按肾俞、关元，以补益元阳，清利湿热，消食导滞；点按璇玑、中脘，以导气消积，疏调肠胃之气，气机通降，消食导滞；点按内关，以宽胸利膈，宽中除满。

（4）肝气乘脾：患者坐位，医者以双手拇指点按肝俞、脾俞、大肠俞，以舒肝利胆，助运除湿，泄热调气。嘱患者仰卧位，点双侧章门穴，以疏肝清火，疏调肝气，抑肝扶脾，升清止泻。

（5）脾胃虚弱：患者坐位，医者以双手拇指点按脾俞、胃俞、大肠俞，以振奋胃阳，健脾和胃，培补脾阳，益气营血，补心脾两虚。嘱患者仰卧，施用点三脘开四门法，以补益中州，健脾和胃，施用运运颤颤法，点按关元、气海，以鼓动元气，达固本止泄、健脾益胃之功。

（6）肾阳虚衰：患者坐位，医者以双手拇指点按脾俞、命门，以壮阳补脾，益肾壮阳；嘱患者仰卧位，施用神阙法，点按关元、气海，以调理肠胃，补益元阳，温肾健脾，固涩止泻。

《中国按摩大全》

（1）治则：健脾止泻为主。

（2）手法：①患者仰卧，医者居其右侧，用沉着缓慢的一指推按揉中脘、气海、关元、天枢等穴，再以手掌在腹部以逆时针方向按揉，同时在脐周施按压法。②患者俯卧，医者以拇指分别按揉脾俞、胃俞、肾俞、大肠俞及长强穴，再揉搓腰骶部数次至发热感为度，最后按揉足三里穴。

《点穴疗法》

（1）内关（补）、隐白（补）、复溜（补），平揉，压放各50或70次。天枢双穴用五行联运法，深压放配内庭穴，振颤配陷谷穴，点打配厉兑穴，摩推配解溪穴，左右平揉配足三里穴。中脘、气海两穴用五种手法。神阙（补）、命门（补）、脾俞（补），平揉、压放各70次。肾俞双穴用五行联运法，深压放配通谷穴，振颤配束骨穴，点打配至阴穴，摩推配昆仑穴，左右平揉配委中穴。如遇肝木克胃的食纳差者，可加期门（泻）、肝俞穴（补），以调整肝胃关系。

（2）点穴次序：由上而下，手法宜上部穴位较轻，下部穴位较重些。

（3）疗效：对胃肠功能紊乱和慢性结肠炎的患者，点2～4次就显著见效，一般治疗20～30次可治愈。

《气功点穴按摩术》

（1）准备：患者取俯卧式，腰带松开，闭目，全身放松。

（2）取穴：百会、风池、脾俞、胃俞、大肠俞等穴。

（3）手法：点按法、掌按法、揉法、推法、摩法等。并运气于手掌，运用推法从长强穴推至大椎穴。然后，运用摩法，原路返回至长强穴。这样一推一摩为一遍。如此往复9遍。

（4）患者改为仰卧式，闭目，全身放松。

（5）取穴：中脘、气海、肓俞、天枢、关元、足三里、上巨虚等穴。

（6）手法：点按法、掌按法、操法、摩法等。并运气于手掌，运用摩法，在下腹部逆时针方向揉摩 36 圈或 72 圈。

《指针疗法》

（1）手法：揉扪法、平补平泻。

（2）取穴：中脘、关元、天枢、足三里。

《少林寺点穴秘传》

选穴：中脘、章门、建里、公孙、足三里。

【自我保健】

《家庭按摩疗法》

病人仰卧于床，两下肢自然平伸。

（1）左手平放在右手背上，以右手的大鱼际处为力点，以上腹分左、中、右三线向下平推到耻骨，反复推 30 次（适用腹泻初期）。

（2）右手中指伸直，其余四指轻握拳，左手抓握住右拳背，然后用右手中指分别点按中脘、天枢、气海穴，每穴按 2 分钟。

（3）用右手掌摩法，从上腹摩到下腹 3～5 分钟，用力要均匀，以舒适为宜。

（4）两膝曲起，用两拇指弹拨上巨虚穴（在足三里穴下 3 寸）20 次。

（5）右手中指勾揉长强穴（在尾骨下端）2～3 分钟。

《家庭按摩治病与健康》

（1）用手掌在小腹部做环形的推摩，40～50 次。推摩前须先搓热掌心，直接在皮肤上操作。以热感透入腹内为好。

（2）按压中脘、天枢、关元、足三里各 1 分钟。

以上手法，每日早、晚各 1 次。

《百病自我按摩保健》

取中脘、章门、天枢、气海、关元、足三里、阴陵泉。将右手中指伸直，其余四指轻握拳，左手抓住右拳背，然后用右手中指分别点按上述穴位，由上而下逐个进行。急性泄泻加上巨虚、内庭、公孙；慢性泄泻加脾俞、肾俞、大肠俞。每穴点按 1～2 分钟。

《自我保健穴位推拿》

（1）手法治疗：按揉脾俞，揉、擦肾俞；擦腰骶，摩中脘；揉气海，擦章门，揉天枢，拿按合谷，按揉足三里，揉按三阴交。

（2）随证加穴：①大便时溏时泻，食油腻物则加剧，面色萎黄，面浮足肿，神疲乏力者加：按揉胃俞，拿按手三里，拿按阴、阳陵泉。②腹痛泄泻、大便不畅、胸胁痞闷、嗳气吞酸，往往与情绪变化有关者加：拿按内、外关，点按太冲。③黎明之前腹中作痛，肠鸣即泻、泻后则安，腰膝酸软者加：擦大椎，揉按命门，拿揉太溪。

【注意事项】

（1）查明病因，治病求本。

（2）忌食淀粉类食物和脂肪过多的食物及一切生冷刺激、不易消化的食物。

（3）饮食不宜过饱，少食多餐，注意保暖，不要过度疲劳。

（4）注意饮食卫生，防止病从口入。

【临床报道】

初守轩．推拿点穴治疗成年人单纯性腹泻。方法：患者俯卧，术者用滑石粉或香油作介质，从承山往上推至委中，每侧约3～5分钟，后用补法点按承山，用两拇指同时点按0.5～1分钟，1日1次，40例中1次治愈20例，2次者13例，3次者7例。原文举例2则。体会此40例均属实证。[山东医刊，1965（12）：45]

便　秘

便秘是指大便秘结不通，排便间隔时间延长，或欲大便而坚涩不畅的一种病证。发病原因较多，有因过食辛辣厚味而燥热内结，或因肠胃热滞郁结，或因气滞不行，或因发汗、利尿过多，或因气虚传导无力，或因阴虚久病，或因血虚肠燥，或因产妇气血未复，以及年老精血不足等所致。

诊断要点：①大便涩滞，排便困难或大便不通。②骨检所见：在胸椎$_{10\sim12}$两侧，腰骶部可摸到结节、条索及压痛；胸椎12和腰椎1～2叩诊呈瘠呆音。

【治疗方法】

《实用按摩推拿大全》

（1）热秘：患者俯卧位，医者以双手拇指点按三焦俞、大肠俞、膀胱俞，以通调肠腑，泄热通便，培补下元，通利水道，通调三焦，调气利水，滋润肠腔。嘱患者仰卧位，点按合谷，以清阳明之火，点按天枢，以理气活血，消积导滞，通表达里，开经通络，疏散瘀滞，通泄肠腑之热；点按照海、内庭，以清热和胃，泄热利肠，益水行舟，施用搓髎点强法，以清下焦之热，通利大便之功。

（2）气秘：患者俯卧位，医者以双手拇指点按肝俞、大肠俞、三焦俞，以通调肠腑、疏理肝气，泄热行滞，通调三焦，泄热通便；施用搓髎点强法，以通利下焦，泄热通便。嘱患者卧位，施用点三脘开四门法，以解郁散结，理气疏肝；施用双点章门法，以疏理肝气，疏调肠腑；点按气海、大横，以益气行气，促顺气行滞。

（3）虚秘：患者坐位，医者以双手拇指点按脾俞、胃俞、膈俞，以健脾和胃，益气养血，促生化之源，补心脾两虚。嘱患者仰卧位，施用点鸠掐法，点按气海，经调理胃气，通畅气机，益气回阳，补益阴血，滑润肠腑，以疗虚秘。嘱患者俯卧位，医者旋用搓髎点强法，以调和气血，通利下焦，益气润肠。

（4）冷秘：患者坐位，医者双手拇指点按三焦俞、肾俞、大肠俞、膀胱俞，以通调之焦，振奋胃阳，补益下元。嘱患者仰卧位，按天枢、关元，以温通肠腑，温阳散寒；施用补（泻）神阙法，以温阳散寒，达治疗腹痛之效；点按三阴交，以温通三阴经之阳气，共达温阳通便。

《中国按摩大全》

（1）治则：消导通便。

（2）手法：①患者仰卧位。医者居患者右侧，在中脘、天枢、关元、大横穴用轻快的一指点、按、揉等手法5分钟，以腹部觉得热和肠胃蠕动及听到肠鸣音为宜。再以双手抚按患者脐周，顺时针方向揉按腹部5分钟，同时手指弹拨左小腹部的硬块处数次，以加强大肠的蠕动功能。②患者俯卧位，在背部脾俞、胃俞、肝俞、大肠俞用一指推按法，然后在肾俞、大肠俞反复按揉。用空拳叩打八髎部3分钟。最后，指按足三里，搓摩腹部结束。

《点穴疗法》

（1）补肺经之太渊穴，泻大肠经之合谷穴，可使传导有力，泻承山，补照海，可调理肾与膀胱的阴阳关系；肾主二便，调正二经的阴阳，就可生津通便。配足三里（补）、中脘（泻）、气海（补）等穴，调理肠胃，以助通秘之效。实结者，照海穴用泻法，并宜减去太渊穴加泻天枢穴，以助通便之效。每穴平揉、压放各 100 次。阴虚便秘者，手法速度宜慢，不宜快；宜轻，不宜重。实结者，手法应缓而重。腹部酌情加以摩擦或振颤。

（2）点穴次序：由上而下，手法宜缓慢进行。

（3）疗效：短期便秘 1~2 次即可通便。年老病久的，治疗时间要长些。

《气功点穴按摩术》

（1）准备：患者取俯卧式，腰带松开，闭目，全身放松。

（2）取穴：肾俞、大肠俞、次髎、环跳、承扶、承山、涌泉等穴。

（3）手法：点按法、掌按法、揉法、振颤法、指法等。

（4）患者改为仰卧式，闭目，全身放松。

（5）取穴：合谷、中脘、气海、肓俞、天枢、足三里、照海等穴。

（6）手法：点按法、掌按法、揉法、振颤法、拍法等。

《疏通经络点穴法》

（1）选穴：中脘，天枢，气海，关元，肝俞，大肠俞，八髎俞，合谷，足三里，承山，照海，支沟，三阴交。

（2）手法：病人仰卧位和俯卧位。①右手中指按揉中脘、天枢、气海、关元穴。②腹部施推法，揉天枢周围。③按揉肝俞、肾俞、大肠俞、八髎俞，并空拳叩击八髎部位。④在背腰部施以捏脊法。⑤拿支沟、合谷穴。⑥按足三里、承山穴，揉照海、三阴交穴。

《中华气功点穴法精粹》

（1）治疗手法：可采用气功点、按、推、揉、摩、振颤等手法。

（2）操作要领：①患者仰卧，医者在运气后于大横、气海、关元等穴进行点、按、推、振颤法及配合腹部施摩法。当患者腹部有热感或肠蠕动感即可。②患者仰卧位，医者运气按推背部大肠俞、小肠俞、八髎穴、长强穴等，时间 5~10 分钟。并配合捏脊法，反复 6~12 遍，以患者有热感或腹部肠鸣为宜。③患者坐位，医者采用运气于手掌平推或揉患者脊柱两侧大肠俞、小肠俞，由上向下反复 5~12 遍，以患者有热感为宜。

《少林寺点穴秘传》

选穴：左腹结、天枢、神门、支沟、阳陵泉、照海。

【自我保健】

《家庭按摩疗法》

病人仰卧在床上，两膝屈曲成90°。

（1）揉脐：用右手掌心贴紧神阙穴（即肚脐），左手压在右手背上，顺时针旋转揉动2~3分钟。

（2）平推小肚：继用上法，以右手的大鱼际着力，从肚脐向下平推至耻骨联合处50~100次。

（3）抓肚皮：用右手五指将自己小腹部的皮肤抓起抖动3~5次后再松开，连抓3次。

（4）按揉承山穴：两手大拇指和其余四指相对分开，大拇指压在承山穴处，四指紧贴小腿胫骨，按揉承山穴1分钟。

（5）掐按合谷穴：用右手拇指峰掐按左合谷穴1分钟，然后交换，按右合谷穴。

（6）腹式呼吸法：吸气时腹部凸起，呼气时腹部内收，鼻吸鼻呼，均匀细长，连续10分钟。

这些方法每天做1~2次，对习惯性、功能性便秘有很好的防治效果。

《家庭按摩治病与健康》

用手掌在脐下做环形的推摩法40~50次。并在左下腹部行拨动法10~15次。

按压：支沟、天枢、足三里、照海各1分钟。

以上手法，每日早、晚各1次。

《百病自我按摩保健》

选用中脘、天枢、合谷、承山。采用仰卧位。先用右手的中指，附着在中脘穴上，稍加用力，其余四指贴附在腹部，顺时针方向缓缓按揉约30次左右，然后，两手中指分别着在天枢穴，稍加用力，由外向内揉动约30~50次，再用右手拇指指峰按右合谷穴1分钟。最后两手大拇指和其余四指相对分开，大拇指压在承山穴处，四指紧贴小腿胫骨，按揉承山穴1分钟，一般每日1次。

《自我保健穴位推拿》

（1）手法治疗：按揉脾俞；按揉胃俞；按揉肾俞；按、擦腰骶；摩中脘；

按揉天枢；揉脐；拿合谷；按揉足三里；拿承山和丰隆。

（2）随证加穴：①大便燥结、小便短赤、面红身热、口干口臭、心烦胸闷者加：拿按手三里，按揉支沟，点按太冲，掐、揉内庭。②大便艰涩、排出不畅，小便清长，面色㿠白，四肢不温或腰膝酸冷，腹中冷痛者加：擦大椎，揉关元，擦少腹，揉按三阴交。③大便秘结、欲便不通、嗳气频作、胸腹痞满者加：拿揉支沟，擦章门，拿阴、阳陵泉。④粪质并不干燥，但大便时久坐努挣，汗出气短，神疲肢倦者加：擦大椎，揉按志室，揉气海，按揉三阴交。

【注意事项】

（1）积极寻找便秘的原因，如受肿瘤影响造成的便秘，不属于按摩治疗的范围。

（2）饮食起居要规律，养成每天排便的习惯。多喝开水，多进含纤维食物或水果和蔬菜。

（3）不可经常服用泻药和灌肠。

（4）适当增加体育运动。年老体弱者，应经常做轻缓运动。

胁　痛

胁痛是以一侧或两侧胁肋痛为主要表现的病证。胁痛有外感、内伤之辨。外感多兼寒热表证，内伤多因肝火内郁、痰饮停伏、外伤血瘀以及肝肾亏损所致。临床上以内伤胁痛者居多，外感者少见。西医中的肝、胆、胰脏及肋间神经痛等病变均可出现胁痛。

诊断要点：①胁肋作痛。②疼痛常与呼吸、咳嗽、转体、情志有关，局部可有触压痛。

【治疗方法】

《实用按摩推拿大全》

（1）肝气郁结：患者坐位，医者用双手拇指点按肝俞、胆俞、肩井，以通经活络，舒肝利胆，泄热调气，理气宽膈。嘱患者仰卧位，点双章门，以疏肝解郁，调和阴阳，活血止痛。点按阳陵泉、太冲、绝骨，以疏肝利胆，清泄湿热，共达疏肝理气。

（2）瘀血停滞：患者坐位，医者以双手拇指点按肝俞、胆俞，以疏肝利胆，通经活络。嘱患者仰卧位，掐点侠溪至阴法，通调气血，活血化瘀，舒肝理气止痛。

（3）肝阴不足：患者坐位，医者以双手拇指点按肝俞、三焦俞，以疏肝柔肝，活血化瘀；点按阳陵泉、太冲、绝骨，以疏利肝胆，清泻湿热，通经活络，养血柔肝，共达理气止痛，养阴育阴。

《点穴疗法》

泻腕骨及至阳穴，能清小肠之热，兼有退黄之效；泻肝俞与太冲穴，能舒肝解郁；补足三里穴，能健胃气，兼通大便，增进食欲，促进机能的恢复。此五穴，每穴平揉、压放各100次，如胃胀或消化不好，加泻中脘穴。手足心发热者，加补内关与三阴交穴。

点穴次序：由上而下进行。

《指针疗法》

（1）手法：扪揉法。

（2）取穴：中府、中脘、膻中、期门。

《中华气功点穴疗法精粹》

（1）治疗手法：选用胸腹部气功点穴常规手法。

（2）操作要领：病人先仰卧屈膝，医者立于病人一侧。嘱患者肌肉放松后，进行胸腹气功点穴常规治疗，并随证加减。

（3）辨证施治：①胸阳不振，阴寒内盛：运气按揉背脊胸段1～10节，反复3～5遍，点按云门、华盖等穴。②瘀血停留，经络受阻：运气点按揉推压痛点6～12遍。③肝气郁结，精血亏损：运气按揉患者侧胸肋，拿肩肌、背肌。

《凤阳门点穴秘法》

阳陵泉——点、揉、滑推；支沟——点、揉、滑推；肝俞——点、按、揉；膈俞——点、按、揉；三阴交——点、按、滑推；行间——点、按、滑推；阴陵泉——轻点、揉、擦；胆俞——轻点、揉、擦；阳纲——轻点、揉、擦；脾俞——轻点、揉、擦；大椎——轻点、揉、擦；章门——轻点、揉、擦。

【自我保健】

《家庭按摩治病与健康》

（1）用手掌推摩右侧季肋部及背部 20～30 次。

（2）用拇、食、中指捏提右侧季肋部皮肤 20～30 次。

（3）按压中脘、水分、足三里各 1 分钟。

以上手法，每日早晚各 1 次。

《百病自我按摩保健》

（1）按痛点：从第七至第十胸椎棘突两侧寻找压痛点。待痛点找到，用拇指或中指指腹放置于痛点上，力量由轻渐重，以局部酸胀为宜，一般 3～5 分钟。

（2）擦背俞：两手微屈半握拳，将两手背指掌关节高处，分别置于背腰部膀胱经的第一侧线上，从第七胸椎到第二腰椎之间，上下摩擦数十遍，以透热为度。

（3）按穴位：取支沟、太冲、内关、阳陵泉等穴，用拇指指腹分别在上述穴位上按揉 0.5 分钟，使酸胀向胁肋扩散最好。若气滞胁痛加肝俞、期门、侠溪；血瘀胁痛加京门、膈俞、三阴交；湿热者加日月、曲池、大椎，分别按揉 0.5 分钟。

【临床报道】

（1）陈长义．"内关穴"自我指压法治疗肝区痛。以一手托住另一手腕部，以托手的拇指尖按压穴位。手法两种：一是一按一松，频率每分钟 60 次左右；二是持续按压不松手。双侧交替进行，每次每穴 5 分钟，每日 3～4 次。可获按即痛止的功效。[陕西新医药，9（8）：39]

（2）湖南医学院第一附属医院针灸科．穴位压痛检查肝炎 50 例的初步报告。结果发现肝炎患者的期门、肝俞、痞根诸穴位均有不同程度的压痛，一般与肝脏肿大情况相平行。作者认为利用穴位痛法协助检查肝炎有一定作用。[湖南医学院学报，1959（4）：46]

（3）张建平．应用气功点穴导引法治疗乙肝临床观察。患者俯卧，医者运气于手掌置患者背部自上向下揉按 1 次，再运气于手指，用剑指由大椎穴起从上向下点督脉、华佗夹脊穴和足太阳膀胱经之背部俞穴，力度适中，每穴停留 5 秒钟，且重点为肝俞、脾俞、胃俞、肾俞及背部阿是穴。然后，令患者仰卧，用剑指点中脘、下脘、章门、期门、水分、日月、足三里、阳陵泉、三阴交、内关等。最后运气于手掌，用劳宫穴对肝区发功 10～20 分钟。每日治疗 1 次。本组 8 例，治疗 9～38 次，痊愈、好转各 4 例。［山西中医，1992，8（4）：44］

头　痛

　　头痛是临床上常见的自觉症状，可单独出现，亦可见于多种急、慢性疾病中。本节所讨论的头痛，主要为内科杂病范围内，以头痛为主要症状者。

　　诊断要点：①以头痛为主症。②兼有外感或内伤症状。

【治疗方法】

《实用按摩推拿大全》

1. 外感

　　（1）风寒头痛：患者坐位，医者以一手扶患者头部，另一手点按大椎、风府、风门、风池，以疏通阳气，疏散风寒，宣泄诸阳，通经活络，调和气血，清头开窍，宣肺解表，疏风调气；提拿肩井，以散风祛痰，疏通经脉，温经活络，活血止痛，通经活络；点按肺俞，以温经散寒，祛风散寒，通络止痛。

　　（2）风热头痛：患者坐位，医者点按合谷、曲池、外关，以通经活络，疏风解表，调和气血。

　　（3）风湿头痛：患者坐位，医者点按大椎、风府，以祛风胜湿，通诸阳之气，解表散风邪。嘱患者仰卧位，点按头维，以通经活络，散邪除闷，活血止痛，疏风明目；点按阴陵泉、三阴交、丰隆，以化痰湿，健脾胃，疏利湿邪，共达清除风湿，升提阳气，祛风胜湿之功。

2. 内伤

　　（1）肝阳头痛：患者坐位，医者以拇指点按肝俞、胆俞，以泄热调气，舒肝利胆，清火明目，清泄肝胆郁热；点按风池，以疏风解热、清头开窍，调和气血；嘱患者仰卧位，施用双点章门法，以调和阴阳，滋阴潜阳、平肝利胆；点按太冲、行间，以舒理肝气、清热泄火，共达平肝潜阳之功。

　　（2）肾虚头痛：患者坐位，医者以双手拇指施用双龙点肾法，以调补肾气。嘱患者仰卧位，点按鱼腰、攒竹，以调和阴阳，行气止痛，滋阴潜阳；点按太溪、三阴交，以补益肾水，滋阴替阳，养阴补肾。

（3）血虚头痛：患者坐位，医者以双手拇指点按心俞、膈俞、脾俞，以补益心血、益气养血，调理脾胃，促生化之源；施用点鸠掐里法，点按气海，以培补元气，补气生精，精血互生，调理脾胃，促进运化，达养血调血之功。

（4）痰浊头痛：患者坐位，医者以双手拇指点按三焦俞、脾俞、胃俞、膏肓俞，以除水湿，化湿消滞，调气利水，通宣理肺，降气补虚。嘱患者仰卧位，点按头维，以滋阴潜阳，安神止痛，清头利目；点按中脘、阳陵泉、丰隆，以和胃降逆，清降痰浊，理脾降浊，共达清热燥湿，化痰降浊目的。

《点穴疗法》

（1）外感头痛：点合谷（泻）、风池穴（补），辅助头部推运法，再用食、中二指指背的第二节，在两鬓和眉心捏挤数次（如两指将皮肤提起状），使局部充血成紫。

（2）内伤头痛：泻合谷、补列缺，调节肺与大肠的表里阴阳关系，可清热止痛。前头痛时，用头部推运法及压穴法。如属于偏头痛，可取对侧合谷（泻）、列缺（补）等穴，并压鬓部疼痛穴位。如巅顶痛，即一手压通天、前顶穴，一手压通天、后顶穴，以助局部止痛作用。然后泻百会穴以清热。气血下陷者（即脑缺血），百会穴用补法，泻太冲以平肝。

点穴次序：同前。

疗效：外感头痛，治疗 2～3 次即愈。内伤头痛，治疗 2～4 次可见效，一般 10 次可治愈。

《气功点穴按摩术》

准备：患者一般取坐式，如年老体弱或病情较重者也可取仰卧式，闭目，放松。

1. 前头痛

（1）取穴：印堂、攒竹、阳白、太阳、神庭、上星、百会、风池、合谷等穴。

（2）手法：点按法、揉法、推法等。

2. 后头痛

（1）取穴：风池、风府、上星、肩外俞、肩井、天宗、曲池、合谷等穴。

（2）手法：点按法、揉法、拿法、振颤法等。

3. 头顶痛

（1）取穴：百会、通天、人中、地仓、合谷、颊车、足三里、涌泉等穴。

（2）手法：点按法、揉法、振颤法等。

4. 偏头痛

（1）取穴：太阳、瞳子髎、丝竹空、率谷、风池、风府、肩井、曲池、合谷、阳陵泉、侠溪等穴。

（2）手法：点按法、揉法、拿法、振颤法等。

5. 全头痛

（1）取穴：印堂、太阳、百会、通天、风池、风府、肩外俞、肩井、天宗、曲池、合谷等穴，以及各疼痛点。

（2）手法：点按法、揉法、推法、拿法、振颤法等。

《疏通经络点穴法》

（1）选穴：合谷、风池、印堂、百会、头维、太阳、率谷、神门、列缺、内关、照海、攒竹、肾俞、足三里、三阴交、耳门、风府。

（2）手法：病人取坐位。施以头部疏通经络点穴法。①术者左大拇指按百会穴，右大拇指按揉印堂穴，并上推至百会穴。②右大拇指按百会穴，左手大拇指自百会穴下推至风府穴。③从印堂开始，双手大拇指推前额至两侧太阳穴。④轻揉太阳穴，按揉率谷穴，揉按风池穴，并以推法连于三穴。⑤拿肩井穴，按百会、列缺穴。⑥血压高加揉涌泉、神门穴。⑦虚证头痛加按内关、照海、肾俞、足三里、三阴交穴。⑧偏头痛重治率谷、列缺、耳门、攒竹穴。

《指针疗法》

（1）手法：扣泻法。

（2）取穴：风池、太阳、百会、合谷、少泽、阿是穴。

《中华气功点穴疗法精粹》

（1）外感头痛：运气点按或捏拿脊柱两侧，按揉捏拿肩臂肌3～5次。

（2）风侵经络：按头痛部位分经施术，如前额痛、眉棱骨痛等属阳明经，头顶痛属厥阴经，脑后痛属太阳经，偏头痛属少阳经。总之，必须循经运气施点按治疗。

《**凤阳门点按秘法**》

上星——龙指，点、搓、揉；印堂——龙指，力点、揉；承泣——龙指，轻揉；太阳——龙指，轻点、压、缓搓；听宫——龙指，轻点、压，缓搓；合谷——拇指，点、重压；中渚穴——拇指，点、重压；百会——风指，重揩；风府——龙指，点、揉；风池——龙指，点、揉；崇骨——龙指，点、揉；风门——龙指，点、揉；腋窝——抓筋；委中——抓筋。

【**自我保健**】

《**家庭按摩疗法**》

（1）揉按风池穴：坐位，将两拇指放在风池穴处，其余四指固定在后头部，用力按压或揉按 1~2 分钟。

（2）捏拿颈项：用右手拇指和其余四指相对，虎口向下，捏拿颈项部从后头到肩 10 遍。

（3）按揉太阳穴：两拇指按在太阳穴处，其余四指固定在头两侧，按揉 1~2 分钟。

（4）点按头顶正中线：右手中指弯曲呈 90°，用力按压百会穴 1 分钟，然后一直向前顺督脉经点按至前发际 10 遍。

（5）点按头顶两侧线：将食指和中指分开屈曲呈 90°，点按两通天穴 1 分钟，然后一直向前顺膀胱经点按到前发际 10 遍。

（6）揪拧印堂穴：用拇指和食指捏起印堂穴皮肤一揪一拧 20 次。

（7）分抹前额：两食指屈曲用桡侧面分抹前额，从两眉中间到发际反复 3~5 遍。

（8）掐按合谷穴：用拇指掐按对侧合谷穴和列缺穴各 0.5 分钟。

《**家庭按摩治病与健康**》

（1）按揉眉弓、太阳、百会、风池各 1 分钟。

（2）点接头痛点、合谷各 1 分钟。

以上手法每日早晚各 1 次。

《**百病自我按摩保健**》

选风池、风府、天柱、太阳，采取坐位，将两拇指放在风池穴处，其余四指固定在后头部，用力按压或揉按 1~2 分钟，然后两拇指指腹按在太阳穴处，其余四指固定在头两侧，按揉 1~2 分钟；右手拇指放于右侧天柱穴上，食指放于左侧天柱穴上，先按压，再向风府穴处提拿，节律要慢而均匀，一般 2~3 分钟为宜，在自我按摩时，对于背部自己按不到的一些腧穴和经脉，可让家人辅助按摩。

（1）如果头痛偏于风寒，用滚法在项背按摩 3 分钟，配合按肺俞、风门，再拿两侧肩井，然后直擦背部两侧膀胱经，以透热为度。

（2）如果是风热头痛，用揉法按摩大椎、肺俞、风门等穴 2 分钟，再拿两侧肩井，按两侧曲池、合谷，以酸胀为度。

（3）如果是暑湿头痛，按大椎、丰隆、曲池，配合拿肩井，按合谷，提捏印堂及项部皮肤，以皮肤透热为度。

（4）如果是肝阳头痛，推攒竹、阳白，自上而下，每侧各 20 次，两侧交替进行；按揉两侧太冲、行间，以酸胀为度，再擦两侧涌泉，以透热为度。

（5）如果是血虚头痛，用摩法治疗 5 分钟，以中脘、气海、关元为重点，揉心俞、膈俞、脾俞、胃俞、足三里、三阴交，以微微酸胀为度。

（6）如果是肾虚头痛，横擦背部督脉，横按腰部肾俞、命门及腰骶部，以透热为度。

（7）如果是瘀血头痛，用揉、按太阳、攒竹、头维及前额、头侧经脉循行部位，然后擦前额及两侧太阳穴部位，以透热为度。

【注意事项】

（1）头痛的预防极为重要，要保持情志舒畅，注意休息，劳逸结合，特别是过度疲劳时，要注意防止外邪入侵，防止风寒、湿热入浸。

（2）原因不明的头痛，并伴有恶心、呕吐、意识障碍等症状时，应及时就医。

【临床报道】

（1）萧应干．介绍指针治病的疗效。①晕针，指甲掐病人十指甲盖上一分肉上，或人中穴。②痫证卒倒，指切人中，如仍不醒，可用两拇指甲强掐照海穴。③头痛：头角胀痛可用食指揉两太阳穴 5~10 分钟，正面头痛可用拇食二指掐印堂穴 4~8 分钟，继以两手食指对掐合谷穴 3~5 分钟，头顶痛可用两手拇食指揉压风池 5~7 分钟；继用两拇指甲掐列缺穴 5~10 分钟。④牙痛：上牙掐下关，下牙掐颊车，并都配掐合谷。⑤胃痛：以食指用力揉、压中脘穴 5~10 分钟，如兼眩晕呕吐者，可用拇指强掐内关穴 5~10 分钟，如兼呃逆，可强掐足三里 10 ~ 15 分钟。⑥腹痛：左侧痛者即用拇食二指掐大横穴上的大筋 5 ~ 10 分钟，使患者发生麻感，右侧痛按上法掐右大横穴，下腹痛以食指按压气海穴 5 ~ 10 分钟，及按压足三里 10 ~ 20 分钟。妇女行经腹痛，可配用三阴交，约掐 10 ~ 15 分钟。文中并附有作者验案 4 例；最后指出指针必须按患者体质虚实，年龄老、幼，而定手法之轻重。［四川中医，1980（2）：25 – 26］

（2）吴穆．指针天牖穴治疗颈源性头痛 461 例疗效观察。治法：患者俯卧，用枕头垫前胸，使头低下靠床，在乳突后下方，约平下颌角处的天牖穴寻找有凸起顶手的压痛点，划上记号，医者先在三焦经颈段轻轻推拿，继用拇指对准顶手的天牖穴向健侧同名穴顶推，若压痛点消散，表明指针成功，若不消散可再施指针 1 次，或在天容穴和阿是穴辅以指针亦可奏效。视患者的体质情况手法可分弱、中、强 3 种。隔日 1 次，治疗 1 ~ 3 次。结果：痊愈 161 例占 34.9%，显效 299 例占 64.86%，无效 l 例占 0.22%，总有效率为 99.78%。［中国针灸，1986，6（3）：7］

（3）余锡明．点穴治疗脑外伤后综合征 68 例临床观察。患者的表现有头痛、眩晕、恶心、呕吐、失眠等症。取穴：太阳、百会、风池、肩井、曲池、合谷、足三里、风府。头痛甚者加印堂、头维；眩晕甚加肝俞、神门；恶心纳呆加中脘、膈俞；癫痫者加心俞、巨阙、内关、行间等。手法操作以一指禅推、点、按、揉、掐、弹拨、叩击等为主。每次施术 10 ~ 30 分钟，每日 1 次。结果：痊愈 41 例，好转 19 例，无效 8 例，有效率 88.2%。脑血流图示：双侧脑波幅差恢复正常范围者 42 例，双侧脑波幅差较治疗前减小者 16 例，治疗前后无变化者 10 例。［河南中医，1992，12（1）：45］

（4）张庆仁．气功点穴治疗头痛的体会。偏头痛点同侧太阳穴并运气至同侧风池，然后意念沿同侧肩至臂至手排出病气。全头痛则取双侧太阳穴，方法如上。头项痛点上星穴，意念引导经百会至大椎，再沿臂手线排出病气。其观察 56 例，经治 1 ~ 3 次，痊愈 50 例，好转 6 例。［气功与科学，1991（4）：31］

（5）李成山．点穴治疗头痛 1 100 例。①取百会、上星、神庭、印堂、率谷、攒竹、鱼腰、哑门、风府等穴及督脉和膀胱经穴位。恶心、呕吐、失眠、心悸者可加点曲池、手三里、合谷、内关、神门等穴；阳明经头痛加点三阴交；厥阴经头痛加点血海等穴。实证多取坐卧，用泻法；虚证取卧位，用补法；虚实夹杂，补泻兼施。②双手叩击患者头部刺激线，遇穴手法加重。③双手十指前后左右上下提擦头部刺激线。结果：阳明经头痛685例，治愈682例，显效3例；少阳经头痛252例，治愈250例，显效2例；厥阴经头痛663例全部治愈。治愈率达99.5%。［上海针灸杂志，1991，10（2）：22］

眩　晕

眩是眼花，晕是头晕，二者常同时出现，故统称"眩晕"。轻者闭目即止；重者如坐车船，旋转不安，不能站立，或伴恶心、呕吐、汗出，甚则昏倒等症状。

诊断要点：①以头晕眼花为主症。②常伴视物旋转，不能站立，或恶心呕吐、汗出等。

【治疗方法】

《实用按摩推拿大全》

（1）肝阳上亢：患者坐位，医者点按风府、风池，以清脑开窍，通经活络；点按内关、大陵，以镇肝熄风，降逆止呕，宽胸和胃，镇静止痛，宁心安神。

（2）气血亏虚：患者坐位，医者以双手拇指点按脾俞、胃俞，以补益脾胃，温中助阳；点按足三里，以补气生血，温益中气，升清降浊，共达补益气血，健运脾胃。

（3）肾精不足：患者正坐，医者点按肝俞、肾俞，以补益肾阳，益气养血，精血互生。嘱患者仰位，施用点三脘开四门法，以补中益气，益气养血；点按关元、气海，以培补元阳，益肾固精，精血互生，共达补肾滋阴。

《点穴疗法》

泻百会，切瞳子髎，泻合谷，补内关、足三里等穴，能引虚阳下行。如阳虚眩晕者，各穴都用补法。每穴平揉、压放各100次。百会、足三里穴，每穴点打100次。

点穴次序：由上往下点穴。

疗效：发作后，及时治疗，效果好。如久病新犯，见效后还须继续治疗。一般 10 次左右可治愈。

《气功点穴按摩术》

（1）准备：患者取坐式，如老年体弱取仰卧式也可，闭目，放松。

（2）取穴：太阳、风池、风府、率谷、肩井、中府、曲池、内关、合谷、劳宫等穴。

（3）手法：上按法，揉法，拿法，振颤法等。

（4）患者改为俯卧式，腰带松开，闭目，全身放松。

（5）取穴：大椎、至阳、命门、心俞、肝俞、肾俞、环跳、承山、涌泉等穴。

（6）手法：点按法、掌按法、推法、揉法、拍法、振颤法等。

（7）患者改为仰卧式，闭目，全身放松。

（8）取穴：中脘、气海、阳陵泉、足三里等穴。

（9）手法：点按法、掌按法、摩法、振颤法等。

《指针疗法》

（1）手法：项侧降阳法，扪泻法。

（2）取穴及操作：先坐位，进行项侧降阳法，再用扪泻法于风池。再取仰卧位，取内关、三阴交、阳白、太阳、健神穴，用扪泻法。

注：若血压下降慢时，则加太溪，用扪泻法。本法由实践中得出，效果较好，其中风池及内关最为重要。降肝阳时，操作时间长些效果显著。但扪按风池穴时，须右手拇指点在风池穴内指向左眼球，其余四指贴颞颥部。惟中指尖按在太阳穴上，左手拇指点指向右眼球，其他四指在左颞颥部。穴位必须准确方可施术。

《中华气功点穴疗法精粹》

（1）气血不足：运气按揉任、督脉，沿按中下丹田进行导引治疗。

（2）肝阳上亢：运气点压督脉，循上丹田，巅顶至后头部。

（3）痰湿中阻：选用胸腹部气功点穴治疗常规，循足阳经运气点按揉。

《武当点穴秘法》

以拇指点压左臂少海穴，即可消除头晕的症状。

《少林寺点穴秘传》

选穴：心俞、身柱、天柱、内关、足三里。

【自我保健】

《百病自我按摩保健》

选风池、曲池、内关、神门、三阴交等穴。用单手拇指依次揉对侧肢体穴位，待指按的穴位周围出现酸胀感为止，换手操作。上下肢穴位可交替按揉。虚证加足三里、气海、关元，实证加上巨虚、太冲、中脘。

《自我保健穴位推拿》

（1）手法治疗：揉睛明，摩眼眶，揉印堂，按揉太阳，分推前额，上推听宫和翳风，按揉风池，揉按百会，拿内、外关，拿揉合谷，按揉足三里，揉按三阴交。

（2）随证加穴：①头晕眼花、动则加剧，神疲懒言，心悸失眠，气短自汗，面色苍白者加：擦大椎，揉气海，按揉脾俞，揉擦肾俞。②眩晕脑空，午后入夜加重，耳鸣，失眠，腰酸，遗精，五心烦热者加：按揉肾俞和志室，揉气海，擦涌泉。③眩晕耳鸣，头痛且胀，面红，口舌，急躁易怒，四肢麻木者加：揉按肾俞，擦腰骶，拿太溪，掐、揉太冲，揉按涌泉。④眩晕头重，胸闷欲呕，食少好困，四肢沉重者加：按揉脾俞，摩中脘，按揉丰隆。

【注意事项】

（1）眩晕患者，动作不宜过快、过猛，行走时宜靠近路边、墙边，以防突然眩晕无所依扶。

（2）适当增加体育锻炼。

（3）及时治疗原发病。

不　寐

不寐亦称"失眠"或"不得眠""不得卧""目不瞑"，是指经常不能获得正常睡眠为特征的一种病证。不寐的病情轻重不一，轻者有入寐困难，有寐而易醒，有醒后不能再寐，亦有时寐时醒等，严重者则整夜不能入寐。

诊断要点：以失眠或不易入寐或而易醒为主要临床表现。

【治疗方法】

《实用按摩推拿大全》

（1）肝郁化火：点按脾俞、胆俞、三焦俞、心俞，以宁心安神，调理气血，清泄肝胆蕴热，舒肝利胆，泄热调气，调气利水；点按神门，以安神宁心；点双侧章门，以舒肝解郁，疏畅肝胆之气。

（2）痰热内扰：患者坐位，医者以拇指点按患者脾俞、心俞、胃俞、肺俞、三焦俞，以理气化痰，和胃降逆，宁心安神；点按神门、内关，以镇静安神，理气和胃。

（3）阴虚火旺：患者坐位，医者以拇指点按心俞，以安神养心；点按太溪、解溪，以滋阴清热，益肾补虚，清热安神；点按涌泉，以滋补肾水，共达滋阴降火，养心安神。

（4）心脾两虚：患者坐位，医者以双手拇指点按心俞、脾俞、胃俞，以补益脾胃，健脾理气，养心安神；点按三阴交，以滋阴养血；点按神门，以宁心安神；再点按气海，以扶元气，共达补养心脾，滋生气血。

（5）心胆气虚：患者坐位，医者以双手拇指点按心俞、脾俞，以宁心安神，理血调气。嘱患者俯卧位，点按太溪，以益肾补虚。嘱患者仰卧位，点按内关，以宁心安神；点按三阴交，以滋阴益肝利胆，安神定志。

《点穴疗法》

由于思虑过度，血不养心。补心经之神门穴，可安心神。补脾经之三阴交穴，能入静。心安神静，就容易入睡。如因肝火上升者，泻太冲与合谷穴。头痛、头昏者，头部取穴或辅助以头部压穴法及推运等法。每穴平揉、压放各100次，手法须轻而缓。但头部压穴法宜略重些，每日治疗1次。

心肾相交、安神，点穴手法：神门穴（补）平揉，圈大，速度慢，重手法100次（引肾交心）。平揉、圈小，速度快，轻手法100次（引肾交心）。压放：不快不慢100次；太溪穴（补），平揉，圈大，速度慢，轻手法100次（引心交肾）。平揉，圈小，速度快，重手法100次（引心交肾）。压放：不快不慢100次；印堂（补），关元穴（补），平揉、压放各100次（手法不轻不重，不快不慢）。

心肾相交，健胃补脾，点穴手法：神门穴（补），平揉手法轻，圈大，速度慢（引肾入心）。压放：不轻不重，速度缓（不快不慢）；太溪穴（补），平揉手法重，圈小，速度快（引心入胃）；足三里穴（补），平揉、压放手法不轻不重，不快不慢，揉圈不大不小；心俞穴（补），手法同神门穴；肾俞穴（补），手法同太溪穴；脾俞穴（补），手法同足三里穴。

手法解释：心在上，手法轻；心属火，圈大而快（用慢速度，是引肾入心）。肾在下，手法重；肾属水，圈小而慢（用快速度，是引心入肾）。脾胃在中，手法宜缓，揉圈不大不小。

《指针疗法》

（1）手法：揉扪法，平补平泻。

（2）取穴及操作：病人仰卧，施术于内关、神门、中脘、中极、百会、三阴交、太溪、足三里，作揉扪法。次俯卧位作捏脊法。最后由舟骨结节间脚底画横线，恰在脚底中心处取穴，捏按之（即捏法），此穴在实践中得出，暂命名为健神穴。

《中华气功点穴疗法精粹》

（1）治疗手法：选用按头部气功点穴常规施术。

（2）操作要领：①患者仰卧，医者立于头顶床缘，按头部气功点穴常规6～12次。随后按证循经自上而下以少阴经循行部位为主，按至患者入睡即可。每日一次，6～12次为一疗程，暂停7～15天，再继续治疗一个疗程。②患者取俯卧位，医者立于一旁，先运气用手掌作用患者脊椎进行抚摩3～5遍，再进行捏脊3～5遍，随症状进行点按经络部位若干遍。

（3）辨证施治：①心脾亏损：运气按揉背部俞穴（心俞、脾俞、胃俞、厥阴俞）沿足厥阴经、足阳明经揉按。②心肾不交：运气按手足少阴经循行部位6～12遍。

【自我保健】

《家庭按摩疗法》

（1）掐揉三阴交：用两拇指指端按压在两侧三阴交穴上，先掐后揉1～2分钟，使局部有酸胀感为宜。

（2）推小腿内外侧：拇指与四指分开，大拇指放在膝下胫骨内侧上端的凹陷处（阴陵泉穴），其余四指放在小腿外侧腓骨小头前下缘（阳陵泉穴处），作对称用力，自上而下推三阴交和绝骨穴以下为止，反复操作30～50次。

（3）擦腰：将两手掌面相对搓热，然后将两手迅速地放在腰两侧，从胁下擦至骶部，反复擦30次。

（4）掐神门穴：用两拇指峰交替掐揉对侧的神门各1分钟。

（5）旋摩全腹：仰卧位，将两手掌分别置于上、下腹部，然后两手交替作顺时针环形摩动 2 ~ 3 分钟。

（6）按揉百会穴：用拇指或中指峰在百会穴上进行揉按 1 分钟，然后两拇指按揉风池穴 1 分钟，最后屈曲食指桡侧在眉棱、前额分抹 10 次。

《百病自我按摩保健》

选风池、神门、三阴交、足三里为主穴，先用两拇指指腹掐揉风池穴 1 分钟；再用拇指指峰交替掐揉对侧神门穴各 1 分钟；再用两拇指指端分别按在两侧足三里、三阴交穴位上，先掐后揉，每穴 1 ~ 2 分钟，使局部有酸胀感为宜。

若失眠属于心脾两虚者加脾俞、心俞、大陵、太溪，分别按揉 1 分钟，以补气养血；属心肾不交者加心俞、肾俞、太溪，分别按揉 1 分钟，以交通心肾；属肝阳上亢者加行间、足窍阴，分别按揉 0.5 分钟，以化痰和胃。

《自我保健穴位推拿》

（1）手法治疗：揉按翳明；掐、揉神门；拿揉内关；按揉足三里；揉按三阴交；擦涌泉；摩中脘；揉气海；作深呼吸运动 10 ~ 20 次，全身放松，即能入睡。

（2）随证加穴：①多梦易醒、心悸健忘、面色苍白、肢倦神疲者加：按揉脾俞，揉按百会。②心烦不寐、头晕耳鸣、腰酸梦遗、五心烦热者加：揉肾俞和志室，拿按太溪。③失眠、急躁易怒、目赤、口苦、小便黄赤、大便秘结者加：按揉脾俞，拿阴、阳陵泉、揉按太溪，点按太冲，拿揉合谷。④失眠头重、痰多胸闷、厌食嗳气、心烦躁苦者加：按揉脾俞、胃俞，拿合谷，按揉丰隆。

【注意事项】

（1）点穴治疗的同时宜配合心理治疗。要解除烦恼，消除思想顾虑，避免情绪激动。

（2）生活起居宜规律，睡前不吸烟，不喝茶，不看刺激性的书、报与电视节目，宜温水洗脚。

（3）每天适当参加体力劳动，加强体育锻炼，增强体质，也可配合气功调养。

【临床报道】

王国英．点按"额三线"治疗神经衰弱 50 例观察。额三线：印堂—百会为一线，眉中（双侧）—百会为两线。医者先用右手掌托住患者后枕部，左手拇指指腹点按印堂—百会，然后再点按眉中—百会两线，反复3~4次，要点之相连，不留空隙，力量由轻到重，速度不宜过快。对病程长、病情重者加神门、三阴交等穴，每日1次，10次为1疗程，疗程间隔5~7日，并对患者进行心理诱导。结果：痊愈36例，好转11例，无效3例。［按摩与导引，1988（2）：11］

郁　证

郁证是由于情志不舒，气机郁滞所引起的一类病证。主要表现为心情抑郁，情绪不宁，胁肋胀痛，或易怒善哭，以及咽中如有异物梗阻，失眠等各种复杂症状。情志波动，失其常度，则气机郁滞，又可由气及血，变生多端，引起多种症状，故有"六郁"之说，即气郁、血郁、痰郁、湿郁、火郁、食郁，其中以气郁为先，故本名所述以气郁、血郁为主。

诊断要点：①女性多见，发病与精神因素关系密切。②临床症状繁多，如神倦纳呆，失眠健忘，善怒多疑，郁闷寡欢，多言不休，善悲欲哭等。但检查时无相应器官的器质性病变。

【治疗方法】

《实用按摩推拿大全》

（1）肝气郁结：患者俯卧位，医者立于一侧点按肝俞、脾俞、厥阴俞，以通经活络，通调脏腑，活血化瘀，舒肝利胆，行气解郁，舒肝理气，消食化滞。嘱患者仰卧位，点双侧章门穴，以平肝降逆，理气和中，疏肝理气，消滞除郁。

（2）气郁化火：患者坐位，医者以双手拇指点按肝俞、胆俞、三焦俞，以行气解郁，清泄肝胆热邪，理气宽膈，清头明目，调气利水。

（3）气滞痰郁：患者坐位，医者以双手拇指点按肺俞、肝俞、脾俞、胆俞，以降逆化痰，利气散结，理气开郁，化痰清热，通利气机。

（4）忧郁伤神：患者坐位，医者以双手拇指点按心俞，以养心安神，调理气血。嘱患者仰卧位，点双侧章门穴，以解郁益气，点按犊鼻，以通经活络，疏解悲忧，养心安神。

（5）阴虚火旺：患者坐位，医者以双手拇指点按肝俞，以清泄肝火。嘱患者俯卧位，点按肾俞，以益肾固精，滋阴补肾，壮水制火。嘱患者仰卧位，点按关元、气海以培补下元，调理冲任；点按三阴交，以滋阴清虚热；点按内关，以镇心安神。

【注意事项】

（1）多参加一些体力劳动或体育锻炼，增强抗病能力。

（2）注意精神卫生，学习一些心理学的知识。必要时可向心理医生咨询。

中 风

中风又名卒中，是以卒然昏仆，不省人事，伴口眼㖞斜，半身不遂，语言不利，或不经昏仆而仅以㖞僻不遂为主症的一种疾病。因本病起病急骤、变化多端，与风性善行而数变的特征相似，故以中风命名。

诊断要点：①一般起病急骤，突然出现昏迷、偏瘫、失语等。②多见于高血压和动脉硬化患者。③头颅 CT 检查：高密度或低密度影。④腰椎穿刺：压力增高或红细胞、蛋白增高。

【治疗方法】

《实用按摩推拿大全》

1. 中经络

（1）经脉空虚，风邪入中：患者坐位，医者以双手施提拿肩井法，以通经活络，豁痰开窍，祛风解表；施用点按风池、肩髃、肩贞、天宗，以调和气血，通经活络，疏风解热，疏风活络，通利关节；点按曲池、合谷以活血散瘀，疏风解表，调和气血，通经活络。嘱患者俯卧位，点按环跳、委中、殷门、承山，以通经活络，疏调筋络，疏风散寒。嘱患者仰卧位，点按足三里、髀关、梁丘，以疏通经络，调和气血，疏风散寒，达祛风、养血、通络之功。

（2）肝肾阴虚，风阳上扰：患者坐位，医者以双手提拿肩井，点按风池、风府以祛风豁痰，疏风清热；以一手扶患者，另一手施用搓运夹脊法，点按肝俞、肾俞、天宗，以理气和血，宣降肺气，利肝胆调气滞，清泄肝胆湿热，补益肝肾之气，疏风清热。嘱患者仰卧位，施用推运印堂法、双运太阳法，以祛风热，开腠理，通经活络，调和气血，滋阴潜阳；点按髀关、梁丘、足三里、承扶、丰隆，以调和气血，通经活络，疏风散寒，温经活动，理气和胃，分清降浊。共达滋阴潜阳，化痰通络之功。

2. 中脏腑

（1）闭证：患者仰卧位，医者施用掐点人中，以回阳救逆，清热开窍；点按劳宫，以开窍回阳，濡养肌筋，活血化瘀；点按太冲、丰隆、涌泉，以平肝理气，通经活络，安神开窍，清热化湿，分清降浊，醒脑安神，清肝熄风，豁痰开窍。

（2）脱证：患者仰卧位，医者以食指置于患者头顶正中，施用一指托天法，以开窍安神，升阳固托，补虚益气；施用掐点人中，以回阳救逆，开窍醒神，通调任督，推拿阴阳，开窍醒脑；施用揉拿手三阴法，点按内关，以强心益脉；施用补泻神阙法，点按关元，以温阳益肾；点按足三里，以补益脾胃，补虚益弱，扶正固本，共达益气回阳，救阴固脱。

《 **点穴疗法** 》

泻合谷，既能清头部的热，也可清大肠的热，通利大便；补足三里，止呕吐、和气逆，引胃气下降而增进食欲。这二穴为治疗本病的主穴。每穴平揉、压放各100～200次。四肢配穴：泻曲池、补阳陵泉，有帮助肢体恢复和促进肠胃机能的作用。腹部配穴：泻中脘，和顺胃气；补气海，增进机能。这样相互配穴，不仅调理了肠胃，同时，也促进了肢体运动机能的恢复。头昏者，加头部推运法，散头部的风热；耳鸣者，点风池穴，用补法，引少阳之火下行。各配穴，每穴平揉、压放各100次。口眼㖞斜者，加点颊车、地仓、下关、承浆等穴。轻症切穴，重症每穴压放50次，加强局部恢复的功能。言语不清者，加点风府、哑门以祛风。每次平揉、压放各50～100次。配穴切关冲、通里、翳风等穴，帮助前穴的不足。二便失调者，补列缺、照海，以滋养阴血；泻承山以清燥热。每穴平揉、压放各100次。四肢并须配合循按法，如搓捻、压迫、摩擦、摇运等法。

点穴次序：由上而下，先点健侧，后点患侧。

疗效：轻症早期治疗，而患者又善于调养的，收效快，治疗期短。病程已久，病势又重，而患者又易怒者，收效慢，治愈困难。

《气功点穴按摩术》

（1）准备：患者取坐式，不能坐者，仰卧式也可，闭目，放松。

（2）取穴：印堂、太阳、率谷、风池、风府、曲池、内关、外关、合谷等穴。

（3）手法：点按法、振颤法等。

（4）患者改为仰卧式。

（5）取穴：膻中、中脘、气海、阳陵泉、足三里、悬钟、昆仑、涌泉等。

（6）手法：点按法、振颤法等。

《指针疗法》

（1）手法：揉扪法，平补平泻。

（2）取穴：翳风、阳白、地仓、颊车、合谷，配合捏脊法。

《乾龙门点穴秘法》

1. 应用穴道

胆经：左阳白、右阳白、风池、环跳、阴陵泉。膀胱经：玉枕、天柱、中髎、下髎、委阳、昆仑。督脉：水沟、白会、百会、风府。胃经：地仓、大迎、颊车、足三里。大肠经：肩髃、曲池、合谷。脾经：阴陵泉、期门。奇经：印堂、额中。肺经：少商、鱼际。心包经：中冲。肾经：涌泉。奇经：十宣。心经：极泉。任脉：会阴。

2. 点穴法

由印堂至额中3次，食指由下向上擦推；左阳白3次，左手大拇指向左方擦推；右阳白3次，右手大拇指向右方擦推；水沟5秒，食指重点；囟会5秒，食指重点；地仓12次，食指轻揉；百会5秒，食指重点；颈后各大筋49次，食指及拇指适力捏压；颈后各大筋21次，手刀轻捶弹；风府3秒，大拇指轻按压；风池3秒，食指及拇指轻按压；玉枕3秒，食指及拇指轻按压；头部3次，双手五指末端由前向后轻点敲；颊车5秒，食指扣点；大迎3秒，食指扣点；由脊柱循膀胱经3次，掌根或食指、中指、无名指由上向下点敲；中髎5秒，两手大拇指按压；下髎5秒，两手大拇指按压；肩髃5秒，大拇指按压；极泉3次，食指、大拇指钩扣后前大筋或按抓住筋弹动大筋（同时进行）；少商5秒，大拇指按压；合谷5秒，大拇指向上推压；鱼际5秒，大拇指按压；曲池5秒，大拇指，由下向上按压；中冲3秒，大拇指点；十宣3秒，大拇指点压；环跳5秒，两手大拇指用力向下重压；阳陵泉、阴陵泉5秒；两手大拇指同时点压；足三里5秒，大拇指重点压；鼠蹊部（胃经、胆经、膀胱经）3次，食指及拇指扣抓（使筋柔软）；两手握大腿两侧2次，两手掌根由上向下揉转（使肌肉柔软）；期门穴前肋骨内3次，五指扣抓压推；委阳筋3次，食指扣弹；昆仑大筋3次，食指及拇指扣弹；后脚跟大筋5次，手刀切弹；涌泉5秒，大拇指插压。

《凤阳门点穴秘法》

水沟——凤指，微用力圆形点，揉；地仓——龙指，轻点、轻揉；承浆——中指，点、揉；廉泉——龙指，点、轻揉；百会——凤指，微力点、并五指，在周围掐抓；颊车——凤指，点、揉、擦；大迎——凤指，点、揉、擦；肩髃——凤指，点、揉、擦；曲池——凤指，点、揉、擦；合谷——拇指，点、重压；少商——捏、揉；十宣——捏、揉；环跳——握拳捶，叩打；凤指，力点；阳陵泉——龙指，点、揉；足三里——龙指，点、揉；涌泉——凤指，圈、撞、钻、多擦；尾中——豹爪；后颈项——豹爪，抓；腋窝——豹爪，抓。

《中华气功点穴疗法精粹》

（1）治疗手法：用气功点穴、气功导引、气功按摩等手法，

（2）操作要领：①气功点穴导引：嘱患者仰卧位或坐位，医者将丹田气运行至手部内劳宫，手置于患者的头部（百会穴）用意导引，将患者体内浊气直导引经涌泉穴至体外，起到舒通经络，调和气血的作用。②点穴按摩：嘱患者仰卧位，医者将丹田气运至两手部，再将手置于患肢部位的经穴处进行气功点按摩法。顺序是从患肢远端到近端，或循经络走行方向进行。③对症处理：对失语症有舌伸缩障碍者，可行食、中指运气按舌根3～5分钟，再行气导引将舌向外牵拉。配合运气点颏孔、迎香、四白、承浆、垂根等穴。面部肌麻痹，发不出音者，点按天突、人迎穴等。

【自我保健】

《家庭按摩治病与健康》

由家属操作。

（1）用双手揉拿患侧上肢及下肢3~5次。并在筋腱的部位做弹拨法。

（2）用手掌揉肩背部及臀部、下肢后侧 3～5 次。按压天宗、曲池、合谷、环跳、委中、阳陵泉各 1 分钟。

（3）做患侧肩、肘、腕及髋、膝、踝关节的旋转、屈伸活动，每个关节活动 10 次，幅度由小到大。

【注意事项】

（1）少食油腻及刺激性食物，并做必要的活动，如散步、下蹲、摇肩、揉核桃等。

（2）可配合服用中成药及针灸治疗。

（3）脑溢血者应就地抢救，不宜搬动。

（4）预防并发症的发生，如卧床期或不能活动的病人应定时翻身变换体位，预防褥疮。

（5）安定情绪，使心情舒畅，睡眠充足，生活有规律。

（6）偏瘫病人的恢复是比较慢的，无论医生、病人和家属都要有信心、有耐心、坚持治疗，精心护理，促进食欲，刻苦锻炼。持之以恒，使病人尽快康复。

【临床报道】

林国明．理筋点穴治疗中风后遗症。理筋是指、拿、揉、弹、抹、理、提等法的复合，拿中兼提，理中带弹，点穴常以食、中、拇指叩选定穴位，指叩频率 120～150 次/分钟。主穴：角孙、风池、缺盆、天宗、曲池、内关、合谷、肾俞、环跳、委中、太冲。配穴：百会、哑门、太阳、翳风、颊车、地仓、肩井、手三里、外关、心俞、肝俞、脾俞、肺俞、命门、承扶、殷门、髀关、血海、承山、涌泉。[浙江中医学院学报，1982（4）：27]

消　渴

消渴以多饮、多食、多尿、身体消瘦，或尿浊，尿有甜味为特征的病证。西医学中的糖尿病属本病范畴。

诊断要点：①典型的症状为三多（多饮、多食、多尿）一少（体重下降）。②常因遗传、肥胖、多食、少动、精神刺激、妊娠、感染、创伤等诱发或加重。

【治疗方法】

《实用按摩推拿大全》

（1）上消：患者坐位，医者以双手拇指点按肺俞、三焦俞，以调理肺气，通利三焦之气。点按合谷、鱼际、手三里、曲池，以通经活络，疏风解表，调和气血，清上焦之热，润肺清肺热。嘱患者仰卧位，点按廉泉，以宣通肺气，理气和血，清火利咽，生津止渴；点按照海、三阴交，以滋阴潜阳，濡养肺金，共达清热润肺，生津止渴的目的。

（2）中消：患者坐位，医者以双手拇指点按脾俞、三焦俞，以益气养血，补脾健运，通调三焦，调气利水。嘱患者仰卧位，施用点三脘开四门法，点按天枢，以补中益气，益脾胃之阴；点按合谷、太溪、三阴交，以滋阴润燥、清胃泻火，养阴增液。

（3）下消：患者坐位，医者以双手拇指点按三焦俞、肾俞，横搓命门，以补益肾阳，通利三焦，培元补肾，通利腰脊。点按少商、天泽，以清热利咽，清肺燥热，生津止渴。嘱患者仰卧位，点按三阴交、太溪、照海，以补益三阴，滋阴潜阳，清利下焦，共达滋补肾气，益肾滋泉。

《武当派点穴秘法》

用拇指在左、右手大陵穴，交替点穴，效果显著。

《中国秘藏点穴术》

（1）取穴：京门、地机。按摩京门穴，可增加胰岛素的分泌量。

（2）方法：先用拇指点压京门穴，左右分别进行各5分钟。如果腹部发声，即说明产生了效果。点穴次序：先点京门，隔5分钟以后，再点地机穴。点时以垂直力下压，不但腹部发声，下肢亦有轻度麻木感。

《中华气功点穴疗法精粹》

（1）治疗手法：用气功点、按、振、揉、捏脊等手法。

（2）操作要领：①患者仰卧位，医者坐或立于一侧。用一手拇、中指运气点、按、揉天枢、膻中穴，一手指点、按、振阴陵泉3～5分钟；再一手按推揉气海、三阴交、关元，一手点振三阴交、上脘、中脘、建里；最后点揉足三里，运气推揉梁门等穴。②患者取仰卧位，医者一手指运气按揉章门，一手指运气点按肩井，再点揉足三里、内关等穴。③患者俯卧位，医者运气后用双手拇指分别按、揉、点肺俞3~5分钟；再用双掌内劳宫穴发气按揉脾俞、胃俞、肾俞3~5分钟；最后捏脊6~12遍。

（3）辨证穴位：①上消证用气功点、按、揉俞府、梁门、上脘、内关、章门、肩井、肺俞、合谷等穴。（2）中消证用气功点、按、揉天枢、中脘、建里、足三里、脾胃、章门、气海等穴。（3）下消证用气功点、按、揉关元、气海、肾俞、三阴交、阴陵泉、足三里、天枢、膈俞等穴。

《内科按摩学》

（1）上消治则：清热泻火、生津止渴。选穴肺俞、脾俞、三焦俞、上脘、中脘、梁门、曲池、手三里、合谷。可重用揉摩胸胁润肺法，敲击上腹生津法，揉压任脉止渴法，按揉阳明清热法，配用提拿颞肌健运法。

（2）中消治则：清胃养阴，泻火通便。选穴：脾俞、三焦俞、中脘、梁门、曲池、手三里、合谷。可重用揉拨肾俞清胃法，揉抹上腹养阴法．敲击腹部通便法，揉压任脉止渴法，配用按揉阳明清热法。

（3）下消治则：滋阴补肾，生津清热。选穴：三焦俞、肾俞、命门、中脘、中极、关元、水分、曲池、合谷。可重用推抚全身滋阴法，按压俞穴补肾法，揉压任脉止渴法，配用敲击上腹生津法，按揉阳明清热法。

《中国按摩大全》

患者仰卧，医者居其右侧，做腹部按摩常规手法。烦渴多饮者，重点点按左梁门、左章门；多食多饮者，重点点按中脘、建里穴，并自中脘向上推按至咽部；多尿为主者，重点点按水分、关元、中极。

患者坐位，在腰背部推按，自上而下反复推按，然后重点点按背部俞穴。烦渴多饮者，重点点按肺俞、心俞、膈俞、肝俞，并配合点按下肢的足三里、阳陵泉；多食饮者重点点按胃俞、脾俞、肝俞、肾俞，并配合点按三阴交、揉涌泉；多尿为主者重点点按肾俞、肺俞、肝俞，并配合搓腰，拿肩井，按揉百会。

【自我保健】

《百病自我按摩保健》

（1）按穴位：取肺俞、胰俞、脾俞、肾俞、合谷、曲池、足三里、三阴交等穴。用拇指指腹分别在上述穴位上揉按，每穴按摩1分钟，力量由轻渐重，先躯干后四肢，以酸胀为度。

（2）揉廉泉：端坐位，头稍向后仰。将拇指指腹放在廉泉穴处，食指放在承浆穴处，做顺时针方向揉按，力量由轻渐重，以局部酸胀为宜，每日可揉按2~3次。

《自我保健穴位推拿》

（1）手法治疗：按揉肺俞，按揉胃俞，揉、擦、肾俞，摩中脘，揉气海，按揉手三里，拿合谷，拿按内、外关，按揉足三里，揉按三阴交。

（2）随证加穴：①烦渴多饮、口干舌燥、尿频而量多者加点按大椎，拿按尺泽。②多饮食饥、形体消瘦、大便秘结者加拿揉丰隆和承山，点按太冲，掐、揉内庭。③尿频量多、混浊如脂膏，腰膝酸软，面色晦暗者加擦大椎，按揉命门，拿按太溪和昆仑，擦涌泉。

【注意事项】

（1）糖尿病是一种慢性病，病人及家属要掌握糖尿病的相关知识，树立信心，坚持长期治疗。

（2）适当参加体育锻炼和体力劳动可促进糖的利用，减轻胰岛负担，为本病有效疗法之一。

（3）养成良好的卫生习惯，避免肥胖，避免精神紧张，心情舒畅，饮食清淡，不宜过多过饱，适量米类，以蔬菜豆类、瘦肉鸡蛋为宜，禁辛辣之品。

自汗、盗汗

自汗、盗汗是由于阴阳失调，腠理不固，而致汗液外泄失常的病证。白昼时时汗出，动辄益甚者称为自汗；寐中汗出，醒来自止者称为盗汗。自汗、盗汗既可单独出现，也可作为症状而伴于其他疾病的过程中。西医学中的自主神经功能紊乱、结核病、休克、风湿热、甲状腺机能亢进、一时性低血糖或某些传染病的异常出汗等，均可参考本证辨证施治。

诊断要点：①动辄汗出或寐中汗出。②伴有体倦乏力或时寒时热，午后潮热等。

【治疗方法】

《实用按摩推拿大全》

（1）肺卫不固：点按肺俞、风门、脾俞，以益气固表，健脾除湿；点按关元、气海，以益气固摄。

（2）营卫不和：点按关元、气海，以温阳敛汗。

（3）阴虚火旺：点按脾俞、肾俞，以滋阴养血；点按肝俞、胆俞，以清热泻火坚阴；点按然谷、中府、涌泉、太溪，以补益肺肾，滋阴清热敛汗。

（4）邪热郁蒸：点按肝俞、胆俞、三焦俞，以清肝泻热，泻火利水；点章门以理气舒肝，清除湿热；点按关元、气海以补益元气，清利湿热。

【注意事项】

（1）避风寒，慎起居。

（2）肝火旺者宜调情志，避免不良刺激。

虚　劳

虚劳又称虚损，以五脏亏损，气血阴阳不足，久而不复为主要病机的多种慢性衰弱证候的总称。本病涉及内容很广，其病损部位主要在于五脏。

诊断要点：①由多种原因导致，分别出现五脏气、血、阴、阳亏虚的多种衰弱症状。②一般病程较长，病势缠绵。

【治疗方法】

《实用按摩推拿大全》

（1）气虚（肺气虚）：患者坐位，医者以双手拇指点按肺俞、肾俞，以调理肺气，滋补肾阴；点按孔最、劳宫，以理气止血，调和气血。嘱患者仰卧位，施用点三脘开四门法，点按膻中、关元，以补益中气，调理肺气，增补元气，共达补益肺气，益肾固元，益气固表之效。

（2）血虚（心血虚）：患者坐位，医者以双手点按肺俞、心俞，以益气生血，养血安神。嘱患者仰卧位，施用点三脘开四门法，以健脾和胃，补中益气，增土生金，以助气血生化之源；点按关元，增培补下元，滋阴养血，养血安神；点按间使、内关，以宁心安神，理气和胃，调和气血，共达养血安神，温中健脾，益气生血之功。

（3）阴虚（脾胃阴虚）：患者坐位，医者以双手拇指点按脾俞、胃俞，以促进运化，补益脾胃，促进生化之源，养阴生血，滋阴养液。嘱患者仰卧位，点按足三里、隐白、三阴交，以调理气血，补脾和胃，助运化，补脾胃，补益中气，共达养阴和胃之功。

（4）阳虚（肾阳虚）：患者坐位，医者以双手拇指点按脾俞、命门，以补益气血，促进气化，温补肾阳。嘱患者俯卧位，施以双龙点肾法，以壮阳健骨，调补肾气，强腰壮肾，嘱患者仰卧位，点按关元、气海以调补下焦气机，补肾虚，益元气，振阳精，培肾固本，补益元气；点按足三里、太溪、三阴交，以调补肾气，补中益气，共达温补肾阳，兼养精血之功。

《气功点穴按摩术》

（1）准备：患者取俯卧式，腰带松开，闭目，全身放松。

（2）取穴：命门、阳关、肾俞、大肠俞、气海俞、腰俞、委中、昆仑等穴。

（3）手法：点按法、掌按法、揉法、拍法、振颤法等。

（4）患者改为仰卧式，闭目，全身放松。

（5）取穴：气海、关元、血海、足三里、三阴交等穴。

（6）手法：点按法、掌按法、揉法、摩法、振颤法等。

《少林寺点穴秘传》

选穴：中脘、气海、足三里、照海。

《凤阳门点穴秘法》

气海穴——轻点、按、揉、压；关元穴——轻点、按、揉、压；上脘穴——热掌，两掌相叠，轻压，圈摩，多摩为佳；下脘穴——热掌，两掌相迭，轻压，圈摩，多摩为佳。

颈椎病

颈椎病又称颈椎综合征，是中老年人的常见病、多发病。本病是由于颈椎增生刺激或压迫颈神经根、颈部脊髓、椎动脉或交感神经而引起的综合证候群。

诊断要点：①多数患者无明显外伤史，少数因外伤而诱发。②临床表现为一侧肩、臂、手麻木、疼痛。或以麻木为主，或以疼痛为主。③颈部后伸、咳嗽，增加腹压时疼痛加剧。④检查时下段颈椎局部有明显压痛点。牵拉试验阳性，压顶试验阳性。⑤拍颈椎侧斜位相可观察病变部位。

【治疗方法】

《实用按摩推拿大全》

1. 颈型

（1）病因：内寒闭阻经筋，故使颈后肩背疼痛，或因伤后瘀阻经筋，故损伤性质反应，可出现颈后肩背疼痛，均属颈型之征。

（2）按摩推拿手法治疗：患者坐位，医者施用提拿双肩井法，揉捏项肌法，点按风池、大椎以通阳解表，疏风活络，解肌止痛；施用揉拿手三阳法，点按曲池、合谷、外关，以活血化瘀，止痛消肿，舒筋止痛，通经活络，疏风解表，调和气血，施用搓运夹脊法，以消除痉挛缓解肌筋，解除疲劳；施用合掌刁颈法，以理气活血，解郁除闷，温经散寒。

2. 神经根型

（1）病因：肾气不足，骨失荣养，故而出现疼痛、麻木、肌肉萎缩等症，均属神经根型。

（2）按摩推拿手法治疗：患者坐位，医者以双手施用提拿肩井法、揉拿颈肌法。以松解肌筋通经活络，补益气血，濡养肌筋；旋用揉拿手三阴法、揉拿手三阳法。点按循经穴法，以通调气血，疏风散寒，通经活络，濡养肌筋；施用摇头捋颈法，以通经活络，滑利关节，缓解痉挛。嘱患者仰卧位，施用牵颈转法，以通经活络、松弛肌筋、消炎止痛。

3. 椎动脉型

（1）病因：风、寒、湿阻滞经脉，故头晕、短气、欲吐、关节疼痛，或外邪直中关节筋脉，均使经脉闭阻。

（2）按摩推拿手法治疗：患者坐位，医者施用五指拿法，以通经活络，滋阴潜阳，通调气血；施用揉拿手三阴法，揉拿手三阳法。点按诸穴，以通经舒络，散风解表，调节气机；施用拍颈伸臂法，以松弛筋肌，活利关节，活血止痛，消除疲劳；施用合掌刁颈法，以祛风散寒消除痉挛，施用于洗头法，以温通经络，行气活血。

4. 交感神经型

（1）病因：经络闭阻，气血调和失调，故头痛气血郁滞，或心前区痛，或心律紊乱。气血不能上承，故清窍失养，视力模糊。腠理开合失宜，故多汗或无汗，为营卫不固之征。

（2）按摩推拿手法治疗：患者坐位，医者施用搓运夹脊法，以理气和血，解邪除闷，温经散寒；施用三指拿推法，以调通督脉，散风疏通阳脉；施用恶马回头法，以通经活络，松弛肌筋，解除粘连，疏风定痛。

5. 脊髓型

（1）病因：素体虚弱，腠理疏松，感受风寒湿邪，故发生经络闭阻、疼痛、麻木等。营不卫固，筋脉失养，故有下肢感觉障碍，均为经筋失司之征。

（2）按摩推拿手法治疗：患者坐位，医者提拿足三阴法，提拿足三阳法，点按诸穴，以疏松肌筋，恢复功能，散寒疏风，除湿清热，解除痉挛。

《点穴疗法》

颈椎综合征两侧都要用五行联取法，配少泽穴点打，配阳谷穴摩推，配前谷穴压放，配后溪穴摇振，振颤配小海穴左右平揉。切摇法，切少泽、后溪穴，摇转小指，提项强穴 100 次，风池穴平揉，压放各 100 次（平补平泻，即正揉、倒揉各 50 次），并在颈综穴（即第 6、7 颈椎之间）两侧用 5 种手法，并在本穴位上压放配通各穴，振颤配束骨穴，点打配至阴穴，摩推配昆仑穴，左右平揉配委中穴，并筋缩在大椎穴平揉，压放各 100 次。

《清宫点穴秘要》

患者正坐，医者先分别揉按风池、天鼎、缺盆、肩井、肩中穴俞、肩外俞、肩髃、曲池、手三里、合谷、少海、内关、外关、神门等穴然后医者站于患者背后，用擦法放松颈肩部、上背部及上肢肌肉约 5～10 分钟，再用拿法，拿揉颈部并配合推桥弓，推肩臂部。

《家庭推拿按摩》

（1）准备：患者坐位，头稍向前俯，使颈部充分暴露（体弱者可取俯卧位，胸前垫枕）。

（2）点穴：先以一指禅推，按揉法在颈项部中线自风府、哑门到大椎穴，两侧自风池而下到大椎穴，反复操作 5～10 分钟。点按天柱、肩中俞、肩外俞、天宗等穴各 5～10 次。以擦法于颈项、肩臂部，配合被动运动，反复操作 3～5 分钟，使肌肉充分放松。

《气功点穴按摩术》

（1）准备：患者取坐式，闭目，头部、颈部放松。

（2）取穴：风池、大椎、肩井、肩外俞、天宗、曲池、阳溪等穴。

（3）手法：点按法，拿法，推法，摩法，振颤法等。

《急救自救法点穴按摩》

（1）选穴：局部痛点，后溪、悬钟。

（2）操作：诸穴均用点法或按揉法重刺激。点按后溪和悬钟时，可一边点按，一边让患者活动颈项部，直至活动颈部患者自觉痛感消失为止。

《中华气功点穴疗法精粹》

（1）治疗手法：运气后行点、按、捏拿、拔、牵、伸等手法。

（2）操作要领：①运气拔颈法：医者一肘关节屈曲，掌托患者枕部，一手掌托下颌缓慢用力向上提拔。如胸锁乳突肌痛者，医者可一手固定患者枕部，一手以拇指运气按压两侧痛点直至疼痛缓解为止。②运气扳颈复位法：此法操作时，医者必须技术熟练，诊断明确。操作时，医者一手掌托患部面颊向上提并旋转，另一手摸准患者偏歪之患，椎棘突待旋转至失移状态下，用力一推，听到"咔嚓"声即示复位。③运气点压法：经上述治疗，神经根仍有刺激症状者，以咳嗽时尤为明显，可以拇指运气点压痛点，一噗一压，按压数次。其作用是令患者在进行呼吸运动时而发生，压痛点处得到气功能量的疏散和消炎作用。

【自我保健】

《自我保健按摩》

（1）手法治疗：①按揉风池。②按揉颈椎两侧。③下抹颈椎。④两手对擦颈项。⑤按揉大杼。⑥按揉大椎。⑦揉、拿肩井。⑧拿、揉合谷。⑨颈部锻炼法：做前后左右伸屈及旋转运动。

（2）随证加穴：①颈和肩臂疼痛，活动受限，上肢或下肢麻木风冷，拿内、外关，点按风市，按揉足三里，拿按三阴交和悬钟，对拿阴、阳陵泉，擦上肢，擦下肢。②面色不华、头昏眼花、心悸失明、膝腰无力、四肢不温者加：按揉脾俞，揉擦肾俞，摩中脘，揉气海，按揉足三里、三阴交。③兼有晕眩、耳鸣、头痛且胀，急躁易怒者加揉、擦肾俞，揉关元，拿内、外关，拿揉太溪及昆仑，点按太冲，擦涌泉。④兼有头重眩晕、胸脘痞闷、四肢沉重麻木、恶心欲吐者加按揉脾俞，摩中脘，摩丰隆，揉按三阴交。⑤头昏、头痛者加：揉印堂，按揉太阳，分推前额，上推面颊。

《家庭按摩指南》

颈椎病的手法治疗必须慎重，一定要诊断明确，分清类型。原则是颈型颈椎病和神经根型颈椎病，应用手法按摩效果较好；交感型颈椎病和椎动脉型颈椎病，可慎重选用手法治疗，或仅做穴位刺激对症治疗；脊髓型颈椎病最好不做按摩治疗或反做肢体手轻手法按摩。一般的保守治疗对脊髓型颈椎病是无效的。

常规的颈椎病手法治疗分穴位刺激和颈椎的整复。穴位刺激按摩比较容易，在家中可以随时应用。但颈椎的手法整复按摩就要求手法熟练，操作准确，并且力量要合适，所以，不要自行操作，要由专科医生进行治疗。方法是按揉百会、风池、太阳、天宗、风府，拿揉颈椎两侧肌肉及穴位，包括斜方肌、肩井、合谷、曲池、足三里；由上至下揉推颈棘椎突，反复 10～20 次。根据不同的临床表现，可增加穴位按摩及按摩手法，灵活掌握。如上肢以痛、麻为主，要做全上肢调整按摩；伴有心、胃、血压改变的应加做俞穴刺激；有下肢不利的就要做全下肢软组织调整按摩；头部有症状者，加头部按摩。

【注意事项】

（1）经常做颈部锻炼，矫正不良姿势，以预防为主。锻炼最好在晨起和长时间低头工作后进行。

（2）颈椎病恢复起来较慢，一定要坚持治疗，安定情绪，不能着急。

（3）睡觉时枕头要合适，在不影响睡眠习惯的情况下，尽量将枕头放低，并将颈部垫起，不要"高枕无忧"。

（4）尽量防止颈部外伤，消除颈部慢性劳损的诱因。

（5）要早期发现，早期诊断，妥善治疗，防止由轻型转变为重型。

（6）有其它部位的并发症时，应积极治疗，对防止颈椎病有一定意义。

【临床报道】

（1）张学山．按压天宗穴诊断颈椎病。方法：患者脱去上衣并反椅而坐，医生用双手拇指以均衡的力量按压两侧天宗穴。经对比，有一侧压痛明显者为阳性。临床观察 134 例，与 X 线拍片结果相比较，准确率达 95.52%。对照组 35 例（健康人、溃疡病和肩周炎患者）均无天宗穴压痛现象。[浙江中医杂志，1990，25（11）：500]

（2）曹光裕．气功点穴治疗伤科疾患。方法：嘱病人俯卧，术者用拇指或中指的指尖对准穴道，发放外气，每次5～10分钟，每周3次为1疗程。常用穴位：陈伤取痛点，伤患附近穴位及沿经络取穴；颈椎病取大椎、天柱、颈椎、肩井、风池、曲池、合谷；椎间盘突出症取痛点、环跳、阳陵泉、委中、承山、太冲；腰椎肥大取肺俞、肝俞、肾俞、腰俞、腰椎、阴陵泉、阳陵泉、丰隆；慢性腰肌劳损取肾俞、腰俞、志室、长强、委中、痛点；急性腰肌扭伤取委中、太冲、印堂、大椎、承山、梁丘、血海。常用手法有点压、点推、点按、点刮、点震5法。治疗25例，痊愈9例，显效6例，好转7例，无效3例，治疗时间为3～4个疗程。［气功，1988，9（2）：54］

（3）王淑文．气功点穴按摩治疗关节病。颈、肩关节病取太阳、风池、大椎、肩井、肩髃、天宗、肩贞、中府、曲池、合谷、缺盆；膝关节炎取膝内、膝外、伏兔、委中、承山、阿是穴；踝关节扭伤取解溪、胫中，内翻扭伤加申脉，外翻扭伤加照海。点穴按摩后再发放外气治疗。每日1次，10次为1疗程，疗程间隔2日。共治70例，痊愈50例，显效17例，好转2例，无效1例，总有效率98.57%，多数患者治疗4疗程以上。［气功与科学，1991（11）：20］

落 枕

落枕又名失枕，多因睡眠姿势不良，头颈过度偏转，使局部肌肉处于过度紧张状态，发生静力性损伤。冬春两季多发。

诊断要点：①睡眠后颈部出现疼痛。②头常歪向患侧，活动欠利，不能自由旋转，后顾或向后转需整个躯体连动。③颈项部肌肉痉挛、压痛阳性，以斜方肌，大、小菱形肌明显。④触之有条索状或块状硬结。

【治疗方法】

《实用按摩推拿大全》

患者坐位，医者一手扶头项，另手以拇指和余四指指腹于项颈部施用揉拿项肌法，点按风池，以舒松肌筋，缓解酸痛，散风活络，疏风定痛；施用提拿肩井法点按天宗，以祛风散寒，通经活络，舒缓痉肌，散风舒络，缓解止痛；施用揉拿手三阳法，点按合谷、曲池，以疏风止痛，祛风散寒；施用摇头捋颈法，以通经活络，滑利关节，活血散瘀，缓解痉挛。

《脏腑经络点穴按摩》

（1）准备：患者取坐位，年老体弱者也可取仰卧位，闭目，全身放松。

（2）取穴：肩井、风池为主穴，局部穴位。

（3）手法：①推肩井：用大指指腹由颈部向肩井处斜推，推时手下自感有一硬条索状物绊手，可用大指指腹将硬条索状物推散开。②搓风池：用大指指腹揉按或用手掌横搓。③指压颈部：一般用局部按摩，按压颈部的常规手法，并重点按压痛点。④疏皮疗法：用大指和食指提捻肩部和颈部的皮肤，反复提捻。

《点穴疗法》

头不能抬起及前俯者，为足太阳经病，泻京骨，补委中，泻大杼、风门穴；头不能向左右回顾者，为手太阳经病，泻肩外俞、后溪穴，不论何经受病，均应加项强穴（泻本穴、按足三阳经）用泻法。酌情加泻风府或承浆穴，每穴平揉，压放各100次，并辅助以循按法。

附：治落枕方（包括颈椎增生及颈椎综合征）

一侧落枕，用一侧穴位，臑俞主穴，用五行联用法，配少泽点打，配阳谷穴摩推，配前谷穴深压放，配后溪穴摇振、振颤，配小海穴左右平揉、切摇法，切住少泽、后溪穴，摇转小指，捏项强穴100次。风池平揉，压放各100次（平补平泻，即正揉，逆揉各50次）。如果为颈椎综合征，两侧都要用以上手法，并在颈综穴（即第7颈椎与第6颈椎之间两侧），用5种手法，即在本穴上配通谷穴，振颤配束骨穴，点打配至阴穴，摩推配昆仑穴，左右平揉配委中穴，并在筋缩、大椎穴，平揉、压放各100次。点穴次序同前。

疗效：治疗1次即可见效，2～3次可痊愈。

《中国医用点穴学》

（1）配穴：①第一方：少泽、后溪穴，施以切摇法。风池穴（泻）、项强穴（泻）每穴平揉、压放各100次。②第二方：臑俞穴，施以五行联用法，配少泽穴，点打；配阳谷穴，摩推；配前谷穴，深压放；配后溪穴，振颤；配小海穴，左右揉。风池、项强穴，每穴平揉、压放各100次。③第三方：少泽、后溪二穴，施以切摇法；至阴与束骨穴，同样施以切摇法，风池穴

（泻）、项强穴（泻）、人中穴（泻）、承浆穴（泻）每穴平揉、压放各100次。

（2）应用手法：①轻重标准度：应用轻度。②快慢标准度：应用中度。③平揉圆圈：应用小度。

（3）方义解释：上列缺穴，切摇少泽与后溪，治疗落枕头不能左右活动，其病在手太阳小肠经。切摇至阴与束骨，治疗落枕头不能前后俯仰者，其病在足太阳膀胱经，取风池穴，以散风。取项强穴，以治脖项发硬。此为局部穴位，手法宜轻。取人中穴，以治疗落枕引起的脊椎与颈椎等处的痉痛，对项强直疼痛，效果最好。

《中华气功点穴治疗精粹》

（1）治疗手法：按颈部气功点穴常规配合点按、摩、捏、拿、拔等手法。

（2）操作要领：①运气拿捏法：患者取坐位，医者立于病人背后，运气后先以拇指、食指轻拿捏两侧板筋，再以掌根摩患侧，自上而下，反复6~10遍，以松解患侧肌肉痉挛。②运气按摩法：医者以右手着力，沿病人后颈项部督脉从发际往下按摩至背部，以大拇指在患侧肌强僵硬处进行按摩。点振6~12遍，用力轻重适宜，以舒筋活血，祛瘀止痛。③运气巧拔法：医者一手扶患者面颊部，另一手扶下颌部，嘱患者颈部肌肉放松，头微前倾，乘其不备，向患侧施轻微巧拔手法，此时可听到"咔嚓"声，患者顿觉颈部轻松，活动灵活，最后在颈部施以轻度的揉拿、滚动手法，结束治疗。

《子午流注气功点穴法》

选时：3点45分。

主穴：对口。

配穴：天星、肩井。另外还应弹肩上横梁经，用双手持患者头，左右摇转数次。

治疗：对口穴系寅时正穴，统摄血液，宜在寅时前四刻施行手法。其部位在第1、2颈椎间，颈后正中入发际6分处。宜一指点连续震颤，达到有一种触电感觉，天星穴为辰时主穴，宜在辰时前四刻施行手法，其部位在第7颈椎与第1胸椎棘突之间，即大椎穴。用一指重点，持续震颤，配合揉法。肩井穴在肩部斜方肌上缘中、外1/3交界处，深部为冈上肌，用大拇指揉按，滑推，至局部麻酸为度。

【自我保健】

《自我保健穴位推拿》

（1）手法治疗：①按揉风池。②按揉颈椎两侧。③两手对擦颈项。④按揉压痛点。⑤按擦大椎。⑥揉、拿肩井。⑦按揉落枕穴。⑧拿按合谷。⑨颈部锻炼法，做前后左右伸屈及旋转运动。

（2）随证加穴：①颈项疼痛强直，不能向一侧转动者加：拿揉内、外关，对拿阴、阳陵泉，拿按悬钟及三阴交。②颈项疼痛，头不能屈、仰者加：按揉脾俞，掐按后溪，按揉委中，拿按昆仑。③落枕数周不愈或反复发作，兼有头晕、目眩、面色萎黄、四肢无力者加：按揉大杼，按揉脾俞，揉擦肾俞，按揉足三里。④落枕兼有头痛、鼻塞、形寒发热或咳嗽者加：按揉风门，拿擦内、外关，按揉尺泽。

《实用家庭按摩点穴》

四肢并拢按揉颈后及颈椎两侧 30 次，至局部发热为止，拇指与四指相对，捏拿肩筋 30 次，拍打颈部 30 次，然后大拇指在颈部自上向下推 30 次，再按揉颈中、落枕穴，肩中各 1 分钟。做颈部旋转及屈伸运动，运动量由小到大，速度由慢到快。

《家庭按摩指南》

先用揉摩手法刺激肌肉的痉挛部位，使其发热变软。然后按揉风池穴，拿颈椎两侧肌肉提拿患侧斜方肌和肩井穴，按揉合谷穴、落枕穴。最后用轻手法扳颈（此法一定要慎重，若扳不好，不如不扳），一般 1~2 次可以治愈，若病程过长（1 周以上）须到医院诊治，切不可滥用手法，否则，易发生意外。

【注意事项】

（1）如反复发作或持续症状得不到改善者，应到医院检查是否有其他疾病发生。

（2）注意睡眠姿势，枕头高低是否合适，一般来说枕头不宜过高。

（3）注意颈部保暖，睡觉时更不要受凉。

（4）坚持颈部锻炼，体弱、反复发作者要坚持做手法按摩和颈部锻炼。特别是在睡醒起床后和低头工作时间过久后，都要进行颈部锻炼。

（5）纠正一切不良姿势及颈部习惯运动。

【临床报道】

（1）曹成铿．点按法治疗落枕的体会。用本法新治 500 余例中，均经点按 1～3 次痊愈。手法：术者手拇指尖在天窗（耳垂与枕骨粗隆联线中点）穴上，向外上方点按，每次 3 分钟。提拔颈筋，以拇、食指捏住颈椎旁的斜方肌群，向外牵拉，提捏 5～7 次。[辽宁中医杂志，1980（10）：48]

（2）周用浩．指掐内关透外关穴治疗落枕效果好。患者病侧前臂向上，手腕稍弯曲，术者以一手拇指掐压患者内关穴，中指或食指抵于外关穴，每次 1～2 分钟，力由轻而重，使压力从内关透达外关，患者可有酸、胀、麻、热感或上传感觉。掐压过程中嘱患者将颈部左右旋转活动；对少数症状不消失者应在疼痛部位点压，并于颈部行理筋分筋等手法。共治疗 72 例，经 1～3 次手法治愈者 67 例，经 3 次治疗症状缓解者 5 例。[新中医，1983（7）：42]

（3）叶罗超．指按治疗落枕 150 例。治法：患者取坐位，自行放松，术者站其身后，用拇指指腹从患侧的风池穴缓慢向下滑推致第 7 颈椎与肩井穴连线中点处（称理想穴）按压 1～3 分钟，力量由轻到重，使局部产生酸麻痛等感觉放射至头部侧面和太阳穴处及肩臂部。同时令患者头部左右转动，症状改善不明显者，可重复上法加按落枕穴、养老穴，同时令患者转动头部，由小幅度到大幅度转动 2～3 分钟，然后再用拇指指腹从风池穴处往下揉推至理想穴 3～5 遍，手法压力以患者能忍耐为度，每日 1 次。结果：全部治愈。1 次治愈者 65 例，2 次者 46 例，3 次者 39 例。[按摩与导引，1986（2）：5]

肩关节周围炎

肩关节周围炎即肩周炎，中医又称冻结肩、五十肩、漏肩风、肩凝症。本病多发生于 50 岁左右的成年人，是肩关节周围软组织的退行性病变表现。

诊断要点：①无明显外伤史者，初起仅感肩周微有疼痛，常不引起注意，1～2 周后疼痛逐渐加重。由外伤引起则肩周疼痛持续不愈。②肩关节外展、外旋等功能受限，重者肩臂肌肉萎缩，穿衣、梳头等日常生活难以自理。③疼痛昼轻夜重，局部畏寒喜暖，气候变化时症状加重。

【治疗方法】

《实用按摩推拿大全》

患者坐位，医者一手握患腕，另一手施用轻拿法于肩部，以舒筋活络，放松肌筋。以拇指与余四指施用拿法，揉拿诸肌（三角肌、前锯肌、胸大肌、肱二头肌等）。再施掌揉法于肩胛部，由轻而重揉按之，以濡养肌筋、活血散瘀，解除粘连，施用以牵臂，手导引患侧臂部逐渐外展、外旋、上举等，以通利关节、解除痉挛。待将患侧肩关节充分放松后施用顺指摇肩法、摇臂抻抖法、大鹏展翅法、怀中抱月法、对手揉球法、双龙点睛法而结束之。手法施用过程中同时点按肩髃、肩贞、巨骨、臑俞、曲池等穴。

《点穴疗法》

肩臂痛者，取合谷、列缺、曲池、肩髃、肩井、臑俞、云门、肩中俞、肩外俞等穴。肩痛者，多取肩部穴位；臂痛者，多取臂部穴位，并配肩部少数穴位；疼痛兼怕冷者，阳经用补法，阴经用泻法，每穴平揉后压放各100次；虚弱者，加点打法，点穴后加旋按法，方法如下：①术者一手拇指压按肩胛骨缝周围，另一手拇指按压肩井、大椎、巨骨等穴，往返3~4次。②术者两手拇指往返压按肩关节缝数次。③医者一手执患者手腕，另一手拇指压按阳明经，其它四指压搓太阳经，往返数次。再翻手搓压，将食、中等四指压按手太阳经，拇指循环压手阳明与手少阳经之间，做数次循按。④手臂活动受限，为肩凝症，选穴：云门外（奇穴）、肩髃、脾俞等压痛穴，用五行联用法，云门外用五行联用法，即云门外压痛处，点打配经渠穴，摩推配鱼际穴，深压配尺泽穴，震颤配少商穴，左右平揉配阳渊穴。肩髃穴用五行联用法：点打配商阳穴，摩推配阳溪穴，深压配二间穴，振颤配三间穴，左右平揉配曲池穴。臑俞穴用五行联用法：点打配少泽穴，摩推配阳谷穴，深压配前谷，震颤配后溪穴，左右平揉配小海穴。

《中华气功点穴治疗精粹》

（1）治疗方法：运气后行点、按、揉、拔、捏、拿、摇、抖、拍、打等手法。

（2）操作要领：①患者取坐位，颈肩部放松，医者立于患侧，运气后先揉按颈肩背部5~6分钟，然后运气分拔患侧肩胛内缘、喙突及肱二头肌长、短头，手法由轻到重，由浅到深，采用泻法，以活血止痛、通利关节。②用轻微的力量捏拿臂部，由上至下，反复 6～12 遍。然后做肩臂部被动前屈、外展、内收、后伸至最大幅度（以患者感觉轻松或能忍受为度），最后摇、抖、拍打肩部。

《中国医用点穴学》

（1）肩关节周围穴：云门、肩髃、臑俞，每一穴都用五行联用法。

（2）治疗风湿痹的内关穴、两合谷穴、两太冲穴，皆用泻法，每穴平揉、压放各 100 次，轻重、快慢及揉圈的大小度，均以中度为准。

（3）结合全身配穴：内关穴（补）、合谷穴（泻）、太冲穴（泻）、三阴交（补）、足三里穴（补）、膻中穴（补）、巨阙穴（补）、中脘穴（泻）、气海穴（补）、肺俞穴（补）、心俞穴（补）、膈俞、脾俞穴（补）、肺俞穴（补），每穴平揉、压放各 100 次。轻重、快慢及揉圆的大小均以中型为准。

（4）循环部位与手法：用拇指及中指切压按肩胛骨缘的周围以及肩关节的周围，往返做 3～4 次。

（5）摇运物臂：一手拿患者肘关节处，或压住肩关节的痛点部位（如患者怕触及疼痛部位则拿肘关节处），另一手拇指切住患者少商穴或商阳穴，继之辅助患者向前上举三、四次。然后按压肩后压痛部位，一手切住少泽穴，另一手辅助患者的手向后背挥伸三、四次。

（6）切摇肩关节痛的三条经脉：手太阳肺经的少商与经渠穴，手阳明大肠经的商阳与三间穴，手太阳小肠经的少泽与后溪穴。各穴切摇摆 100 次。肩关节痛，久则手臂活动受限，手向前向上活动，而肩关节亦随之活动，活动范围多为手太阳经与手阳明经，故取该两经循行范围的压痛部位的云门及肩髃穴。而肩关节后边疼，手向后伸困难，多属手太阳经，故取该肩后压痛的臑俞穴。以上三穴，用五行联用法者，以平衡其相互制约阻滞，病久反复，必兼风湿，取合谷与太冲穴，以泻其风湿。久治不愈，则营卫血循环受到阻滞则取全身配穴，以活气血。活动受限，则肩关节部位气血凝滞，助以摇动、切摇、循按等手法则可通经络、消肿痛。点穴治疗肩关节痛，新病点穴 1 次就可见效，5～7 次可治愈。如属病久者，1 周内点穴 3 次即可见效，20 次左右可治愈。对肩关节痛手臂治疗受限者，除点穴之外还可让患者每日做上肢上举活动及后伸活动，但不宜活动过度，应逐步酌情增加其上举及后伸的活动量，有助于提高疗效。

《子午流注气功点穴法》

（1）选时：7时45分。

（2）主穴：天星、板山、手三里。

（3）配穴：肩贞、曲池、合谷、肩髃，另外配拿背筋、极泉。

（4）手法：天星穴系气血由肋流注到背部的枢纽，为辰时正穴，宜在辰时前四刻实施手法。此穴取肩胛骨的中心，用弹筋法，弹背筋，三角肌后一指重力点，连续振颤。曲池穴用食指重点、振颤至麻胀感扩散至肩或向肩部走窜为度。手三里一指轻点，至麻胀感上行至肩为度。肩髃穴用食指重点按、振颤至肩部胀麻为度。肩贞穴用一指重点，至局部胀麻为度。合谷穴用拇指与食端掐至局部胀麻为度。

注：辰时经脉中活跃的阳气与蓄存在督脉之中的其它经的阳气汇总成新的气血大源头，沿督脉通道经颈后天星穴向肩部进行强有力的灌注。门户大开的板山穴气血便达到了饱和状态，为进一步的灌注打下了良好的基础，此时人体对疼痛反应较差，因此在此时损伤要抓紧时间医治，否则就会因为血液灌注缺乏而贻误时机，影响疗效。

【自我保健】

《自我保健穴位推拿》

（1）手法治疗：①按摩大椎。②按揉颈臂。③揉拿肩井。④拿按肩髃。⑤揉按痛点。⑥按揉曲池。⑦拿揉内、外关。⑧拿揉合谷。⑨揉上肢内、外侧。⑩配合肩关节功能锻炼。

（2）随症加穴：如肩关节疼痛，手臂麻木，遇风、受凉或阴雨加：重者加按揉风池和风门，按揉尺泽，拿揉手三里；如肩关节功能障碍、肩臂肌肉逐渐萎缩，兼有面色萎黄、气短无力、形寒怕冷、头晕眼花者加：按足三里，按揉脾俞，揉擦肾俞，摩中脘，按揉足三里，拿按三阴交与悬钟。

《实用家庭按摩》

（1）用健手大鱼际与其它四指相对，边揉边拿肩关节周围30次。

（2）用健手掌拍打肩周50次，并捏腋前筋、腋后筋各30次。

（3）用健手拇指按揉关节周围压痛点及患肢臂丛点、曲池、内关、合谷、手三里各1分钟，并用手掌在患者上臂内外大面积擦抹。

（4）活动肩关节对该病治疗特别重要，在初期即可进行，在后期更应加强，可采取摇肩、背后摸对侧肩胛，外展、内收、内旋、外旋等方位活动，活动量由小到大。如自己活动困难可由家人帮助进行被动训练，或采取抚物（沿一物体向前）、患手向上爬墙等。

《家庭按摩指南》

（1）急性期的手法：以止痛为主，可做肩臂部穴位按摩，结合病人自己的轻度活动。注意不要用重手法刺激或强迫肩关节活动，这样不但无治疗效果，还会加重病情，延长水肿渗出的时间。一般轻揉肩井、颈臂、肩髃、大椎、曲池及肩部压痛点和按揉肩关节周围的软组织即可。

（2）粘连期的方法：以止痛、疏通经络和自己锻炼为主。手法也不宜过重，被动活动可先由轻的运动手法开始，以病人能忍受为度，慢慢加大活动幅度。除按摩上述穴位外，加按内关、外关、合谷、劳宫、手三里以及全上肢按摩。被动运动一般是增加肩关节的屈伸与外展活动，以减少组织粘连，可应用拔、拿、推、揉、摩等手法做肩关节周围组织按摩。

（3）缓解期的手法：以被动运动为主，结合肩部肌肉放松按摩以及病人自己功能锻炼，此期的被动运动可适当加强，功能锻炼幅度逐渐加大。恢复期是适用于按摩加运动治疗的，只要坚持的好，病人很快可以恢复。

【注意事项】

（1）手法锻炼每日 2 次，而活动肩关节可反复进行，特别在后期更应加强。

（2）在急性期，可局部用药封闭止痛，但应避免局部针刺治疗。

（3）局部注意保暖，避免寒凉、外伤等刺激。

（4）该病预后较好，如病程很长（1～2 年）或局部肿胀较甚，则应去医院检查治疗。

【临床报道】

（1）晏建立. 药棒点穴治疗肩周炎 132 例小结。备用：将乳香、川乌、红花、细辛、田三七等药按一定比例浸泡于白酒内，10 日后去渣取汁；桑枝或九里香等树枝或长约 1 尺、直径 1.5～3cm 粗细不等的药棒（根据需要可制成圆形、扁平形或一端呈锥形）。以拇指、食指持药棒药液叩击穴位，随干随蘸。根据病情轻重，穴位部位肌肉的厚薄，体质强弱和反应的敏感程度，采取平叩、点叩和直叩中的一种或数种手法。穴位多取肩髃、肩髎、肩前、巨骨、秉风、肩井、臂臑、曲池、肩贞、天宗等，也可以痛为俞。体强、病情较重者每穴叩 180 ~ 200 下。日 1 次，每次先叩 2 ~ 3 穴，交替使用。经 7 ~ 14 次治疗，近期治愈 96 例占 72.73%，显效 36 例占 27.27%。[湖南中医学院学报，1990，10（4）：239]

（2）康国华. 气功点穴按摩治疗痹证 312 例。本组中肩凝症 81 例，腰痛 90 例，腰椎间盘突出症 36 例，颈椎病 42 例，膝关节炎性增生 18 例，网球肘 14 例，肩胛肌腱炎 12 例，面瘫 9 例，类风湿性关节炎 10 例。治法：患者取坐势或卧势，气功师先按摩，使患者全身放松，然后施行点穴，同时发放外气，对病灶及周围组织采用点按、搂、摇、揉等按摩术，治疗时间 10 ~ 15 分钟/次，按经络学说取穴，亦取经验穴。结果：痊愈 242 例占 26%. 显效 45 例占 15%，好转 25 例 9%。[1988，9（10）：422]

网球肘

网球肘又称肱骨外上髁炎，是前臂伸肌附着部过力，反复牵拉引起的慢性劳损。网球运动员常见，故称网球肘。

诊断要点：①多数患者无明显外伤史，起病缓慢。②初起时仅在劳累后偶感肘外侧疼痛。③日久加重，如提水瓶、拧毛巾等动作均感疼痛乏力，休息时无明显症状。④检查肱骨外上髁局部压痛明显，伸腕抗阻时疼痛加剧。

【治疗方法】

《实用按摩推拿大全》

患者坐位，医者施用揉拿手三阳法，揉拿手三阴法，点按少海、小海、臂臑、曲泽、曲池、手三里，以调和气血、止痛镇痛、疏通经络。施用金凤摆尾法以滑利关节、舒筋活血、活络止痛、缓解痉挛。施用搓捋法以调和气血、舒理肌筋、活血止痛。施用屈伸法以滑利关节、解除粘连。

《子午流注气功点穴》

（1）选时：11 时 45 分。

（2）主穴：外劳宫、商阳。

（3）配穴：内关、合谷、手三里，另外配合拿少泽及颈上咽喉穴旁臂丛神经束。

（4）治疗：劳宫穴系午时后四刻主穴，宜在午时前四刻施行手法。此穴部位在两手掌正中，内为内劳宫，外为外劳宫，宜用大拇指轻揉，商阴穴一指重点，至麻胀感向无名指和小指放散为度。合谷穴用大拇指与食指端掐按，至局部麻胀为度。内关穴宜食指重点、震颤至酸麻胀感向上走窜为度。手三里一指轻点，至胀痛麻感上行到肩为度。

《实用家庭点穴按摩》

（1）准备：病人端坐于方凳上，医者站于其旁。

（2）取穴：肩贞、尺泽、曲池及局部阿是穴。

（3）治疗：①用健侧手拇指、食指对捏揉肘关节外侧30穴，并在外上髁上用拇指上下推10次。②用健侧手拇指和食指拔拿肘内侧筋结10次。③用健侧手拇指按揉局部压痛点及上述穴位各1分钟。④配合屈伸，施旋肘关节各30次，或由家人帮助活动肘关节。

【自我保健】

《自我保健穴位推拿》

揉拿患侧肩井各30~50次，拿按患侧肩髃30~50次，按揉患侧曲池30~50次，揉按患侧手三里30~50次，健侧四指放于患肘的外下方，拇指按于痛点并触摸其发硬的筋腱，再稍用力向外拔动20~40次，健侧拇指罗纹面按压痛处筋腱20~30次，然后下捋30~40次。擦肘，健侧掌心放于患肘痛处，反复揉擦30~40次，揉按尺泽，同时患肢前臂做屈肘、伸展活动20~40次。拿、擦患肢，健侧手从患肢的肩髃穴始向下拿按至手，再反复下擦各10次。

初始推拿肘手法宜轻，可逐日加重。

【注意事项】

（1）本病反复发作难愈，目前无特效疗法，宜坚持自我点推拿治疗，能减轻疼痛，防止发作。

（2）注意肘臂不要受凉、吹风或过度疲劳。

（3）手工操作者及运动员平时应经常按摩肘关节。

（4）疼痛较重时可用局部封闭止痛，或配合中药热敷。

急性腰扭伤

急性腰扭伤是骨伤科一种常见疾病，俗称闪腰。由于劳动时姿势不正确，用力过猛，腰部突然用力而致伤。

诊断要点：①有明显闪腰、扭腰等外伤史。②初发病常呈现弥漫性腰痛、腰部肌肉痉挛、运动受限，咳嗽、深呼吸及坐起转身使腰痛加剧，伤重者可有局部肿胀及皮下瘀血。③常有明显浅表压痛点，部位多在腰骶部中线，骶棘肌、第五腰椎横突与髂骨之间或骶关节处亦有广泛压痛，尤其是早期，因而不易确定损伤部位，经休息后可逐渐局限。④X 光检查：无异常改变。

【治疗方法】

《实用按摩推拿大全》

患者俯卧位，医者施用推按腰背法，以通经活经，理气和血，开导闭塞。施用揉拿腰背肌法，以舒筋活血，散瘀止痛，施用擅法，以理顺肌筋，复平捺正；施用俯撑掌击法，以通理腰脊，活血化瘀，缓解痉挛；施用提拿足三阳法，点按环跳、委中，以强健腰腿，舒筋活络；施用提引理腰法，以解除痉挛，缓解肌筋，活血散瘀。

《中国医用点穴学》

1. 配穴与手法

（1）第一组：人中穴，通督脉之气，切摇少泽与后溪穴，至阴与束骨穴，以开四末，循推足太阳膀胱经的下肢部、疼痛局部，作上、下分推，疼痛局部轻摩，委中穴（补），平揉、压放各 100 次，均用中度。

（2）第二组：内关穴（补），太渊穴（补），复溜穴（补），章门穴（补），膻中穴（补），气海穴（补），肾俞穴（补），或用五行联用法，每穴平揉、压放各 70～100 次。手法应用重度，快慢应用慢度，平揉圆圈大小应用中度。

2. 方义解释

（1）第一组人中穴与督脉穴最为敏感，在气之效。切此穴平揉、压放手法，易使患者眼泪流出，泪出则气通，督脉气通，则诸阳脉之气皆通。开四末者，即以手太阳小肠经起二手小指，足太阳膀胱经起于足小趾，故以两手小指和两足小趾为末，在四末部用切摇法，可开通手、足太阳经之气血，也就是促进腰背之气血畅通，有以通止痛之效。分推结滞，即有分散气滞血凝的作用，循推经络，即疏通经络，以达活血疏经的效果。继之轻摩手法，可促使肿胀消散，适用于急性腰扭伤。

（2）第二组配穴取内关穴，强心安神，取太渊、膻中、气海穴的补气，补复溜穴即为补肾阳，补章门穴则调理肝脾，因为本穴为足厥阴肝经穴，且为足太阳脾经的募穴，所以能理肝脾。肾俞穴用五行联用法，则起调五输穴之气化也就是起到相生相克和相互制约的平衡作用。

《点穴疗法》

（1）治疗方法：以舒经络、活血脉为主，在病灶的上、下端取穴。

（2）原则是：来者"迎夺"（泻的意思），去者"随济"（补的意思）。

（3）操作：先用拇指拨揉腰部损伤处20次，然后用拇指按压痛点，取阳陵泉，迎夺以泻，取肾俞、环跳随济以补。嘱患者缓慢活动腰部，辅助以循按，由腰向腿及由腿向腰，使凝滞之血向周围消散，每穴平揉、压放各50～100次。

《家庭推拿按摩法》

（1）患者俯卧位，医者先在其腰部疼痛处及其周围以滚法一指禅推（如红肿痛剧者可先用按揉法）医治，配合按肾俞、大肠俞、居髎等穴位及压痛点，根据功能障碍的具体情况，适当配合被动运动，操作3～5分钟。

（2）按揉委中、足三里、绝骨穴各1分钟，刺激量要大，以缓解腰部疼痛。

（3）用背法操作1～3分钟，牵伸脊柱、纠正解剖位置的异常，再用拇指按肺俞、肝俞、三焦俞、大肠俞、八髎、秩边、承扶、殷门、承山、昆仑、太溪、风市、伏兔、膝眼、阴陵泉、三阴交、悬钟等穴，反复操作。配合腰部后伸法，可很快使症状减轻或消失。

《指针疗法》

（1）治则：温经通络、补肾益气。

（2）手法：揉扪法、平补平泻。

（3）取穴：肾俞、命门、志室、殷门、足三里，在人中穴施以爪切法，并配合阴阳动静法，疗效更为显著。

《疏通经络点穴法》

（1）施轻揉手法于患部，使患者镇静，以便接受下一步治疗。

（2）双手用按法，自肩井穴始依次向下按压背腰肌到肾俞，再按压殷门、委中、承山、昆仑诸穴。

（3）施揉法或滚法于疼痛部位，先轻后重按揉压痛点，同时一手按揉委中穴。

（4）以拿法拿承山、昆仑穴。

（5）双掌按压疼痛部位，双手用力拖住胯骨向下肢方向牵引。

（6）一手托着大腿、另一手按压骶髋部。

《气功点穴按摩术》

（1）准备：患者取低俯式，腰带解开，闭目，全身放松。

（2）取穴：天宗、肾俞、大肠俞、腰眼、环跳、委中、承山等穴以及腰部痛点。

（3）手法：点按法，掌按法，揉法，推法，振颤法，拿法等。

《凤阳门点穴秘法》

重点、捏、揉复溜穴；重点揉、按、叩击承山穴。

《武当派点穴秘法》

以拇指点压养老、委中二穴。

《鹰爪门点穴秘法》

取穴承扶、殷门、承山。以拇指点压3秒，放开，为1次，做20～30次。点穴力稍重、穴道感有疼痛才有效。三穴分别点压。

【注意事项】

（1）急性期应卧床休息，避免体力劳动和活动。

（2）用宽皮带束腰，睡硬板床，加强腰部肌肉锻炼。

（3）治疗应彻底，以免留下慢性损伤病史。

【临床报道】

（1）张献文．点压跗阳穴治疗急性腰扭伤。方法：患者俯卧。术者先在病人腰部按摩数分钟以缓解腰肌痉挛，然后用拇指点压跗阳穴（昆仑穴上3寸），力量由轻至重，并令病人咳嗽数声（通过咳嗽增加腹压，以了解腰痛是否减轻），术毕嘱病人双手撑起，膝盖跪于床上，臀部后坐抵靠小腿后，仍取

俯卧位，如此反复数次，本法可双侧同时进行或交替进行。[江苏中医杂志，1985，6（1）：36]

（2）杨金安等．指针加隔姜灸治疗急性腰部肌肉扭伤166例。病程约1～2日，用拇指按压痛区的明显压痛点，由轻渐重，患部有鼓胀得气感后持续1～2分钟，并缓慢放松，反复5～7次后施以掐法，亦由轻到重，得气后持续0.5～1分钟，并缓慢放松，配合指揉法。然后施隔姜灸4～6壮。结果：痊愈88例（53％），显效71例（42％），无效7例（4.2％），总有效率95.8％。[中医杂志，1983，14（9）：35]

腰肌劳损

腰肌劳损是指腰部肌肉、筋膜与韧带等软组织钙化的慢性损伤。是腰腿疼痛最为常见的疾病之一。

诊断要点：①多有不同程度的外伤史。②疼痛多为隐痛，时轻时重，反复发作，弯腰时症状加剧，喜用双手捶腰以减轻疼痛，部分患者有臀部及大腿后上部胀痛。③脊柱俯仰活动多无障碍，体查阳性率低。

【治疗方法】

《实用按摩推拿大全》

患者俯卧位，医者施用揉拿腰背肌法，以通筋活络，活血化瘀，消除疲劳，增进肌力；医者施用推按腰椎背法，以理气和血，开导闭塞，镇痛化滞。患者侧卧位，施用肩髋推拉法，以捺正理筋，消肿散瘀，疏经活络；施用龙腿运腰法，以顺理肌筋，活血散瘀，强腰壮骨；施用提拿足三阳法，点按八髎、秩边，以疏通经络，强健腰膝；施用提踝抖腰法，以通利腰脊，舒展肌筋，活血散瘀。

《点穴疗法》

取肾俞（补法）；委中（补法）等穴为主，并宜在二穴上下配穴。肾气虚者加补肺经之太渊、命门、关元、足三里等穴，并宜在疼痛部位取穴，以助疗效。风湿病者，加点环跳、腰眼、阿是穴，前几次用泻法，症状渐轻后用补法，另外加循按法。扭伤性者，如疼痛在足太阳、足少阳经时，则取疼痛处以上的穴用泻法，疼痛处以下的穴用补法。如果是足三阴经的穴位则补泻相反。另外加循按手法，每穴平揉压放各100次，气虚久病者加点打法。

《子午流注气功点穴法》

（1）选时：15时45分。

（2）主穴：腰眼、志室。

（3）配穴：委中、命门、环跳。

（4）手法：腰眼穴系申时正穴，宜在申时前四刻实施手法，其部位在腰3、4椎间向外旁开3寸凹陷处，以一指点，震颤配合剑指滑行、揉按，志室穴系申时后四刻主穴，宜在申时前四刻实施手法，其部位在第5腰椎棘突旁开半寸以一指点，向外侧震颤，环跳穴宜用撮指垂直重点至胀麻感向腿足放射为度。

附：血液辅佐脾胃完成腐熟运化水谷精微物质的工作之后，在申时便再一次汇成大源头，对人体凤尾（腰臀部位区域的代名词）部位进行强烈灌注，此时腰眼、准尖、志室穴受盛血液最多，脊柱的气血也因三焦的气化作用而上下通畅透达，此时在腰脊旋治疗效将较其它时间更佳。

《中国医用点穴学》

1. 配穴与手法

（1）第一组：合谷穴（泻），列缺穴（补），内关穴（补），阴陵泉穴（泻），委中穴（补），肾俞穴（补），每穴平揉压放各100次。轻重应用重度，快慢应用快度，平揉圆圈的大小应用中等度。

（2）第二组：太渊穴（补），合谷穴（泻），太冲穴（泻），阴陵泉穴（泻），足三里穴（补），膻中穴（补），气海穴（补），委中穴（补），每穴平揉、压放各70～100次。轻重应用中等度，快慢应用快度，平揉圆圈的大小应用中等度。

2. 方义解释

（1）第一组配穴：应用于新感风湿腰痛，合谷配太冲穴，治疗风湿痹痛。治疗腰痛之主穴，即取肾俞与委中穴。取阴陵泉与足三里穴则有利湿作用，泻风池穴则祛风寒。上述配穴散风寒，除风湿，疏经络，活血脉。

（2）第二组配穴：应用于风湿腰痛，久病气虚者，以肾俞配委中穴为治腰痛的主穴，并取太渊、膻中、气海穴以补气，取膈俞穴以活血，取合谷、太冲、阴陵泉与足三里等穴以除风湿。

《家庭推拿按摩》

（1）患者俯卧位，医者先在其腰部疼痛处及其周围揉法或一指禅推（如红肿痛剧者可先用按揉法）医治，配合按肾俞、大肠俞、居髎等穴位及压痛点，根据功能障碍的具体情况，适当配合被动运动，操作 3～5 分钟。

（2）按委中、足三里、绝骨穴各 1 分钟，刺激量要大，以缓解腰部疼痛。

（3）患者俯卧位，医者沿骶棘肌纤维方向直擦腰骶部，以热解腰部疼痛。

（4）患者侧卧位，医者行腰部斜扳法。

【自我保健】

《自我保健按摩》

（1）手法治疗：①按揉脾俞。②揉擦肾俞。③揉擦志室。④按揉大肠俞。⑤按摩腰骶。⑥拿按委中。⑦配合腰部功能锻炼，如腰前屈、腰后伸、左侧弯、右侧弯及腰部回旋运动。

（2）随证加穴：①腰部冷痛重，转侧不利，卧后起床时更感不适，连阴雨天加重者加：按揉风门，拿按外关，点按风市。②腰痛伴有热感、口苦、小便短赤，于热或雨天加重者加：拿揉曲池，拿揉内、外关，拿按合谷，对拿阴阳陵泉。③腰痛酸软无力，遇劳更甚，卧则减轻者加：揉关元，揉按三阴交，擦大椎。④腰痛如刺，痛有定处，拒按，俯仰转侧困难者加：按揉大杼，擦大椎，擦按血海，拿按三阴交和悬钟，揉擦腰部痛点。

《实用家庭点穴按摩》

（1）以腰部压痛点为中心，在周围用掌根和拇指拔揉腰椎两侧阿是穴 5 次，并用掌揉搓腰局部痛点 20 次。

（2）以手掌根用力点按腰眼、肾俞、志室、环跳、委中及承山穴各 1 分钟。

【注意事项】

（1）注意腰部保暖，改变不良的坐姿。

（2）注意不坐湿冷之地，潮湿和淋湿的衣物要随时更换，经常晒被褥等。

（3）防止腰部扭闪、挫撞及跌伤等。

（4）急性发作，疼痛加重时应卧床休息，但治疗不宜中断。

腰椎间盘突出症

腰椎间盘突出症又称腰椎髓核脱出症或腰椎纤维环破裂症，是因椎间盘突出，压迫神经根引起腰痛和坐骨神经痛的一种常见病。

诊断要点：①多数患者有程度不同的腰部外伤史。②临床上以腰部疼痛及下肢放射痛，多为单侧为特征。③每于咳嗽，喷嚏或用力排便时神经根紧张而症状加重。④病程长者出现下肢放射性感觉麻木，肌肉萎缩。⑤检查腰椎下段有深压痛，直腿抬高试验阳性，屈颈试验阳性。

【治疗方法】

《实用推拿按摩大全》

患者俯卧位，医者施用揉拿腰背肌法、推按腰背法，以通经活络，活血散瘀，舒筋活血。施以理腰三击掌跪点双窝法，以疏利腰膝，调补肾气，松弛肌筋，疏风定痛；施用擅法，以顺理肌筋复平捺正，还纳髓核。如不应（未达到效果）者，嘱患者侧卧位（患者在上），医者施用侧牵摇晃，屈膝归合法，以回纳捺正，舒展肌筋，理气活血，通利关节。患者俯卧位，医者施用提踝抖腰法，以强利关节、活血散瘀；施用点抹秩跳法，以强健腰脊、缓解肌筋；施用提拿足三阴法，提拿足三阳法，点按委中、承山、承扶、太溪、昆仑、风市等穴，以通经活络，疏风止痛。

《点穴疗法》

补昆仑、委阳、白环俞穴（均为患侧穴，为腰以下压痛穴，用补法）。泻肝俞、胆俞穴（腰以上疼的，用泻法），每穴平揉、压放各 100 次。用两手拇指循按承扶以下的太阳经，在腰痛局部处的上、下部分，按住 100 次，并摩擦疼痛的局部，继以左右拇指两侧分推，并在疼处上、下猛捏发响，接着，再如前法循按，按住 100 次，然后做手法。

附：①按住法，此法专用于腰椎间盘突出症，医者一手掌按住第 5 腰椎以下病侧部位，另一手掌按住腰$_2$椎以上病侧部位，同时向上下为 1 次，此法可做 50~100 次。②举摔法：此法专用于腰椎间盘脱出症，让患者蹲下，并使患者两手向上抱头成固定姿势，医者从患者后边，将两臂从腋下伸向前方，两手向前向上相搭于患者的颈椎部，这时医者全身力量与姿势保持固定，继而起身挺立，患者亦随着医者上举，使患者双足离地，医者即由上举变为下摔，举摔过程可连续做一二次。

《脏腑经络点穴按摩》

（1）腹部点穴按摩：常规手法以平补平泻为主，顺序按摩 10 ~ 15 分钟，然后重点治疗右侧少腹部的天枢、水道、归来六区，用泻法反复揉按 5 ~ 10 分钟。然后再用大指指腹每穴按压 0.5 ~ 1 分钟。

（2）胸腹部点穴推按：常规手法以直推为主，重点推按腹部两侧的腹直肌，由左右幽门穴区经左右梁门，推至两侧天枢穴区以下，反复推按 3 ~ 5 分钟。

（3）腰背部点穴推按：常规手法以直推为主，时间约 3 ~ 5 分钟，然后重点推按由肝俞、肾俞至阳关穴区处，并着重按压内阳关穴，时间约 1 ~ 2 分钟。然后用双手大指按压胃俞、肾俞穴区，时间约 1 分钟，使患者有酸痛并向下放射的感觉，接着用双手按压大肠俞穴，约 1 分钟，患者有酸痛、坠胀并向下肢放射的感觉，然后用大指或肘按压环跳穴，时间约 1 分钟。

（4）舒筋活络法：横搓下肢为主，以血海、梁门、殷门、承山等穴区为治疗重点，时间约 10 ~ 15 分钟。

《中国医用点穴学》

1. 配穴

（1）第一组：取肝俞、脾俞、白环俞、委中、昆仑、环跳、阳陵泉穴。每穴平揉、压放各 100 次。新病，病灶以上的穴位用泻法，病灶以下的部位用补法。久病，各穴均用补法。

（2）第二组：3 个压痛点，每处平揉（左、右各半）压放各 100 次。

（3）第三组：腰椎间盘牵引法，轻重应用重度，快慢应用中度，平揉圆圈大小应用中等度。

2. 方义解释

以上三组配穴方法，第一组与第二组配穴，相继按次序点穴。由于按经脉用重慢手法点穴之后，能松弛经脉的循行路线，缓解疼痛的紧张状态，从而使用牵引法的各种手法，不仅进行此项手法容易，而且在治疗效果上也比较显著。这实际是先点穴疏经络、活气血，继之牵引而复位。

《气功点穴按摩术》

（1）准备：患者取俯卧式，腰带解开，闭目，全身放松。

（2）取穴：命门、阳关、腰俞、肾俞、环跳、承扶、殷门、委中、承筋、承山、悬钟、昆仑等穴以及各痛点。

（3）手法：点按法，掌按法，揉法，振颤法，拍法等。

【自我保健】

《家庭按摩治疗与健康》

（1）家属用手掌揉腰部及下肢后侧 3~5 次。

（2）用拇指及肘部按压腰部痛点、大肠俞、环跳、委中各 1 分钟。

（3）可令病人手握床头，他人在床尾握住踝关节做牵腰动作，用力要平稳。

（4）攀扶单杠或门框做自我牵引。

以上手法，每日早晚各 1 次。

《家庭按摩指南》

（1）两手对抗牵拉法：可做为按摩治疗前的预备手法，牵引后用轻手法做腰背肌肉放松按摩 5 分钟。

（2）腰部"三板"法：对治疗新发的、不完全型的腰椎间盘髓核突出效果较好。

（3）腰部后背法：对于恢复期的病人，用此法效果较好。

（4）坐位腰椎旋转推拿法：此法对于腰椎棘突有明显偏歪，腰部有一定活动范围，并能够坐着的病人适用。

（5）俯卧位腰部牵引抖动法：此法要注意力量是牵引加向上的抖动，作用力应在腰骶部。不能牵拉起病人后，往床上摔，照这样摔几下病人会忍受不住，而且也没有治疗效果。

（6）按摇棘突矫正法：此法要求施术者手掌根部按于病变棘突上，局部用力按、摇、推、压，做几下后，术者应感到掌下有棘突似移动，病人有腰及下肢放射痛。此法操作较难，要求有技巧和力量，做不好病人会很痛而无治疗效果。

（7）强迫直腿抬高法：在上述手法治疗后可做此法，以病人不能忍受为度，但不要太过分，不要用暴力，一抬一放反复 5~10 次。

（8）腰、下肢肌肉穴位按摩：同急性腰扭伤的腰部按摩方法，但手法的刺激要稍强一些，重点在坐骨神经沿线的穴位按摩，最后用推、拿、揉、搓的手法，放松腰背肌和下肢伸屈群的肌肉。

【注意事项】

（1）工作、活动中要纠正不良习惯，多睡硬板床，腰部注意保暖。

（2）不宜做剧烈活动，如经点穴治疗无效，应考虑用其它方法治疗。

【临床报道】

（1）张文彬．点穴治疗腰痛与体觉诱发电位。一侧腰骶神经根受压症患者 16 例，电刺激其一侧胫骨神经而从"接骨"（第 12 胸椎棘突尾侧）体表记录脊髓诱发电位，结果发现刺激患侧引起的脊髓电位 N_{21} 解潜伏期比健侧延长（0.74 ± 1.15）ms（$P < 0.05$），但延长 0.8ms 以上者仅 5 例；未见点穴对患者的脊髓诱发电位有明显影响。腰痛患者 21 例，以致痛电刺激一侧足背而从头顶引导的皮层电位，其成分 $N_{150} - P_{260} - N_{370}$（N 为负峰，P 为正峰，下方数字表示各该峰的平均潜伏期 ms 数）与痛觉有关点穴可使波幅下降约 20%（$P < 0.05$）。结合临床观察，认为点穴对腰痛患者的镇痛效应是肯定的，该效应与大脑皮层有一定关系。[上海中医药杂志，1989（2）：28]

（2）王云芝．气功按摩治疗腰腿痛的临床观察。治法：患者取卧位，暴露患部，一术者运丹田之气于手，先于患处布气开施点穴按摩手法，使患者局部肌肉、韧带、关节完全松弛后，再定气于双手拇、食、中三指，轻揉压迫错动的腰椎复位，修复纤维环，共治 500 例。结果：痊愈 300 例占 60%，显效 120 例占 24%，好转 80 例占 16%。[气功，1988，9（11）：497]

第三腰椎横突综合征

第三腰椎居全腰椎之中心，活动度较大，其横突粗、长，当腰、腹部肌肉强力收缩时该处受力最大，因而易反复损伤产生创伤性炎症，邻近神经纤维亦可因反复刺激变性而产生腰痛及腰肌痉挛，此称为第三腰椎横突综合征，或第三腰椎横突炎。

诊断要点：①病人常有腰部扭伤史或慢性劳损史。②腰痛、臀痛轻重程度不一，可放射至同侧下肢，但非典型坐骨神经痛，弯腰活动时疼痛往往加剧，休息时较轻。③局限性压痛明显部位在骶棘肌外缘第三腰椎尖端处，有时压痛可放射至同侧下肢。④直腿抬高试验可能阳性，但直腿抬高踝背伸即加强试验阳性。

【治疗方法】

《**中国按摩大全**》

（1）治则：舒筋通络，活血散瘀，消肿止痛。

（2）手法治疗：病人取俯卧位，医者站在患者的一侧，医者在病患侧组织的远端，先用掌根按揉法或滚法，自上而下往返 3~5 次，而后，在阿是穴作弹拨法 10~20 次，力量由轻到重。再以阿是穴为中心向四周做搓、揉等手法。再重复腰部的按揉法或滚法，沿膀胱经的循行路线而下，经臀部、大腿的后侧上下往返 3~5 次，按压肾俞、秩边、居髎、环跳、委中等穴。然后在第三腰椎横突处先用指按弹拨的手法，在与条索状硬结相垂直的方向上弹拨，弹拨与上下按摩手法交替进行，反复 2~3 次，若腰部运动受限，可根据情况配合腰部后伸被动运动（如腰部后伸扳法、斜扳法等）。最后以擦法沿骶骨棘肌纤维方向治疗，以透热为度，结束手法。

【自我保健】

《**家庭按摩手法**》

（1）按揉腰骶部：患者俯卧在硬板床上，术者站于患侧，用右手掌根在腰的两侧和骶部反复按揉 2~3 分钟，以解除腰部组织的痉挛。

（2）弹拨压痛点：用拇指峰在第三腰椎横突部的痛点处，向脊柱方向用力弹拨数次，或按压 1 分钟，以松解瘢痕及粘连。

（3）气功按摩法：术者用拇指罗纹面按压在痛点上，让患者做腹式呼吸，即呼气时腹部凸起，呼气时，按压的拇指用力按压，反复操作，使腰部有发热感，或者感到热向骶部及下肢放散为宜。操作完毕病人即感腰部轻松，疼痛消失，或者减轻，急性患者 1~2 次即可治愈。

【注意事项】

（1）治疗期间要避免或减少腰部的后伸、前屈和旋转活动。

（2）注意局部保暖，不可受寒。

（3）可配合使用封闭疗法，药物疗法。如治疗效果不理想，可选用手术治疗。

梨状肌综合征

凡梨状肌刺激或压迫坐骨神经引起的臀腿痛，称为梨状肌综合征，多由于髋关节扭闪，使梨状肌猛烈收缩受到牵拉所致。

诊断要点：①臀部疼痛和下肢沿坐骨神经分布区放射痛。②劳累和感受风寒湿症状加剧。③严重者有臀部"刀割样"或"烧灼样"疼痛。④检查局部可触及索状隆起，梨状肌紧张试验阳性，直腿抬高试验阳性。

【治疗方法】

《实用按摩推拿大全》

患者俯卧位，医者施用捏拿足三阳法，点按委中、承扶、承山、风市、太溪，以通经活络，宣通气血，消肿止痛，滋阴补肾，舒筋活络，通利腰膝；施用点抹秩跳法，以通利腰腿，缓解肌筋，疏通经络；施用提踝抖腰法，以通利关节、舒展肌筋；施用痛点弹拨法，以松弛挛缩，解除粘连，消炎止痛。

《家庭按摩治病与健康》

（1）病人俯卧，医者站于其旁，用手掌揉臀部数次，再用拇指分拨梨状肌损伤处数次。侧卧位，用肘部拨损伤处数次。取穴：居髎、环跳、委中、阳陵泉。

（2）病人仰卧，医者站于其旁。做髋关节的摇动法数次。然后用屈髋挤压法，医者一手握住患腿踝关节，另一手按住膝关节，两手同时向下内方挤压，使髋关节、膝关节过度屈曲并内收，同时梨状肌受到了牵拉，对于下肢直腿抬高受限和剥离伤处的组织粘连有明显的作用。

上述手法有剥离粘连，活血止痛，促进损伤修复的作用。

《中国按摩大全》

（1）治则：舒筋通络，活血化瘀。

（2）手法：患者俯卧位，医者立于患者的患侧。用轻柔的掌根按揉法在臀或攘法沿臀大肌纤维方向治疗。手法的刺激量不必过大。然后在股后，小腿后部用攘法往返3~5次，按揉委中、承山、昆仑诸穴。用拇指按压梨状肌，并用力向下按压片刻再沿梨状肌纤维方向反复拨动和按摩。最后指压下髎、阳溪、秩边、环跳、殷门、阳陵泉等穴。

【自我保健】

《家庭按摩治病与健康》

（1）由家属用手掌揉臀部 20～30 次。再用拇指拨揉梨状肌处筋腱 20～30 次，按压冲门、阳陵泉、绝骨各 1 分钟。

（2）主动做髋关节的屈伸、旋转 20～30 次。

以上手法，每日早晚各 1 次。

【注意事项】

（1）适当休息，避免剧烈活动。

（2）可同时采用针灸、理疗、局部封闭的治疗方法。

（3）梨状肌位置较深，治疗时不可滥施手法或粗暴用力。

【临床报道】

薄绣山．弹拨按摩点压法治疗梨状肌综合征 225 例小结。患者俯卧硬床上，双下肢分开。①弹拨法：急性损伤用拇指指腹于梨状肌走行的方向垂直深按，指尖触及肌腹后沿外上方向内下方来回拨动约 1 分钟；慢性损伤用肘尖部在梨状肌部位或环跳穴与肌肉行走向垂直由外上方向内下方来回拨动约 2～3 分钟，用右足跟在梨状肌部或环跳穴与肌肉走行方向垂直力由外上方向内下方来回拨动 2～3 分钟。②按摩法：术者立于健侧，双手重叠，用手掌沿梨状肌走行方向由内上方向外下方推按，先轻后重，逐渐向深层按摩 1～3 分钟。③点压法：用拇指尖或肘尖或足跟在梨状肌局部重压 1 分钟左右。急性患者每日 1 次，慢性 3 日 1 次，5 次为 1 疗程，疗程间隔 5 日。结果：痊愈 165 例占 73.3%，显效 36 例占 16.3%，好转 18 例占 8.2%，无效 6 例占 2.2%。［按摩与导引，1992（2）：24］

坐骨神经痛

坐骨神经痛属中医学"痹证""坐臀风"范畴。是指坐骨神经通路及其分布区内疼痛，常由感染、被挤压、牵扯所引起。

诊断要点：①多数患者无明显外伤史。②以坐骨神经通路及分布区疼痛明显。③疼痛呈放射性，下肢屈而难伸，行走不便，可因寒凉、弯腰、咳嗽、排便时疼痛加重。④检查时可在坐骨神经通路上找到压痛。直腿抬高试验阳性。

【治疗方法】

《实用按摩推拿大全》

患者俯卧位，医者以双手施用揉拿腰背肌法，点按大肠俞、命门，以调理肠腑，驱邪外出，温补命门之火，强壮腰脊；施用提拿足三阳法，点按八髎、环跳、承扶、委中、悬钟、昆仑，以疏通经络，濡养肌筋，活络止痛；施用点抹秩跳法，以疏通经络，通利腰脊，缓解肌筋，消炎止痛；施用双龙点肾法，以调补肾气，强腰壮肾；施用捉拿双筋法，以通经活络，祛风散寒，消除痉挛，缓解疼痛，补益肾气。

《自我保健穴位推拿》

（1）手法治疗：①揉擦肾俞30～50次。②点擦腰部痛点各30～50次。③重擦腰骶50～60次。④点、揉患侧环跳各30～60次。⑤点按和拳击风市各30～60次。⑥拿按委中30～50次。⑦拿揉承山和丰隆40～50次。⑧拿揉昆仑、太溪30～40次。⑨从臀部至足踝，拳击5～7遍。⑩揉下肢5～7遍。⑪配合腰部功能锻炼法。

（2）随症加穴：①腰腿痛时重时轻，平素头晕耳鸣，面色萎白，精神萎靡，四肢不温，女子带下绵绵，男子腰酸遗精者加：揉按命门，揉关元，拿按三阴交和悬钟。②腰腿冷痛重者，卧后起床时更觉不适或上下窜痛，或沉重麻木，或痛甚伸屈不利，阴雨天时或受凉后加重者加：按揉风门，按揉大椎，按揉足三里。③腰部扭伤或负重闪挫后，痛不可忍，并因咳嗽、喷嚏用力、屏气而加剧，且不能弯腰者加：点按大椎，按揉大杼，按揉血海，拿按三阴交和悬钟，掐揉太冲。④患肢后外侧酸重而疼痛，环跳穴周围压痛明显，且兼有烦热、口干、咽痛、小便短赤者加：按揉曲池，对拿内、外关，拿按合谷，对拿阴、阳陵泉，拿按三阴交和悬钟，按揉丘墟。

《中国医用点穴学》

1. 配穴与手法

（1）第一组：肝俞穴（泻），肾俞穴（补），每穴平揉、压放各100次。秩边穴、环跳穴皆用五行联用法。

（2）第二组：内关穴（补）、合谷穴（泻）、列缺穴（补）、太冲穴

（泻）、阴陵泉穴（泻）、足三里穴（补）、膻中穴（补）、巨阙穴（补）、中
脘穴（泻）、气海穴（补）、肺俞穴（补）、肝俞穴（补）、肾俞穴（补），每
穴平揉、压放各 70 次。秩边穴、环跳穴各用五行联用法。轻重标准度为中
度，快慢标准为中度，平揉圆圈的大小度应用小度。

2. 方义解释

（1）第一组配穴，应用于初患坐骨神经痛者。本病不论新久，其发展情
况，都侵袭足太阳膀胱经与足少阳胆经。伤害的重点为筋骨，坐卧活动均感
疼痛。主筋者肝，主骨者肾。故取肝俞与肾俞穴。二穴用重手法，可缓解疼
痛症状。取膀胱经之秩边穴，胆经之环跳穴，均用五行联运法，则可调理两
个经脉的相互制约作用，以达活血止痛效果。

（2）第二组配穴，应用于坐骨神经痛时间较久者。患此病既久，则易于
合并风湿，损伤气血。对此治疗，在第一组配穴的基础上，以合谷配太冲穴，
治疗风湿。取膻中、巨阙、内关、肺俞、心俞、膈俞等穴，补气血，安心神。
其余的穴，则补肾与健胃。

《气功点穴按摩术》

（1）准备：患者取俯卧位，腰带解开，闭目，全身放松。

（2）取穴：阳关、环跳、承扶、殷门、风市、委中、承山、昆仑、涌泉
等穴。

（3）手法：点按法，掌按法，揉法，拿法，振颤法，拍法等。

（4）患者改为仰卧式，闭目，全身放松。

（5）取穴：阳陵泉、足三里、悬钟、照海等穴。

（6）手法：点按法，拿法，拍法，振颤法等。

《急救自救法点穴按摩》

（1）选穴：局部痛点、环跳、委中、阳陵泉、昆仑。湿热所致而灼热疼
者，遇热加重，舌苔黄腻者加：至阴、足窍阴；由血瘀而致，症见舌质紫黯
或有紫斑者加：肺俞、血海；兼有肾虚而症见腰膝酸软、畏寒肢冷、舌淡苔
白者加：肾俞、命门；兼见颧红潮热，舌红少苔者：加太溪。

（2）操作：至阳、足窍阴用重掐法后，挤出血少许。肾俞、命门用点法
或按揉法轻刺激各 15 分钟。太溪用点法或按揉法轻刺激 2～3 分钟，其余诸
穴用点法或按揉法重刺激至疼痛减轻或消炎为止。

《中华气功点穴疗法精粹》

（1）治疗手法：采用运气按压、点揉、推摩、振颤等手法。

（2）操作要领：①运气按揉法：患者取俯卧位，医者侧立，运气后先按摩腰骶、臀部，再沿下肢后外侧自上而下反复操作6~12遍，以舒经活络。②运气振颤法：患者侧卧位，医者立于病人背侧靠臀部处，沿下肢后外侧行振颤法5~7遍，有疏通气血、镇静止痛的作用。③运气推摩法：医者的右手掌根着力，在病人患肢后外侧运气推拿，反复操作6~12遍，此法有松弛肌筋、缓解疼痛的作用，上法均用泻法。

《子午流注气功点穴法》

（1）选时：14时45分。

（2）主穴：准尖。

（3）配穴：海底、环跳、风市、髀关等。

（4）治疗：准尖系申时前四刻主穴，宜在未时后四刻施行手法，部位在骶椎最后一节处，宜一指点、震颤。环跳穴宜撮指垂直重点，至麻胀感向腿足放散为度。髀关穴宜食指深点、震颤至麻胀感走窜到膝盖为度。海底穴用剑指中度力点按、震颤，至热胀麻感放散到小腹和会阳为度。

附：血液辅佐脾胃完成腐熟运化水谷精微物质的工作之后，在申时便再一次汇成大源头，对人体凤尾（腰臀区域的代名词）部位进行强烈灌注，此时准尖、腰眼、志室穴受盛血液最多，若在此时对腰背部施治，疗效将比其它时间更佳。

【自我保健】

《百病自我按摩保健》

取次髎、环跳、承扶、委中、阳陵泉、绝骨、昆仑，俯卧位，用拇指先从腰骶部穴位开始逐穴向下按摩，每穴按摩1~2分钟，力量适当重一些，以局部及下肢有酸胀感为度。一般每日可操作2~3次。

《家庭按摩指南》

患者取俯卧位，自然平卧，全身放松。

（1）用稍重一些的手法按揉后外侧的白环俞、秩边、八髎、环跳、坐骨、承扶、殷门、风市、膝阳关、委中、承山、昆仑、太溪、曲泉、阴陵泉、三阴交、跟平各穴。

（2）按揉前侧的居髎、冲门、髀关、迈步、伏兔、梁丘、血海、阳陵泉、足三里、上巨虚、丰隆、光明、脑清、解溪、内庭、悬钟、下丘墟、商丘、太冲各穴。

（3）按掐八风、上八风和涌泉穴（手法可稍重）。

（4）用拳或肘尖按揉臀部肌肉（臀大肌、臀中肌）1~2分钟，用拿法按摩大腿与小腿后侧肌肉由上而下，反复10~20次。再用擦法或揉法做同一部位的按摩10~20次。

（5）用拿、揉、擦、推手法按摩大腿与小腿前侧和外侧的肌肉，由上而下反复10~20次。

（6）做踝关节摇动、正转与反转各20次，用手掌搓足背20次，再用手掌搓脚心20~30次。

（7）用双手掌搓法或单手掌推法做全下肢放松按摩，由上而下反复10~20次，前侧、后侧、内侧和外侧都要做到。

【注意事项】

（1）本病接受气功点穴疗效显著，特别是对风湿病因所致者疗效较佳。一般治疗12~24次，皆能有所改善或痊愈。

（2）腰椎间盘突出伴有本病，且病程长、恢复较慢者，可配合针灸、穴位药物注射等以提高疗效。急性期适当卧床休息，病情好转就要结合适当的功能锻炼。

【临床报道】

扬景田．按摩治疗坐骨神经痛102例疗效分析。患者俯卧位。循经点穴法：①循足太阳膀胱经和足少阳胆经，点揉肾俞、巨髎、环跳、承扶、委中、承山、昆仑等穴，约10分钟。②揉揉捏拿法。③分拨掌推法。④剁散拍打法。结果：痊愈55例，显效29例，好转13例，无效5例。［按摩与导引，1988（6）：11］

膝关节骨质增生

膝关节骨质增生又称膝关节增生性关节炎、膝关节骨性关节炎。多是遭风、寒、湿邪而引起，反映在所属经络循行的膝关节处疼痛。是好发生于40岁以上的中老年人的常见症。

诊断要点：①多数患者无明显外伤史。②初期自觉膝关节疼痛、僵硬、酸沉无力，关节内有摩擦音伴麻木等关节不适感。③重者感下肢屈伸不利，行走不便，下蹲困难等功能障碍，有些伴关节局部肿胀。④X线检查对本病有突出诊断价值。

【治疗方法】

《实用推拿按摩大全》

患者取仰卧位，医者施用提拿足三阴法，提拿足三阳法，点按阳陵泉、阴陵泉、犊鼻、血海、伏兔以通经活络，消肿止痛，清化湿热，强健腰腿。施用阴阳抱膝法，点按鹤顶、内膝眼，以濡养肌筋，消肿散瘀，通利关节，消肿止痛，通经活络，强筋壮骨，施用抻牵足蹬法，以松解肌筋，通利关节，散瘀止痛。

《中国医用点穴学》

1. 配穴与手法

（1）足三里穴（补）、阴陵泉穴（泻）、膝眼穴（补）、鹤顶穴（泻），每穴平揉、压放各70~100次。

（2）足三里穴（补）、犊鼻穴（补），各平揉压放100次，阴市穴用五行联用法。

（3）大杼穴（补）、委中穴（补）、承山穴（泻），每穴平揉、压放各100次。

（4）风市、阴市穴各用五行联用法。

以上各组配穴，根据病情需要，既可用一组的穴，也可以合并两组的穴位。轻重标准度：新病远道取穴用重度，局部穴用轻度；久病、局部穴用重度，远道穴用中等度，如属体虚弱，即用轻手法。快慢标准度：应用中度。平揉圆圈的大小度：应用中度。

2. 方义解释

上述局部穴，即膝关节部位的穴，如膝眼、鹤顶、犊鼻等。此外均属远道穴。新病、远道穴用重手法以缓解其疼痛度的病势。久病，局部穴用重手法，以促进其深层组织功能的恢复，并结合远道穴的中度手法，进而达到疏筋活血及驱邪扶正等作用。总之点穴治疗膝关节骨质增生，如是新病，应每日点穴1次，1~3次可见轻，10次左右可治愈。久病，可于1周内点穴3次，3~5次可见轻，20多次可治愈。如果是年迈患者，则须治疗更长时间，还需注意保护身体，否则易于反复。

3. 注意

老年人多出现骨质增生，而膝关节为活动频繁的关节，既不能活动过度，又不能不活动。所以，稍不注意，就有可能引起膝关节疼痛。对此，除了防寒，防劳累外，早晚在膝关节周围及上下部分循按数次，对促进气血畅通很有好处。

《鹰爪门点定秘法》

（1）取穴：内关、公孙、列缺、照海。

（2）方法：左膝痛，点右足公孙、右手内关；右膝痛，点左足公孙、左手内关；两膝皆痛，则两侧皆点。点时，以左手中指点公孙、右手中指点内关、轻点，不可重按。时间以10秒或患者深呼吸2次为1次。早晚各点1次即可。

如果患者膝内外两侧皆痛，则以照海和列缺两穴点穴治疗。左膝痛点左足照海、右手列缺；右膝痛点右足照海、左手列缺，点时改用左手中指点照海，右手食指点列缺，每日1次或2次，3天内有效。

《凤阳门点定秘法》

重点、揉犊鼻；重点、揉阳关；重点、揉阳陵泉；重点、揉阴陵泉；揉、捏、揪解溪；重点、揉足三里；重点、揉上巨虚；重点、揉条口；重点、揉下巨墟；抓后脚跟。

《中华气功点穴治疗精粹》

（1）治疗方法：用气功点按、推拿、振颤等手法或配用下肢气功点穴常规手法。

（2）操作要领：①气功点穴按法：患者取仰卧位，医者立于患侧，运气后用掌点按或振颤患者双膝关节疼痛部位，并点按鹤顶、膝眼、阳陵泉及足三里等穴，以患者有透热轻松感为适宜。②气功推摩法：患者取仰卧位，医者侧立，运气至掌，置于患膝部进行推摩法，以患者有透热轻松感为宜。③气功振颤法：患者取俯卧位，运气至掌，置于患膝腘窝部施振颤手法，配合点委中、承山、承筋等穴，以患部有热感为宜。

《急救自救法点穴按摩》

（1）选穴：局部痛点，内、外膝眼，鹤顶。湿热所致而见关节红肿热痛，舌苔黄腻者加：阳陵泉、隐白、内庭及厉兑，瘀血阻络所致者加：膈俞、血海。

（2）操作：阴陵泉、内庭用点法，重刺激各 2～3 分钟，隐白、厉兑甩重掐法后挤出血少许，局部痛点、鹤顶及内外膝眼用点法及按揉法重刺激至疼痛减轻或消失为止。

《子午流注气功点穴法》

（1）选时：21 时 45 分。

（2）主穴：宝盖穴。

（3）配穴：足三里、血海、伏兔等。

（4）治疗：宝盖穴系亥时前四刻主穴，宜在戌时后四刻取穴施行手法。部位在髌骨两旁凹陷处，宜双指掌法，配合一指点。足三里系亥时后四刻主穴，宜在亥时前四刻实施手法，部位在外膝眼下 3 寸，胫骨旁开 1 寸，用单指重点，配合震颤。血海穴系酉时后四刻主穴，宜在亥时前四刻施行手法。部位：屈膝正坐，股骨内上髁 2 寸，股内收肌突起的中点，用剑指点、震颤。亥时气血汇集于肚脐六官穴，与左右两肺一脉相通，此时膝下的宝盖穴与胫上三里穴气血最旺，若是脚足有疾患，选用宝盖穴与足三里穴配合施治是最好的方法。

【自我保健】

《自我保健穴位推拿》

（1）手法治疗：点按风市，揉按血海，按揉内、外膝眼，揉、擦痛点，按揉委中，按揉足三里，拿阴、阳陵泉，搓搓关节，搓下肢。

（2）随症加穴：身体虚弱、面色萎黄、腰膝酸软、食欲减退者加：按揉脾俞，揉、擦肾俞，摩中脘，揉关元；膝盖发凉，于阴雨天及受寒后加重者加：揉、擦肾俞，重擦腰骶，点、按、拳击风市。

《家庭按摩指南》

先用手掌或拇指做损伤部的局部轻柔按摩，用推法顺韧带的走行反复推拿，用拿、揉手法放松膝关节周围组织各 10～20 次。再用按揉手法刺激关节附近穴位，如膝眼、血海、梁丘、阴陵泉、阳陵泉、曲泉、陵后、委中、足三里等。最后，一手拇指按于压痛点处，另一手握患肢的踝部，做膝关节的屈伸和内、外旋转活动。注意要用缓慢、轻柔动作，不要用强迫的外力。在手法应用时要注意禁用弹、拨手法，避免损伤。

【注意事项】

（1）注意膝关节保暖，运动时防膝关节损伤。

（2）经常进行股四头肌的功能锻炼，以防膝关节挛缩、强直。

腓肠肌痉挛

腓肠肌痉挛俗称"小腿肚转筋"。是因用力、疲劳、受凉或年老气血衰弱、受寒所致，症见局部肌肉紧张、痉挛牵掣、疼痛、下肢不能伸直。

诊断要点：①起病急、病程短。②以局部肌肉紧张痉挛牵掣为主症。③下肢伸直功能严重受限。④局部压痛明显。

【治疗方法】

《实用按摩推拿大全》

患者俯卧位，医者施用提拿足三阳法，点按承山、委中、承扶以通经活络，缓解痉挛；施用提拿双筋法，以祛风散寒、解除痉挛、疏通经络、补益肾气、理气活血；施用顺藤摸瓜法，以祛风散寒、祛邪镇痛、通经活络、解除痉挛。

《家庭点穴按摩疗法》

（1）摩法：取屈膝位，用右手掌或指端在腓肠肌疼处上端轻轻按摩1分钟，不可用力过度，注意局部肌肉放松。

（2）按法：用拇指或中指按压承筋穴和承山穴，由轻到重按1分钟，然后改用掌根揉法2分钟，痉挛即可以慢慢缓解。

（3）击打法：用两手掌根放在小腿肌群的两侧对称用力，轻轻击打，反复几十遍。

（4）搓法：两手抱住小腿后肌群，对称用力反复搓揉20多遍。

（5）推法：将手自然伸平，掌根放在小腿后上方，向足跟处平推20多遍。

《中华气功点穴疗法精粹》

（1）治疗方法：采用运气拍打、捏拿、按揉点穴等手法。

（2）操作要领：①运气拍打法：患者取卧位或坐位，医者立于一侧，运气后用掌置于小腿部，适当用力拍打，目的是使痉挛松解消散。②运气点按法：运气后，按膀胱经诸穴，从臀部至足跟反复3~6遍，以通经活络，舒经止痛，可采用泻法。③运气捏拿法：运气后，捏拿患者小腿部痉挛肌筋，自上而下反复操作6~12遍，以活血导瘀，解痉止痛。

《子午流传注气功点穴法》

（1）选时：16时45分。

（2）主穴：勾子。

（3）配穴：承山、昆仑、阴陵泉、阳陵泉、三阴交等，另外配合揉捏震颤腓肠肌。

（4）治疗：勾子穴亦名委中穴，系酉时前四刻主穴，宜在申时后四刻施行手法，其部位在腘窝中央，两大筋中间，宜一指重点，配合震颤揉法。承山穴用大拇指垂直点按，达到酸胀感向下延伸至足底为度，昆仑穴宜大拇指掐，至麻胀上行下窜为度，阴陵泉用剑指重点、震颤至麻胀感上、下放射到足心为度，阳陵泉用剑指重点，震颤至麻胀感行到会阴和下窜到足踝为度。

附：酉时血气随着三焦气机的沉降之势，汇集成新的源头对双腿进行猛烈的灌注，委中穴与血海穴一脉相通，若此时受伤，到年老气血虚弱、衰微之时，两腿就会痿厥而不能行走。

《急救自救法点穴按摩》

（1）选穴：承山、阳陵泉。津液、精血不足者加太溪、照海、三阴交。

（2）操作：承山、阳陵泉用点法或按摩揉重刺激至转筋症状消失。太溪、照海、三阴交用点法轻刺激各2~3分钟。

【自我保健】

《百病自我按摩保健》

取承山、承筋、阳陵泉，屈膝坐位，一手拇指按于阳陵泉穴的部位，用力按揉，由轻到重，每穴1~2分钟，然后改用掌根揉承山穴2分钟。

《家庭按摩指南》

无论是肌肉的急性挫伤、慢性劳损或肌肉痉挛，都可采用同一种按摩手法进行治疗，手法按摩是治疗此病的可靠有效方法。

先用手掌做小腿三头肌的擦、推、揉、搓方法按摩。由上至下反复 10～20 次，手法要轻，以病人能忍受为准。用双手提、拿、捶、扣手法，做局部按摩 3～5 分钟。然后被动屈伸膝关节和踝关节 20～30 次。按揉委中、承山、阳陵泉、三阴交、足三里、昆仑、太溪、涌泉等穴。最后，重复做小腿三头肌的轻手法，推、搓、揉、擦、提、拿。按摩治疗后痉挛可一次解除，急性挫伤，症状可明显减轻，慢性劳损治疗后可无痛或留有很轻的疼痛，配合电按摩器治疗效果更好。

【注意事项】

（1）起居有常，忌着凉受寒，衣服要寒暖适宜。

（2）夜间常发生抽搐的病人，应采取侧卧位，并要注意下肢保暖。

踝关节扭伤

踝关节由胫、腓骨远端和距骨构成。关节周围有三组主要韧带，即下胫腓韧带、内侧副韧带和外侧副韧带，当踝关节未保持平衡或遭受猛力而超过其运动范围时，可致踝部软组织损伤，称踝关节扭伤。

诊断要点：①有明显内翻或外翻扭伤史。②跛行、受伤后踝部位即出现肿胀疼痛。不能走路或尚可勉强走路，二三日局部可出现瘀斑。③内翻扭伤时，在外踝前下方肿胀、压痛明显，若将足部做外翻动作时，则内踝前下方发生剧痛。④X 线检查：韧带损伤者，摄片阴性，韧带断裂者在内翻位摄片，胫距关节面的倾斜度在 8 度以上，有的可并见小骨片撕脱。

【治疗方法】

《实用按摩推拿大全》

患者在踝关节扭伤急性期（24～48 小时之内）不宜施用手法。已经排除骨折，经筋断裂及错位，针对性的予以急治复位、整复即可。患者仰卧位，医者以一手握患足跟，另手施用踝关节摇法，点按太溪、昆仑、绝骨、解溪、太冲，以滑利关节，活血化瘀，消肿止痛，顺理肌筋，通经活络，解除粘连，恢复其功能，强筋壮骨；施用提拿足三阴法、提拿足三阳法，以通经缓急，促进伤患恢复。患者俯卧位，施用点抹秩跳法，以活血散瘀，通经活络，通利腰腿。

《气功点穴按摩术》

（1）准备：患者取坐式或仰卧式均可，尽量使下肢和患处放松。

（2）取穴：阳陵泉、悬钟、解溪、昆仑、照海等穴以及痛点。

（3）手法：点按法，摩法，推法，揉法，振颤法等。

《点穴按摩急救自救法》

（1）选穴：局部痛点、解溪、丘墟、昆仑、三阴交，湿热所致而见踝关节红肿热痛，舌苔黄腻者加阴陵泉、陷谷、内庭与厉兑。

（2）操作：阳陵泉、内庭用点法重刺激 2~3 分钟，隐白、厉兑用重指切法后，挤出血少许，局部痛点及其它腧穴用点法或按摩法重刺激至疼痛减轻或消失为止。

《中华气功点穴治疗精粹》

（1）治疗方法：用气功点、按、推、牵伸及推动的手法，还可以配合下肢气功点穴常规手法。

（2）操作要领：①运气推按法：患者取坐位或仰卧位，医者运气后用一拇指放于外踝前侧，中指指腹压于食指甲上，放置内踝后侧，以食指沿内踝后侧向后推按，并发气按压相当胫骨后肌腱鞘和屈趾于肌腱所在部位，以足趾前端有麻木感为宜。②运气按振法：医者一手拇指放于患者踝关节前侧、相当于胫骨前肌与趾长伸肌腱鞘之间，其他四指放于内踝后侧运气按压踝关节前侧间隙，患者有𧿹指麻热感即可。③运气牵振法：医者一手握紧足趾向上牵伸外翻足部，扩大踝关节内侧间隙，另一手拇指按压外侧关节间隙，然后在牵伸下内翻足部；扩大踝关节外侧间隙，另一手以拇指最后使用运气振动法，使局部有麻热轻松感为宜。

【自我保健】

《自我保健穴位推拿》

（1）手法治疗：拿三阴交和悬钟，按揉解溪，拿揉昆仑和太溪，掌揉局部痛点，按揉丘墟。

（2）随证加穴：踝部瘀肿、疼痛，活动则痛剧，跛行，严重时脚不能着地者，以手掌大鱼际揉局部，手法要轻巧柔和。避免加重损伤处出血；同时加揉按血海、三阴交、太冲，以活血化瘀，促进瘀血被吸收。踝关节酸痛，轻度浮肿，步履无力者，由轻渐重揉按局部，然后用手掌大鱼际擦局部，并揉按足三里和拿按阴、阳陵泉，以健脾利湿，活血通络。

《**家庭按摩指南**》

急性损伤在 24 小时以内禁用手法按摩及热敷，确定无骨折、脱位后可局部外用药物包扎，保证局部休息，抬高患肢。血肿明显者可采用局部冷敷，48 小时后可改用局部热敷，并采用轻手法做局部按摩。方法是以推、揉、搓、按手法为主，按摩损伤的韧带和关节囊，用力方向应顺组织的走行方向而运动。然后一手拇指按在扭伤部位，另一手握肢掌部，做踝关节的屈伸、旋转活动。再用按、揉、掐的手法，刺激三阴交、悬钟、昆仑、太溪、解溪、陵后、丘墟、太冲、涌泉等穴，最后用手掌推、擦损伤部位反复 10～20 次。

若有韧带的断裂伤，最好不做按摩治疗，应做局部包扎固定，待损伤组织修复后再做按摩治疗。绝对禁止在伤后做盲目的乱揉，所以凡扭伤后表现为严重的，都应到医院做详细检查，给予积极准确、有效的治疗，以防留下后遗症或延长不必要的恢复时间。

【**注意事项**】

（1）踝关节扭伤后应先以冷敷，防止损伤部位出血，次日可行热敷，以消散瘀血。

（2）点穴推拿前可在患处涂以少量松节油、红花油等。

（3）踝部曾受过外伤的，常致关节稳定性降低，故应防止再次扭伤。

【**临床报道**】

姜万杰．气功点穴治疗踝关节扭伤 54 例报告。医者运气于拇指和中指（离经者），用龙搔爪劲，点绝骨、三阴交。以有一气流顺以上两穴向下传导，扭伤局部有热感效果最佳。点 2 分钟，如以外踝关节痛为主，点丘墟、昆仑、申脉；以内踝关节痛为主，点太溪、商丘、照海，每穴点 1 分钟；最后在疼痛的局部，隔距发功 2 分钟。结果：全部治愈，其中 1 次 15 例，2 次 27 例，3 次 12 例。［按摩与导引，1988（5）：4］

足跟痛

足跟痛症多发生于 40~60 岁的中年老人，指跟骨底面由于慢性损伤而引起的疼痛，常伴有跟骨结节部的前缘骨刺。

诊断要点：①起病缓慢，可有数日甚至数年病史，多发生于中年以上、体质较胖者或虚弱的男性，故与老年退行性变有一定关系。②主诉足跟跖面疼痛，步行或站立时加剧，特别是在路面上行走时更明显。③患部不红不肿，可在跟骨跖面内侧结节处有局限性压痛，有的可合并平底足畸形。④X 线检查：一般阴性，但多可在侧位片上见到跟骨底面结节前缘有大小不等的骨刺，但骨刺并非本症特征，因临床表现不一定与 X 线象相符合。

【治疗方法】

《实用按摩推拿大全》

患者俯卧位，医者施用足跟捻压法，点按太溪、委中、承山，以散寒止痛，通筋活络，强筋健骨；点按三阴交、足三里，以通筋活络，补益中气，滋阴养肾。

《家庭按摩治疗与健康》

病人俯卧，医者站于其旁，用手拿揉小腿后侧及足跟部数次。取穴：承山、三阴交、太溪、照海、局部痛点。按压足跟点时，病人可活动踝关节，同时足跟着地疼痛可明显减轻。病人仰卧，医者站于床尾，牵拔和旋转踝关节数次。

上述手法有疏筋活血、消炎止痛的作用。

《子午流注气功点穴法》

（1）选时：22 时。

（2）主穴：足三里。

（3）配穴：解溪、三阴交、中封、太冲等，另外配合扳、摇足踝手法。

（4）治疗：足三里系亥时后四刻主穴，宜在亥时前四刻施行手法，部位外膝眼下 3 寸，胫骨旁 1 寸，手法应单指重点，配合震颤。解溪穴位于踝关节足背横纹中点，拇长伸肌腱与趾长伸肌腱之间凹陷处，手法宜大拇指垂直重点，至麻胀感放射至足尖为度。三阴交位于内踝高点直上 3 寸，胫骨内侧面的后缘，手法用食指重点，达到麻胀感向下放射到足心为度。商丘穴在内踝前下方凹陷中，宜食指重点，到局部麻胀为度。

【自我保健】

《**自我保健穴位推拿**》

（1）手法治疗：①滚棍 20～40 次。②揉按局部痛点。③擦揉痛点及周围。④点按涌泉。⑤拿按揉承山和丰隆。⑥揉按三阴交。⑦拿揉太溪和昆仑。⑧拳击足底反复 5～7 分钟。

（2）随证加减：如兼有头昏耳鸣、腰膝酸软、五心烦热、口干咽燥者加：揉擦肾俞与志室，揉关元，按揉风池。如兼有胸闷体重、倦怠喜卧、食欲减退者加：按揉脾俞，摩中脘，按揉足三里。推拿可于每晚临睡前做，推拿前先滚棍 3～5 分钟，然后用烫水熏泡患足 7～10 分钟，再做其它手法。另外患者须忍受疼痛，坚持散步，有意让足着力，才有助于早日康复。

《**实用家庭按摩**》

（1）用手掌按摩足跟部 30 次，同时活动踝关节。

（2）用手掌推揉小腿后侧 30 次，并按摩承山、丰隆、三阴交、照海穴各 1 分钟。

（3）用拇指按揉涌泉、足跟压痛点及手腕中点足痛点各 1 分钟。

（4）拳击足底 5 分钟，或用脚踩圆木做前后滚动。

《**点穴按摩急救自救**》

（1）选穴：局部痛点，昆仑、太溪、三阴交。

（2）操作：肾虚所致者，局部痛点用点法或按揉法，中重刺激，昆仑、太溪、三阴交用点法或按揉法轻刺激。其它原因所致者，局部痛点及诸穴均用点法或按揉法重刺激，直至疼痛减轻或消失为止。

《**家庭按摩疗法**》

（1）抓捏腓肠肌：患者俯卧，家属用手五指抓捏患侧腓肠肌（小腿肚）1～2 分钟。

（2）拿跟腱：用右手拇指和食指捏拿昆仑穴、太溪穴（跟腱）1～2 分钟。

（3）按足跟：用拇指、食指、中指对按足跟部两侧 2～3 分钟，使其有酸痛等感觉时再轻轻揉数遍。

（4）按揉重点：用右手拇指在足跟底部找出痛点，然后按揉 1~2 分钟。

（5）捶击足跟：将患侧小腿屈起成90°，使足心向上。操作者左手握住趾跖关节，右手持一小铁锤（一般的小铁锤），对准痛点由轻到重连锤 3 次，动作要快而准确，最后再轻轻敲击足底四周数遍。

《家庭按摩治疗与健康》

（1）按揉足跟部 20~30 次。

（2）主动活动踝关节 20~30 次。

（3）用拇指按揉足跟痛点和手腕部的足跟点各 1 分钟。

以上手法，每日早晚各 1 次。

《家庭按摩指南》

按揉压痛处，用手掌或拇指按推足心及足跟，由前向后反复 20~30 次（操作慢而有力）。按揉涌泉、太冲、然谷、太溪、昆仑、解溪。拿捏足跟的内、外、后缘。最后用手掌握足心、足跟各 50 次。

【注意事项】

（1）每日早晚用醋汤泡脚，然后行点穴治疗。

（2）可在鞋内放一较厚油绵足垫，或专门为足跟痛设计的足跟垫。待疼痛消失一段时间后再拿去。避免穿高跟鞋和硬底鞋。

（3）疼痛较重者，可在痛点做封闭疗法，但点穴治疗不可中断。

岔 气

岔气又称闪气，是指胸部伤气而言，多由于扛抬、举重、攀高等用力过度或因闪扑扭蹩动作，突然造成气机凝滞于内，阻而不得通行而发。

诊断要点：①多有明显用力或扭伤史。②疼痛若隐若现，痛无定处，继有胸痛满闷，深呼吸、咳嗽、用力时疼痛加重。③重者伤口即发剧痛，胸部板紧牵掣，引及背侧，疼痛持续不解，伴有肿胀、压痛。

【治疗方法】

《点穴疗法》

风湿性者，以舒络活血为主。胸疼取内关、曲泽穴，头二次用泻法，痛减轻后用补法。背部疼补委中；泻承山穴，用上病下取法，一补一泻以达舒经活血目的。并配合阿是穴，每穴平揉、压放各 100 次，必要时可加经络循按法。撞碰性的疼痛，除照风湿性远道取穴外，还应在局部上下左右分推。治疗 2~4 次即可见轻，一般 10 次左右可治愈。

《中国医用点穴学》

内关穴（补）、曲泽穴（泻）、太渊穴（补）、偏历穴（泻）、足三里穴（补）、中脘穴（泻）、气海穴（补）、天枢穴（补）、风门穴（泻）、肺俞穴（补）、委中穴（泻）、承山穴（泻），每穴平揉、压放各 70~100 次。本组配穴，除风门与肺俞穴为治胸背痛局部取穴处，其余各穴则为远道取穴。内关与曲泽及足三里穴配合，则对胸痛有通络活血之效。委中配承山穴则可医治背部疼痛，如风寒者，另外加泻合谷与风池穴。轻重度标准应用中度、快慢标准度应用中度，平揉圆圈大小度应用中度。

《疏通经络点穴法》

（1）选穴：内关、外关、期门、章门。

（2）手法：轻摩推患侧胸肋部，点揉期门、章门穴，拿内、外关穴，同时嘱患者深呼吸和转腰动作，术者一手握住患者肘部，另一手插入患侧腋下，向上提拉患侧肩部，插入患侧腋下的手不动，另一手在患者深呼吸后，用力叩击患侧背部和胸胁部。用膝腿部顶住患者背部，以巧力向后侧扳肩在患侧胸部施以揉法，擦搓患者胸肋部，在背部沿足太阳膀胱经施以推法。

《子午流注气功点穴法》

（1）选时：10 时 45 分。

（2）主穴：幽门。

（3）选时：11 时 45 分。

（4）主穴：中脘。

（5）配穴：井关、巨阙、背心，另外配合拿胸大肌。

（6）治疗：幽门穴系午时前四刻主穴，宜在巳时后四刻施行手法。此穴部位在巨阙旁开 1 寸处，用一指点，配合单掌震颤。中脘穴系午时正穴，宜在午时前四刻施行手法，此穴在胸骨正中，两乳联线中点，宜用手掌款款震颤，配合揉法。井关穴系巳时后四刻主穴，宜在巳时前四刻施行手法。此穴部位在锁骨中缘内凹陷处，宜一指点，轻微震颤。巨阙穴应以一指点，至麻胀感上下放散为度。

附：午时旺盛的血液，在体内脉道中的元气、宗气、营气及分布在脉道之外的卫气的协围推动、运化下，产生了一个日中前所未有的大源头，向城门大开的胸部进行猛烈的灌注，此时此刻受盛血液最多的是中脘穴，与中脘穴息息相通的幽门穴也蓄满了血液，以至于充溢到它们所隶属的旁经、经脉之中，此进治疗疾病的效果较一般时刻更佳。

【自我保健】

《百病自我按摩保健》

（1）掐穴位：选内关、外关两穴，将拇指指峰放置于对侧内关穴处，食指指峰放置于外关穴处，用力掐按，力量向上臂方向用力，时间为3~5分钟，最好使酸胀感向上臂、胸胁部放射传导，这样效果更佳。

（2）揉胸胁：将对侧手掌放在疼痛一侧的胸胁部，反复进行顺时针揉按，力量由浅渐重，一般3~5分钟为宜。可以疏散经气，缓解疼痛。

（3）按痛点：在胸胁疼痛部位寻找一个明显的压痛点，然后将中指指峰置于痛点上，按压1~2分钟。用力由轻到重，不要突然用力。

【注意事项】

（1）急性患者要局部固定和休息。

（2）慢性患者在自我治疗的同时，要配合适当的活动，如扩胸、摇肩、深呼吸等。

急、慢性胆囊炎

急性胆囊炎系由细菌感染，高度浓缩的胆汁或反流入胆囊的胰液的化学刺激所引起的胆囊炎性疾病，以发热、右上腹痛及压痛、呕吐、白细胞增高为常见的临床表现，属于中医"结胸发黄""黄疸""胁痛"等范畴。慢性胆囊炎为临床最常见的胆囊疾病，有时为急性胆囊炎的遗患，但多数病例以往并无急性发作史，就诊即为慢性。

诊断要点：

（1）急性胆囊炎：①常有慢性胆囊炎多次胆绞痛发作的病史。②上腹中部或右上腹部剧烈疼痛，持续而常有阵发性加重，可放射至右肩和右背部，伴有发热、畏寒、恶心、呕吐。③炎症明显可有轻度黄疸。④有明显的压痛和反跳痛、痛觉过敏与肌肉强直。⑤血液白细胞计数可有轻度增高，但很少超过 15×10^9/L。⑥腹部 X 线平片有助于诊断。

（2）慢性胆囊炎：慢性胆囊炎缺少典型症状，若无急性发作，不易确诊。一般根据：①有轻度不一的腹胀、上腹或右上腹不适感，持续性钝痛或右肩胛区疼痛，胃灼热、嗳气等消化不良症状，嗳气后或稍减轻。②非特异性餐后加剧的消化不良症状。③右上腹压痛及叩击痛为最可疑的体征。④超声波检查可探出膨大或缩小的胆囊、胆囊收缩功能不良、较大的胆石等情况，可为诊断做参考。⑤X 线腹部平片检查、胆囊造影及十二指肠引流等，是诊断的重要步骤。

【治疗方法】

《家庭按摩治病与健康》

（1）病人左侧卧位，左腿伸直，右腿屈曲，医者站于其后。用双手在右季肋部做捏拿法数次，同时并做揉法数次。痛点部位多施手法。

（2）病人俯卧，医者站于其旁，用手掌在背部做揉法数次。取穴：肝俞、胆俞、胃仓。

（3）病人仰卧，医者站于其旁。用手掌自上而下沿肋弓做分推法数次。取穴：日月、水分、天枢、三阳络、阳陵泉、胆囊穴、丘墟。

上述手法有疏通经络、消炎止痛等作用。

《中国按摩大全》

（1）病人仰卧，医者站于其旁。用手掌在背部做揉法数次。分别点按肝俞、胆俞、胃仓。

（2）病人仰卧，医者站于其旁。用手掌自上而下沿肋弓做分推法数次。并分别点按日月、水分、天枢、三阳络、阳陵泉、胆囊炎、丘墟。

《秘传疏经术》

（1）胃二点：病人仰卧，术者站在病人头顶侧，拇指尖横位向外捻转时，胆区痛减轻或消失。

（2）胃三点：病人及术者体位与胃二点相同，术者拇指尖向下，捻转时胆区痛消失。当手指向下捻转时，指尖不得触及第二肋骨。

（3）捻转时间：每日1次，每次20~30分钟。

【自我保健】

《自我保健穴位推拿》

（1）手法治疗：按揉三焦俞，揉膻中，摩中脘，揉气海，揉、擦章门，拿内、外关，拿阴、阳陵泉，按揉足三里，点按太冲，按揉丘墟。

（2）随证加穴：①脘腹闷胀、头晕目眩、四肢沉重、口黏无味者加：按揉脾俞，拿合谷，揉按手三里，按揉三阴交。②肌肤发黄、口苦而干、尿黄或有热感、大便秘结者加：拿按曲池和支沟，点按大椎，揉按期门，拿按承山和丰隆。③嗳气吞酸、泛恶欲吐、食欲不佳、胸闷易怒者加：按揉胃俞，拿合谷，揉按三阴交。④右胁刺痛、舌唇紫暗者加：拿揉曲池，揉按血海和三阴交，按揉胆囊穴。

《家庭按摩治疗与健康》

（1）用手掌推摩右季肋部20~30次。

（2）按压：水分、天枢、三阳络、胆囊穴各1分钟。

以上手法，每日早晚各1次。

【注意事项】

（1）伴有结石或反复发作的病人一般须手术治疗。

（2）调节饮食，忌吃油腻及不易消化的食物。

胆石症

本病是胆汁中脂质代谢异常，胆固醇在胆囊及胆管系统中形成结石，为胆道系统中最常见的病变。属中医学"黄疸""胁痛""结石"等范畴。

诊断要点：

（1）胆囊结石：无症状的隐性结石不易诊断。较大结石有时可引起右上腹胀闷不舒或右胁隐痛；较小结石阻塞胆囊管时可引起胆绞痛，始为阵发，继而转为持续，伴阵发性加剧。多向右肩背部放射，右上腹明显压痛和肌紧张。

（2）胆总管结石：发作期表现为上腹部剧痛，寒战高热，黄疸。腹痛始为胀闷感，继而转为阵发性刀割样绞痛。剑突下明显压痛而腹肌紧张不明显。

（3）肝内胆管结石：可无腹痛，常有反复发作的肝区胀痛或叩击痛，伴有畏寒、发热或黄疸，肝脏肿大有触痛。

（4）辅助检查：超声波检查、X 线胆道造影、十二指肠引流有助于诊断。

【治疗方法】

《点穴秘技》

（1）刺激胆结石的临泣穴时，通常会产生剧烈的疼痛。平时只要自己用拇指腹多加压痛点穴，便能减轻担石痛的程度。

（2）点临泣穴的方法是：两手拇指相叠，右手指腹点按临泣穴，左手在上以增加力量。配合呼吸与节拍，4 拍点穴吐气，4 拍放松吸气。

（3）点接临泣穴时，左、右脚都要施行点穴，共做 7 分钟。如果只点单只脚的穴道，便不能得到效果。

（4）于膝盖下外侧腓骨端凹陷中为阳陵泉穴。于阳陵泉再下一拇指处便是胆囊穴，胆囊穴与临泣穴作用相同，点压时也会有刺痛感。胆囊穴的点穴方法与施行时间和临泣穴一样，先点按临泣穴 7 分钟，再点胆囊穴 3 分钟，10 分钟后，再于背上辅助按摩点穴，才是对胆石症的根本治疗。

【注意事项】

（1）保持情绪平稳，避免情志刺激。

（2）饮食有节，起居有常，寒温适度。

（3）坚持治疗，对治疗疾病要有足够的耐心。

【临床报道】

周立人．点穴疗法治疗胆绞痛 100 例 351 次的临床观察。经 B 超确诊的各类胆石症患者 100 例。肝内胆管结石取双侧肝俞穴，胆囊结石取双侧胆俞，胆总管结石取双侧胃俞，以右侧俞穴为主。手法以按法为主，持续点压至疼痛缓解。一般点穴 2～3 分钟开始见效，10 分钟左右可完全缓解。结果：完全缓解 187 例次，明显缓解 171 例次，无效 1 例次，总有效率为 99.7%。对 37 例进行 B 超下动态观察，见胆囊在点穴过程中收缩、点穴后扩张，胆总管则在点穴过程中扩张、点穴后收缩。[中医杂志，1990，31（11）：38]

胆道蛔虫症

本病是蛔虫由十二指肠进入胆道而引起，进入的蛔虫多半只有一条或数条，但有时亦可多达数十条。多发生在幼童和少年，腹痛的同时可伴有呕吐蛔虫。

诊断要点：①上腹中部或右上腹突然发生剧烈的阵发性疼痛，伴有呕吐，有时吐出蛔虫。②患者常感剑突的深处有"往上顶"或"钻"的感觉。③发作时，常辗转不安、弯腰、捧腰翻转、叫喊、大汗，痛缓解后的间歇期，局部常有闷胀感，并多感疲倦欲睡。④腹部多无肌紧张，其与剧烈疼痛往往不相符合。⑤多无发热、恶寒症状。大多白细胞增高，少数黄疸。

【治疗方法】

《实用按摩推拿大全》

患者仰卧位，点三脘开四门法，以理气散郁止痛；点按摩胆囊穴，以疏利肝胆，安蛔止痛，施用提拿足三阳法，点按阳陵泉、太冲、至阳，以调和胃气，止呕降逆，疏利肝胆，疏泄胆气，清热止痛，共达清热利胆，理气止痛。患者俯卧位，点按至阳，以疏通肠腑，清热止痛，达安蛔止痛，驱除蛔虫。

【注意事项】

（1）发病时进清淡流质、半流质饮食，忌油腻及刺激性食物。

（2）注意饮食卫生，勿进不洁饮食，防止肠蛔虫病从口入。

（3）罹患肠蛔虫的病人，病情缓解后，应积极驱虫，以防复发。投驱虫剂时的剂量宜适当，过少可激惹蛔虫上窜，引发本病。

【临床报道】

刘伟安．指压右侧肩岬下角缓解胆绞痛的疗效观察。病人取坐位，双肩自然下垂。术者以右手拇指指腹压迫患者的右侧肩岬下角处，待胀感出现后，继续压迫 1~3 分钟，加局部按摩直至疼痛缓解。结果：胆囊疾病组（胆道蛔虫或结石）56 例中，显效（疼痛消失，48 小时内未复发）30 例，减轻（疼痛消失，48 小时内复发）18 例，无效 8 例。对照组（急性胃炎及十二指肠溃疡等）31 例，无显效，仅有 7 例减轻。[中级医刊，1986（12）：53]

泌尿系结石

本病为肾脏或输尿管之结石，可引起肾绞痛及血尿。属中医"石淋""血淋"范畴。

诊断要点：①结石小而固定时可无症状或仅轻微腰酸胀。运动或劳动后可使结石下移而发生肾绞痛，疼痛剧烈，向下腹、会阴、大腿内侧放射。②同侧肾区或脊角有压痛、叩击痛。③肾绞痛时尿中红细胞阳性率70%～90%，有时尿中可有砂石或晶体。④B超可见结石光团，腹平片可见结石阴影。⑤肾图：输尿管结石梗阻时有梗阻图像。

【治疗方法】

《实用按摩推拿大全》

（1）患者坐位，医者以双手拇指点按肝俞、肾俞，以益肝补肾，扶正祛邪。患者仰卧位，点按天枢、水道，以通调肠腑，理气消滞，通利水道，利尿止痛；点按三阴交、水泉，以扶正祛邪，舒窍利水。偏于气滞者，点按三阴、蠡沟，以疏利胆气，通结止痛。偏于肾虚者，点按环俞，以疏窍利水，通利气化。偏于中气不足者，点按关元、三阴交，以健脾补肾，调气利水，培补脾胃，调气通淋。

（2）患者坐位，医者以双手拇指点按膀胱俞，以疏调下焦之气，除利湿热。患者俯卧位，点按委阳、照海，以疏利膀胱，清热凉血，清利下焦之热。患者仰卧位，点按中极、关元，以促气化，益元气，疏调下焦，清利湿热，缓急止痛，共达清热利湿，通淋排石。

【注意事项】

（1）多饮水，尤其是磁化水，对预防结石有益。

（2）积极治疗泌尿系感染，去除尿路梗阻因素，长期卧床的患者应多活动、多翻身。

（3）根据结石的成分适当调节饮食。如草酸盐结石病人，宜少吃菠菜、土豆、红茶、坚果、豆类等；口服维生素 B_6 15mg，每日 3 次，或口服氧化镁，每日 300mg。磷酸盐结石病人，宜低磷低钙饮食；口服氯化铵 1g，每日 3 次。尿酸盐结石病人，宜少吃含嘌呤丰富的食物，如肝、肾及豆类等；口服枸橼酸合剂 15ml，每日 3 次，或碳酸氢钠 1 克，每日 3 ~ 4 次，使尿液碱化。

（4）结石排出后应继续服中药以资巩固，以益肾利水为大法。或服用青娥丸、六味地黄丸等成药。每次 6 克，日服 3 次，2 个月为 1 疗程。

阑尾炎

阑尾炎属于中医的"肠痈"病。多发生青壮年，男性多于女性，多因饮食不节，寒温不适，忧思积郁，暴急奔走等引起。

诊断要点：①发病较急，开始时有上腹或脐周疼痛，经一定时间后转移到右下腹，疼痛部位一经固定，即呈持续性疼痛，伴恶心、发热等。②体征：固定性右下腹压痛；或有反跳痛及肌紧张，腰大肌试验及闭孔肌试验阳性。③白细胞总数升高，常在 10 000 ~ 20 000/mm³，中性白细胞占 90% 以上。

【治疗方法】

《实用按摩推拿大全》

患者仰卧位，医者以双手点按阑尾穴、足三里、上巨虚，以调理胃肠气机、散瘀止痛、调节阳明之气，通畅经脉气血，消散瘀肿；点按天枢，以宣畅肠腑之气机，通调气血，理气解郁，消食化积；点按合谷、内关，以宽胸降膈，止呕，疏泄邪热，共达气机通达、清热解毒、行气散瘀之功。

【点穴疗法】

（1）治疗：泻合谷、三阴交，补阑尾穴，助以循按等法（曲池穴至合谷穴，阴陵泉穴至三阴交穴）。按照经络循行关系，本法补泻、循按，都以散解集结为主（即补泻、循按）把气血分散四肢末梢。每穴平揉、压放各 100 次。阑尾穴加点打法 100 次。每日治疗 1 次。急性者可每日治疗 2 次。

（2）疗效：治疗后，症状均有不同程度的减轻，一般 10 次左右可治愈。如果疼痛剧烈，出现脉搏频弱，血压下降，体温降低，腹肌紧张力增强，则应转外科治疗。

《家庭按摩治病与健康》

（1）患者仰卧，医者站于其旁。如下腹部疼痛，应先以点穴止痛为主。取穴：右阑尾穴、右会宗、居髎。恶心、呕吐加内关穴。发烧加曲池、合谷穴。

（2）患者俯卧，医者站于其旁，用手掌揉腰部数次。取穴：右肾俞、志室，以及第 2 腰椎旁的痛点。以上手法有消炎止痛的作用，适用于慢性阑尾炎。

《指针疗法》

（1）治则：调补胃气，疏通大肠。

（2）手法：揉扪法、泻法。

（3）取穴：阑尾、上巨虚、天枢、气海。

【自我保健】

《家庭按摩治疗与健康》

（1）用手摩腹部及腰部各 20～30 次。

（2）按压阑尾穴、足三里、天枢穴各 1 分钟。

【注意事项】

（1）本病在急性期宜平卧，热毒盛则半卧位为妥。凡坐卧转侧，俱宜徐缓；不应过早下床活动，以免热毒扩展。

（2）病轻者可进清淡及软烂的饮食，量宜少，忌食生冷及不消化食物。较重的热毒伤阴者应禁食并输液，腹胀严重者应配合胃肠减压。

（3）预防宜注意饮食卫生，做到饮食有节，避免饥饱无度，食后避免剧烈活动、奔走负重，纠正便秘，及早治疗肠寄生虫病，保持精神愉快，积极锻炼身体。

月经不调

月经不调是指月经的周期、经量、经色、经质发生异常改变的一种常见妇科疾病。常见有月经先期、月经后期、月经先后无定期。

诊断要点：①月经周期提前或错后 7 天以上，作为月经先期或后期，忽前忽后作为先后无定期。②月经周期异常连续 2 个周期以上。③可伴经色、经质的异常。④育龄妇女，若常有周期延长，不可轻易作后期论，当注意排除早孕。

【治疗方法】

《实用按摩推拿大全》

1. 月经先期

（1）血热型：患者坐位，医者以双手拇指点按膈俞、肝俞、大肠俞、肓俞。患者仰卧位，医者施用运运颤颤法，点按关元、气冲。

（2）气虚型：患者坐位，医者以双手点按肺俞、肝俞、脾俞、心俞、膈俞。嘱患者俯卧位，施用搓髎点强法。患者仰卧位，施用运运颤颤法，点按血海、中脘。

2. 月经后期

（1）血寒型：患者坐位，医者双手拇指点按肺俞、脾俞，嘱其俯卧位，医者用搓运夹脊法，搓髎点强法；嘱患者仰卧位，施用运运颤颤法，点按血海。

（2）血虚型：患者俯卧位，医者用搓运夹脊法，点按肺俞、肾俞、脾俞、三焦俞，施用横搓命门法，嘱患者仰卧位，施用运运颤颤法，点按关元、气海，施用提拿足三阳法，点按足三里。

（3）气滞型：患者坐位，医者以双手点按肺俞、肝俞、三焦俞，嘱其仰卧位，医者施用梳胁开胸顺气法，点按膻中，施用双点章门法，施用运运颤颤法，点按气海。

3. 月经先后无定期

（1）肝郁型：患者俯卧位，医者施用点按肺俞、肝俞、肠俞、肾俞，施用搓髎点强法，嘱患者仰卧位，医者施用运运颤颤法，点按血海，施用提拿足三阴法，点按三阴交、太冲。

（2）肾虚型：患者坐位，医者用双手拇指点按肝俞、肠俞、肾俞、次髎，嘱患者仰卧位，医者用运运颤颤法，点按气海、归来，施用提拿足三阴法，点按足三里、三阴交。

《气功点穴按摩术》

（1）准备：患者取俯卧式，腰带松开，闭目，全身放松。

（2）取穴：膈俞、肝俞、肾俞、命门、八髎、腰俞等穴。

（3）手法：点按法、掌按法、揉法、推法等。

（4）患者改为仰卧式，闭目，全身放松。

（5）取穴：合谷、太渊、气海、关元、足三里、三阴交等穴。

（6）手法：点按法、掌按法、摩法、揉法、振颤法。

《点穴疗法》

调经主要以手、足阳明经合谷、足三里，足太阴脾经三阴交，足太阳膀胱经膈俞等穴为主。阳明经为多气多血，足太阴脾经主统血，全身之血会于膈俞，所以取以上穴为主。经多为热，补三阴交，压足三里，泻合谷、膈俞等穴。另外，加补天枢、关元等穴，并应助以腹部振颤法。气虚者，加补太渊、腹中穴。如经停止相隔时间不长又行经的，为气虚不能摄血，应以固气止血为主。补隐白、三阴交，泻合谷，补太渊、膻中、膈俞、脾俞、肝俞等穴。每穴平揉、压放各 100 次，手法轻而缓。行经期 1 日点 1 次，平时 1 周点 3 次。如血仍不止，隐白穴加点打法。

《点穴秘要》

（1）按揉大椎、脾俞、肾俞、肝俞、三焦俞、夹脊、八髎。

（2）推拿肩井、合谷、内关、外关、三阴交、足三里、太冲。

（3）揉命门、关元、中极、气海。

（4）搓腰骶部和小腹部。

（5）重揉涌泉穴和两侧。

【自我保健】

《百病自我按摩保健》

（1）捏肾俞：患者俯卧，家人用双手拇指捏按患者的肾俞穴 1 分钟，先左后右，使之有沉胀感。

（2）按命门：家人用双手按揉压患者的命门穴 2 分钟，使之有沉胀感，并向小腹传导。

（3）揉八髎：双手顺势下移，至八髎穴处，用中等力度，揉按八髎穴 2 分钟，在病人能耐受的情况下，用本手法。

（4）揉气海：患者仰卧，医者用手按气海穴，反复数次。

（5）揉足三里、三阴交，患者取坐位，自行用拇指按揉法，分别在双足三里、三阴交穴处揉捻 1 分钟，以有酸胀感为宜。

【注意事项】

（1）提高机体抵抗力，注意心情舒畅，安定情绪。

（2）经期不要过食刺激性食物，禁食寒凉饮食。

（3）治疗期间尽量节制房事，注意经期卫生。

（4）若伴其它并发症，应加强并发症的治疗。

痛　经

每逢月经来潮或经行经后出现小腹痛或腰痛，或痛及腰骶，称为痛经，亦称"经行腹痛"。严重的可伴恶心、呕吐、冷汗淋漓、手足厥冷，甚至昏厥。

诊断要点：①疼痛与月经周期相关。②痛经常发生于经前 1~2 天或来潮第 1 天开始。严重者可持续到经后消失，疼痛位于下腹部，也可放射至上腹部、会阴、肛门、大腿部，伴恶心呕吐。③排除可以引起痛证的全身或局部器质性疾病。详细询问其病史及做全面体检和妇科检查。

【治疗方法】

《疏通经络点穴法》

（1）选穴：肾俞、命门、八髎、归来、气冲、带脉、关元、气海、三阴交、足三里。

（2）手法：患者取俯卧或仰卧位。按揉肾俞、命门穴，平推八髎发热为度，平推后背部，自大椎推至八髎穴。按揉关元穴：拿带脉穴，按压气冲穴，按揉归来穴。揉按血海、三阴交穴，体虚者揉足三里。气滞者摩两胁下部位及横骨穴，寒重者摩脐周围。

《点穴按摩急救自救法》

（1）选穴：中极、八髎。气滞血瘀所致症见胁痛易怒，少腹胀痛拒按，经色紫黯有块，舌质紫黯者加太冲、血海；寒湿凝滞所致而见少腹不温，舌苔白滑者加水道、阴陵泉；湿热下注而见少腹灼热，小便短黄，舌苔黄腻加公孙、隐白、大敦；气虚而见自汗气短，纳差便溏者加气海、足三里；血虚而见心悸头晕，唇爪无华，舌淡脉细加心俞、脾俞、膈俞；肾虚而见腰膝酸软，畏寒肢冷，舌淡苔白者加肾俞、命门；颧红潮热，舌红少苔者加太溪、三阴交。

（2）操作：太冲、血海、水道、阴陵泉点法或按揉法重刺激，气海、足三里、心俞、脾俞、膈俞、肾俞、命门用点法或按揉法轻刺激，各 15 分钟，公孙用点法或按揉法重刺激 2～3 分钟，隐白、大敦用重掐法后挤出血少许，太溪、三阴交用点法轻刺激 2～3 分钟，中极、八髎用点法或按揉法重刺激至疼痛减轻或消失。

《点穴疗法》

点合谷（经多用泻法，经少用补法）、三阴交（经多用补法、经少用泻法）等。实痛者，泻合谷，压足三里，补三阴交穴；虚痛者，先补合谷、膻中、足三里、天枢、关元，压三阴交，泻中脘，然后用振颤手法施于关元穴（经多者不加）；疼痛剧烈者加补内关、心俞、膈俞等反复平揉、压放。

《乾龙门点穴秘法》

两手大拇指适力按压归来 5 秒；两手大拇指适力按压气冲 5 秒；两手大拇指适力按压气门 5 秒；大拇指向上按压地机 5 秒；五指并拢用中指插压关元 5 秒；五指并拢用中指插压关元 3 次；五指并拢，用中指插压中极 3 次。

【自我保健】

《家庭按摩疗法》

（1）先掐按地机穴（地机穴对痛经有明显的止痛作用）：家属可用拇指峰对准地机穴处进行掐按，按至小腿内侧有酸胀感并向脚部放散为度，每次掐按 1～2 分钟，或者痛缓为止。

（2）按揉八髎：患者俯卧位，家属用双手拇指在腰骶八髎穴处，反复用力按揉，或者用掌根按压骶部 3～5 分钟，也可用按摩棒敲击腰骶部。

（3）按掐关元穴：患者取仰卧位，家属用右手拇指峰，先按关元穴 0.5 分钟，由轻到重，然后沿拇指峰的方向分别向上、向下各掐数边，使腹部有胀痛感。

（4）按压神阙穴：患者取卧位，家属站在患者右边，左手拇指腹按在神阙穴（肚脐）上，右手拇指按在三阴交穴上，先用力按压 0.5 分钟，然后左拇指按肚脐不动，右拇指从三阴交徐徐下滑按，直至公孙穴为止，反复滑按 3 次。

（5）揉小腹：用右手掌或掌根，在脐下小腹部揉 2～3 分钟。

（6）抓肚皮：用右手五指将脐以下肚皮抓起，抖动 5 次，连抓 3 遍。

（7）拿带脉：用两手的拇指、食指和中指，将平脐的腰两侧大筋拿起，用力拿弹 1 次。

（8）腹式呼吸法：按摩操作完后，病人仰卧用腹式呼吸法（吸时凸腹，呼时收腹），均匀细长地连续 3～5 分钟。

【注意事项】

（1）注意经期卫生，特别要保暖，防止受到寒湿侵袭。

（2）参加一些娱乐活动，但避免过度疲劳。

（3）忌食生冷刺激食物。

（4）加强体育锻炼，以增强体质，如伴有全身疾病，应予及时治疗纠正。

【临床报道】

崔守存．气功点穴治疗痛经。患者仰卧，下肢伸直，双手置于体侧；或平坐位，小腿自然下垂与大腿成 90°角，双手置于大腿上。两腿微闭，自然呼吸，全身放松。术者调息运气，先以剑指或食指点按患者内关、足三里各 3 分钟，继用一掌或双掌劳宫穴隔空对关元穴发气 20 分钟。实证患者配合谷用引气法；虚证配血海或三阴交用聚气法，每日 1～2 次。共治 25 例，均经治 1～6 次均愈。［按摩与导引，1991（10）：32］

闭　经

女子年逾 18 岁尚未初潮，或月经来潮后又连续停经 3 个月以上者称闭经。前者为"原发性闭经"，后者为"继发性闭经"。又称"经闭""不月""月事不来"等。青春期前、哺乳期、妊娠期或绝经后的闭经，均属生理性闭经，而由于先天发育不良或后天损伤引起下生殖器道闭锁而致月经不能排出者，不属本节讨论范畴。

诊断要点：①询问月经史。②通过体检、B 超、妇检及内分泌素测定等方法，明确闭经原因。③与早孕鉴别。

【治疗方法】

《点穴疗法》

本病以补气血为主。气为血之帅，气行则血行，气虚血也虚，补气血旺，气血双补，则血自充而畅行。心主血，肺主气，所以补心经的原穴神门穴、肺经的原穴太渊穴。为了加强气血双补的作用，补手阳明经之原穴合谷穴，并循推 81 次，加强补的作用。再泻足太阴脾经的三阴交穴，并循推泻 36 次，以助泻三阴交穴之效，使脾经疏血之力加强，瘀滞之血可解。配补足阳明胃经的水道穴，即可解局部之瘀，又可增强造血机能。继泻任脉中脘、中极等穴，并由肚脐循推至中极穴 36 次。腹部用手掌摩擦 200 次，以活动局部组织机能。再揉腹部 100 次，可助摩擦之效。合谷、神门、太渊穴，每穴平揉、压放各 100 次。

《脏腑经络按摩》

（1）腹部按摩：腹部按摩常规手法，虚者以补为主，实者以泻为主，顺序按摩 10～15 分钟。①肝肾不足见腰酸、头晕、耳鸣等症，应以左梁白、左天枢、左水道、归来穴区、关元穴区为重点，用补法，反复揉按 3～5 分钟，按点关元穴区 0.5 分钟。②气血虚弱，见月经量少色淡而渐至闭经者，应以左右梁门、建里、左章门、三阴交、关元等穴区为重点，用补法，反复揉按 5～10 分钟，按点关元、三阴交穴区各 0.5 分钟。③气滞血瘀见小腹疼痛、胸胁胀满或疼痛者，应以左右幽门、左梁门、三阴交、关元、中极等穴区为重点，用泻法，反复揉按 5～10 分钟，并用重手按点左右幽门、三阴交、关元、中极等穴区各 0.5～1 分钟，使病人出现疼痛，并有向下体放射的感觉。

（2）腰背部推按：腰背部推按常规手法，以直推和分推为主，时间约 3～5 分钟。然后重点在肝俞、脾俞、肾俞等穴区，反复推按 1～3 分钟。如兼头晕、耳鸣、心悸、短气、乏力者，应重点推按肝俞、心俞、膏肓等穴区，反复推按 1～3 分钟。

（3）舒筋活血法：用舒筋活血法横搓腰背部和下肢，时间约 10～15 分钟，然后进行重点治疗。下肢以足三阴经为主，重点为血海、三阴交穴区，反复横搓 3～5 分钟。

上述手法有补益肾气、通经活血的作用。

《袁氏按导学》

（1）取穴：侠溪、太溪、间使、足三里、水泉、期门、章门、京门、中脘、关元、中极、石门、达脉、膜原、左归来、带脉、肝俞、脾俞、肾俞、大肠俞、次髎、中髎、气冲。

（2）手法：三指叠按中脘、达脉、膜原、左归来、石门、中极各适度，继以波浪式揉法以少腹为主要部位操作共20分钟；拿带脉弹拨约3次；掌擦期门、章门、京门约2分钟；指或肘点肝俞、脾俞、肾俞、大肠俞各片刻，继以揉之各30转；重点次髎、中髎各0.5分钟；侧掌压气冲（双）各0.5分钟，以松手后下肢发热为佳。若结合下肢截按法则效果更佳。

【自我保健】

《自我保健穴位推拿》

（1）手法治疗：①按、擦大推。②揉拿肩井。③拿揉合谷。④按揉脾俞。⑤揉、擦肾俞。⑥重擦腰骶。⑦揉关元。⑧斜擦小腹。⑨按揉曲泉。⑩按揉三阴交。

（2）随证加穴：肾精虚揉、擦志室，揉按太溪，点按太冲，揉、擦涌泉。气血虚弱摩中脘，拿揉手三里，按揉中三里。气滞血滞揉膻中，揉、擦章门。拿内、外关，点按太冲。痰湿阻滞摩中脘，拿、按内、外关，按揉丰隆。

【注意事项】

（1）有条件的应进行妇科检查，尽早查出病因。

（2）适当锻炼身体，合理安排工作、生活，避免精神紧张，保持情绪稳定，并注意风寒、饮食生冷刺激影响。

（3）对肥胖者，应限制饮食及盐水的摄入。

崩　漏

崩漏是指妇女不规则阴道出血，一般以出血来势急而量多者称为"崩"，或"崩中"；出血来势缓而量少淋漓者称为"漏"，或"漏下"。然"崩为漏之甚，漏为崩之渐"，故临床常统称为崩漏。

诊断要点：①发病特点是月经的期、量发生严重紊乱，主要表现为月经不按期而行，出血或多如注，或淋漓不断，甚至数月不净。②须与月经量多、月经先期、月经先后无定期、经期延长、胎漏、异位妊娠、外伤等所致阴道出血作鉴别。

【治疗方法】

《点穴按摩急救自救法》

（1）选穴：气海、三阴交、隐白。血热而见血色深红而质稠，气味臭秽，口干喜饮，舌绛苔黄，加血海；肝郁化热而见急躁易怒，口苦咽干，加太冲、大敦；湿热而见血色黯红，兼带下黄臭，舌苔黄腻，加阴陵泉、内庭、厉兑；血瘀而见腹痛拒按，血中有块，舌质紫黯或有紫斑，加膈俞；脾气虚而见纳差便溏，气短神疲，加脾俞、足三里、中脘；肾气虚而见腰膝酸软，舌淡苔白，加肾俞、关元；虚火妄动而颧红潮热，舌红少苔，加太溪。

（2）操作：血海、太冲、阴陵泉、内庭作点法重刺激 2~3 分钟；大敦、厉兑用重掐法后挤出血少许；膈俞用点法或按揉法重刺激 15 分钟；脾俞、足三里、中脘、肾俞、关元用点法或按揉法轻刺激各 15 分钟；太溪用点法轻刺激 2~3 分钟，气海、三阴交、隐白用点法或按揉法重刺激（实证所致者宜重刺激，虚证所致者宜轻刺激）至血崩停止。

《点穴疗法》

以脾不统血、肝不藏血及血会膈俞之理论，补隐白、三阴交穴，每穴平揉、压放各 100 次，隐白加点打 100 次，泻膈俞、脾俞、肝俞穴，每穴平揉、压放各 100 次。泻大肠经的合谷穴，以泻阳明之热。按血热妄行的理论，阳经行泻法，阴经行补法的治疗原则。点打隐白穴时，先点打一侧的穴，再点打另一侧的穴。点打前，用拇、食指，把患者的拇指固定。隐白穴经过点穴手法后，使穴位的局部血管扩张，由于血管扩张与收缩的相对机能的作用，促使出血部位收缩。所以，隐白配脾俞穴，便可达到脾统血的作用，因而止血。气虚者，加补太渊、膻中穴。肾虚者，加补太溪、肾俞穴。脾虚者，加补章门、足三里等穴。

还可配穴隐白（补）、太溪（补）、三阴交（补）、足三里（补）、章门（补）、合谷（泻）、太渊（补）、膻中（补）、膈俞（补）、肾俞（补）、脾俞（补）、肝俞（补）等穴。膈俞、肝俞、脾俞三穴血热泻之，气虚血凉补之。每穴平揉、压放各 50~70 次。揉圈小，手法轻而缓，隐白一穴稍重些。

《指针疗法》

（1）揉按、平补平泻血海、中极、三阴交。

（2）切隐白及大敦二穴，用十字切法，必要时尚可放血。

（3）胞宫止血法：第一步：先用拇指扪按三阴交约2分钟。第二步：术者位于病人左侧，用右手按压神阙穴微左侧，掌心向下，小鱼际稍用力向下压。第三步：左手压在耻骨联合下缘，在阴阜上面，左手下缘已接近阴道口，左手各指置于右手指上面。第四步：最后左手用力（主要部分为小鱼际）向上推挤（主要推压耻骨联合部位），右手向下微压阻挡，操作1次。第二日或第三日各反复治疗1次。

《袁氏按导学》

（1）取穴：大敦、太白、复溜、阳谷、血海、中都、水泉、长强、中府、膻中、水分、达脉、关元、章门、期门、肺俞、肝俞、膈俞、关元俞、脾俞、胆俞、足三里。

（2）手法：掐、点、按、捺。

（3）操作：大敦、太白、复溜、阳谷，可用掐法和点法，其刺激量要重，掐或点后指揉20转左右；血海以掌按压，中都以指点，水泉点法操作，膻中以掌心按后继以内功颤；三指叠按水分、达脉，若在出血期多以按为主，切忌压力太重，特别是少腹部穴位；掌心按关元穴、章门；期门以双掌分别施以轻抖法操作，肺俞、脾俞、肝俞、胆俞可用捺法操作，膈俞多适揉法，关元俞以两掌分别对两侧穴位同时揉，足三里以拇指点揉之。全部操作时间约为40分钟。

虚热者多在俞穴操作，手法宜轻；实热者背部手法适当加重，不可以掌心按关元穴；血瘀者操作要适量加重手法，少腹多以揉法为先，按法在后。治疗本证有效，全赖辨证准确。若在崩如注者，除取郄穴中都、水泉，络穴长强，会穴膈俞外，主取脐下气海、石门、关元、中极、曲骨和关元两旁胞门和子户、中极两旁子宫，以导积去瘀，引血归经。若患者畅下血块，可获显效或血崩立止。

【自我保健】

《家庭按摩疗法》

（1）揉小腹：取仰卧位，将左手重叠在右手背上，右手掌紧贴小腹皮肤，作顺时针方法揉摩2~3分钟。

（2）按气海穴：将右手的中指伸直，食指和无名指微屈紧靠中指，然后把中指峰对准脐下1.5寸处的气海穴，由轻到重用力按1~2分钟。

（3）按揉下肢穴位：取坐位两腿盘曲，用两拇指峰分别在血海、地机、三阴交穴上先按后揉各 1~2 分钟。

（4）捶击腰骶部：取坐位或站位，两手轻轻握拳，用手背轮流捶击腰骶八髎穴处 30 次左右，以骶部有酸胀麻感为佳。

（5）拿肩井穴：分别用两手的拇指、食指和中指对称用力，掐拿对侧的肩井穴 3~5 次。

【注意事项】

（1）补充营养，预防贫血发生。

（2）出血期间多休息，保证充足睡眠。

（3）血崩出血过多是危重症之一，在点穴救急的同时，应尽量创造条件，采用中西医结合治疗措施进行抢救治疗。

妊娠恶阻

妊娠早期反复出现恶心呕吐，头晕厌食，或食入即吐，心中烦闷者，称妊娠恶阻。亦称"子病""病儿"。多见于妊娠早期，严重日久者可影响胎儿发育及母体健康。

诊断要点：①妊娠早期出现恶心呕吐，食入即吐。②尿妊娠试验阳性，B超检查等。③应与葡萄胎、妊娠合并肝炎等鉴别。

【治疗方法】

《实用按摩推拿大全》

（1）脾胃虚弱型：患者坐位，医者施用揉拿手三阴法，点按内关，以宽胸利膈，降逆止呕。嘱患者仰卧位，施用晨笼解罩法，点按缺盆、天突、屋翳，以调和气血，理气化痰，宣肺调气，降逆止呕；施用推运胃脘法，点按中脘，以健脾和胃，化痰利水，理气和中。

（2）肝胃不和型：患者坐位，医者施用揉拿手三阴法，点按内关，以镇静宽膈，降逆止呕。嘱患者仰卧位，施用疏胁开胸顺气法，点按缺盆，以疏肝解郁；降逆止呕，养血益肝，施用点按足三里，以通降胃气；施用搓抹公孙、太冲，以调中焦冲逆之气，制肝横逆犯胃。

《点穴疗法》

取内关穴（补），继以背部循压法，再点膈俞穴（补），抑制胃气上逆。补肾俞穴，能安静胎气。补足三里穴，引胃气下降。泻太冲穴，有止呕作用。如有头痛者，加前额推运法。每穴平揉、压放各100次。

《指针疗法》

（1）手法：扪揉法。

（2）取穴：内关、足三里、膈俞、肾俞、公孙、中脘。

《中国医用点穴学》

配穴与手法：内关穴（补）；头部推运法；背部循压法；膈俞穴（补）、肾俞穴（补）、太冲穴（泻）、足三里穴（补）。按上列次序点穴，每穴平揉、压放各100次。轻重标准度：应用中度，以应和胃气。快慢标准度：应用慢度，以应抑制。平揉圆圈大小度：应用小度，以应肾安胎。

《中国推拿》

常用推拿法：一指禅推或揉风府、哑门、膻中、足三里，摩腹；按揉内关、太冲。

【自我保健】

《家庭穴位保健》

（1）主穴：中脘、内关、足三里、三阴交。

（2）配穴：上脘、建里、神门、肝俞。

（3）治法：手法以切、刺、捏、指尖击打法为主，施力应轻重结合，重时应以病人能耐受为度，每次时间不限，以呕吐缓解或停止为止，若1次不能奏效，间隔数小时继续做第2次。

《中国推拿家庭保健问答》

（1）脾胃虚弱：揉拿手三阴法，点按内关，施晨笼解罩法，点按缺盆、天突、屋翳，施用推运胃脘法，点按中脘。

（2）肝胃不和：揉拿手三阴法，点按内关，梳肋开胸顺气法点按缺盆，施用点按足三里，搓抹公孙、太冲。

【注意事项】

（1）加强精神鼓励，解除孕妇顾虑，增强自制能力，有助于调节大脑皮层功能。

（2）调整饮食，少食多餐，适当增加酸味、咸味及有助于消化吸收的食物。

（3）严重者应求助于西治疗医。

（4）禁用下腹部手法，慎用下肢手法，以免损伤胎气。

产后腹痛

产妇分娩后，发生与产褥有关的胃脘部或小腹疼痛，称为产后腹痛。胎盘娩出后，由于子宫收缩复旧，常有阵发性腹痛发生，称为"儿枕痛"，一般可持续 3~5 天即可自然消失，不需治疗，若腹痛过期仍不消失，或因分娩次数递增而腹痛加重者，则应视为产后腹痛。

诊断要点：①与胎盘娩出至产褥期中出现与胞宫缩复有关的腹痛。②腹痛表现为分娩后 1 周以上，或产后虽不足 1 周，但小腹阵发性疼痛加剧。③恶露量多或量少，淋漓不断。④有急产病史，滞产史或大失血史。⑤饮食不节，过食生冷或感受风寒史。

【治疗方法】

《实用按摩推拿大全》

（1）血虚型：患者坐位，医者以双手拇指点按脾俞、膈俞、肓俞，以补益气血，益气补虚，滋阴养血，促生化之源。嘱患者仰卧位，施用推脾运胃法、运运颤颤法，点按关元、中脘，以补益脾土，调和脾胃，通经活络，补中益气，调和气血，培补下元。

（2）血瘀型：患者坐位，医者以双手拇指点按肝俞，以舒肝利胆，调气除滞。嘱患者俯卧位，施以搓髎点强法，以温益下焦。嘱患者仰卧位，施用双点章门法，以鼓动肝气，疏通经络，活血止痛，施用运运颤颤法，点按中极、中脘，以疏通冲任，调和气血，温补下元，活血化瘀；施用提拿足三阴法，点按太溪，以调补肾气，通调三焦。

《点穴按摩急救自救法》

（1）选穴：局部痛点、中极、三阴交、太冲。若正虚寒凝而见面色苍白，腹痛得热减轻，手足逆冷，加气海、关元、足三里、肾俞、命门；若疼痛拒按，恶露量少，色紫有块，舌质紫黯，加膈俞、血海。

（2）操作：气海、关元、足三里、肾俞、命门，用点法或按揉法重刺激，直至疼痛缓解，消失。

《袁氏按导学》

（1）取穴：足三里、血海、关元、膜原、阴交、中极、曲骨、气穴（双）、中渚（双）、商曲（双）、中脘、达脉、气海俞、关元俞、灵台、神阙。

（2）手法：点、揉、按、捏、滚。

（3）操作：拇指点两下肢足三里片刻，揉30转；掌揉血海30转；三指叠按关元、膜原、阴交、中极、曲骨、达脉、中脘各0.5分钟；波浪式揉法以少腹为主要操作部位揉1分钟；两拇指分别同时点按气穴、中渚、商曲各0.5分钟；拇指或肘点脊柱两侧气海俞、关元俞各片刻；以滚法从十二胸椎向下至骶部滚3遍；指揉灵台100转；掌心按神阙以内功震颤0.5分钟结束治疗。

【注意事项】

（1）减少不必要的思想顾虑，保持心情愉快。

（2）产时产后注意保暖，以免感受寒冷。

（3）忌食生冷食物。

产后腰痛

产妇分娩后，以腰痛为主症者称产后腰痛。

诊断要点：根据产后发生的以腰痛为主的病证，可做确诊。

中医分型：①肾虚型：产后腰腹空痛，足跟疼痛，恶露量少，头晕耳鸣，两眼干涩，苔薄脉细。②风寒型：腰痛转侧不利，得热则减，痛无定处，苔薄白，脉沉弦。③血瘀型：产后腰腿痛如锥刺，痛有定处，时痛时止，舌质紫黯，脉涩。

【治疗方法】

《点穴疗法》

取肾俞（补）、委中（补）等穴为主，并宜在二穴上下取穴。补肺经之太渊、命门、关元、足三里等穴，并宜在疼痛部位取穴，以助疗效。每穴平揉、压放各 100 次。

《中华气功点穴疗法精粹》

用腰背部气功点穴常规手法，患者取俯卧位，双臂弯曲平放肩前，在胸腹下及双踝部垫拽，医者侧立，以掌从大椎沿督脉向下运气按摩至命门（或八髎穴处），再沿膀胱经自上而下行运气振摩 6～12 次，用补法。

【注意事项】

（1）慎起居、避风寒。

（2）忌食生冷。

恶露不绝

产后经阴道排出胞宫内余血浊液，持续 3 周仍淋漓不断者，称恶露不绝，或恶露不尽。

诊断要点：根据患者产后由阴道排出之胞宫内余血浊液，并持续 3 周以上不断者，可做出诊断。

【治疗方法】

《点穴疗法》

恶露下血，以补虚止血为主。补隐白、三阴交、足三里、天枢、气海、肾俞、隔俞、脾俞、肝俞，泻合谷等穴，有瘀血者，减去天枢、气海穴。合谷穴用补法，三阴交穴用泻法。每穴平揉、压放各 100 次，隐白穴另加点打 100 次。手法须轻而缓。

《中国医用点穴学》

配穴与手法：隐白穴（补）、三阴交穴（补）、足三里穴（补）、合谷穴（泻）、太渊穴（补）、章门穴（补）、天枢穴（补）、膻中穴（补）、肾俞穴（补）。按上列次序点穴，每穴平揉、压放各 70～100 次。轻重标准度：应用轻度，以应之止；快慢标准度：应用慢度，以缓止之；平揉圆圈大小度：应用小度，以应收敛。瘀血不尽者，加泻期门、列缺穴；平揉圆圈大小度：改为中圈；快慢标准度：改用中度。

《袁氏按导学》

（1）取穴：气冲（双）、石门、关元、气海、中脘、达脉、膜原、肝俞、脾俞、关元俞、气海俞（以上各穴均取双侧）、命门、大赫（双）、四满（双）、中渚（双）、足三里（双）、水泉、交信。

（2）手法：压、按、点、揉、掐。

（3）操作：侧掌或肘压气冲0.5分钟，松手后以下肢如汤热下注为佳；三指叠按石门、关元、气海、中脘、达脉、膜原各0.5分钟以后，继以波浪式揉法操作0.5分钟；拇指按揉脊柱两侧肝俞、脾俞、关元俞、气海俞各片刻并揉30转；掌心按压命门0.5分钟，拇指同时分别按压大赫、四满、中渚各0.5分钟，按压后波浪揉法操作共0.5分钟；拇指掐足三里、水泉（内踝下）、交信（内踝上二寸）各片刻结束治疗。

【注意事项】

（1）加强产后护理，注意产褥卫生，避免感受风寒及过食辛辣之品。

（2）积极治疗，防止迁延日久，失血伤阴而致血虚阴竭。

乳　少

产后乳汁分泌量甚少或全无，称乳少，亦称"缺乳"或"乳汁不利"。

诊断要点：①产后排出的乳汁量少，甚至全无，不够喂养婴儿。②乳房柔软或胀硬，或痛，或无痛，或伴身热。③与乳痈缺乳鉴别。

【治疗方法】

《实用按摩推拿大全》

（1）气血虚弱型：患者坐位，医者以拇指点按膈俞、脾俞，以促气血生化之源，除水湿，助运化，补脾阳，益营血，补益气血，通调气血。嘱患者仰卧位，施用晨笼解罩法，点按乳根、膻中，以通经活络，理气祛邪，补益肺气，宣通乳络，活血化瘀；施用提拿手三阳法，点按少泽，以通经活络，开窍利乳；施用提拿足三阳法，点按足三里，以补益脾胃，宣通气血，通经活络，补益气血，佐以通乳。

（2）肝郁气滞型：患者坐位，医者以双手拇指点按肝俞，以清肝利胆；

施用揉拿手三阳法，点按少泽，以通经活血，开窍利乳。嘱患者仰卧位，施用梳胁开胸顺气之法，点按乳根、期门，以活血化瘀，宣通乳络，通调肺气，疏肝解郁，活血化瘀。

《中国按摩大全》

患者俯卧，医者以手掌在背部按揉数次，再点按厥阴俞、膏肓俞。痛点处多施手法。患者仰卧，医者先点按膻中、中脘、曲池、足三里，然后在胸部乳房周围轻轻按揉数次，并沿乳腺分布情况，向乳头推按数次。

《家庭按摩治病与健康》

（1）病人俯卧，医者站于其旁。用手掌或掌根在背部做按揉法数次，痛点处多施手法。取穴：厥阴俞、膏肓。

（2）病人仰卧，医者站于其旁。用手掌在胸部及乳房周围轻轻按揉数次。取穴：膻中、中脘、曲池、足三里。

上述手法有通络活血，促进乳汁分泌的作用。

【自我保健】

《家庭按摩治病与健康》

用手掌推摩胸部及乳房周围20～30次。按压膻中、中脘、足三里、三阴交各1分钟。以上手法，每日早晚各1次。

《家庭推拿按摩》

（1）患者坐或仰卧位，医者立其侧，以双手掌在其乳房周围轻轻摩揉1～3分钟。

（2）医者五指相撮以指腹轻轻抓揉乳房10～20分钟，然后以掌托住乳房轻轻抖1～2分钟。

（3）以食、中指按揉乳根穴。

（4）单掌摩脘腹2分钟。

（5）以指按揉膻中、中脘、足三里、三阴交各1分钟，再以拇、食指揉少泽穴1分钟。①血虚气弱者：加捏脊法，揉按肺俞、心俞、肝俞、胃俞各1分钟，按摩合谷、外关各1分钟。②肝郁气滞者：加搓擦双胁3～5分钟，双掌各置乳上及背后相应位置，交替推揉前胸及后背3～5分钟，按揉章门、期门、阳陵泉、太冲各1分钟。

【注意事项】

（1）保持精神愉快，避免过度劳累。加强营养，调节饮食，多吃排骨汤、鸡汤、鲫鱼汤等类食物，以促进乳汁的分泌。

（2）如因乳腺本身疾患所致，可用其它方法治疗。

（3）可用生麦芽及八珍汤等药物配合治疗。可另用猪蹄1副，穿山甲9克，王不留行15克，猪蹄煮热后以汤煎药温服。每日2次，亦有疗效。

不孕症

育龄妇女，婚后夫妇同居2年以上未避孕，配偶健康而未怀孕，或曾有孕育又2年以上未孕者，称为不孕症。前者为"原发性不孕"，古称"全不产""无子"；后者称"继发性不孕"，古称"断绪"。

诊断要点：①结婚2年以上或曾孕育后2年以上，夫妇同居，配偶生殖功能正常，未避孕而不受孕者。②应详细询问有关病史，如月经史、婚产史、带下史、性生活史等。③进行妇科检查，输卵管通畅试验，卵巢功能测定，男方精液检查等。

【治疗方法】

《实用按摩推拿大全》

（1）精亏血少型：患者坐位，医者以双手拇指点按脾俞、肝俞、肾俞、膈俞，以补益脾气，培补后天之本，补益肾气，调补冲任，补血养血。嘱患者仰卧位，施用运运颤颤法，点按精宫，以补肾阴，益精髓；施用提拿足三阴法，点按血海、复溜，以充盈肾气，益气养血。

（2）胞宫寒冷型：患者坐位，医者施用横搓命门法，以温补命门，温煦胞宫。嘱患者仰卧位，施用运运颤颤法，点按中极、关元、归来，以温通胞宫，驱散寒邪，通调冲任；施用提拿足三阳法，点按照海，以通经活络，补益肾气，温通下焦，气机通畅，阴寒得散，暖宫驱寒。

（3）肝郁气滞型：患者坐位，医者以双手拇指点按肝俞，以疏泄肝胆，疏达肝气。嘱患者仰卧位，施用狮子滚绣球法，点按中极，以通调冲任，调理下焦之气机；施用提拿足三阴法，点按三阴交、血海、行间，调气理肝。

《中国推拿》

（1）常用推拿法：一指禅推或揉关元、中极、子宫，摩小腹；按揉血海、地机、三阴交。

（2）辨证加减：①肾虚者加一指禅推或揉气海、肾俞、八髎，擦命门。②宫寒者加擦少腹、八髎。③血虚者加一指禅推或揉中脘、足三里、脾俞、胃俞，捏脊。④痰湿者加摩腹，一指禅推或揉膻中、带脉、丰隆、心俞。⑤肝郁者加一指禅推或揉期门、章门，或擦胁，搓胁，按揉肝俞。

《点按秘要》

取穴：气海、关元、中极、子宫、带脉、肾俞、三阴交。

《家庭穴位按摩》

（1）取穴：脾胃虚弱：中脘、内关、足三里、公孙。肝胃不和：内关、阳陵泉、太冲。痰湿中阻加丰隆，胸胁胀满加期门、膻中，头胀头晕加百会、印堂。

（2）治法：手法以按、揉、捏、刮、抹法为主，轻重结合，每次15～20分钟，1～2日1次。

《袁氏按导学》

（1）取穴：巨阙、中脘、达脉、阴交、关元、气海、膜原、横骨（左）、气穴（左）、中注（左）、归来（左）、章门（双）、期门（双）、乳根（双）、中府（双）、气海俞（双）、肾俞（双）、肝俞（双）、脾俞（双）、膈俞（双）、三阴交（双）、然谷等。

（2）手法：按、擦、振、颤、点、揉等。

（3）操作：三指叠按巨阙、中脘、达脉、阴交、关元、气海、膜原、横骨、气穴、中渚、归来各0.5分钟，波浪式揉腹0.5分钟；两掌按双侧章门、期门震颤0.5分钟，擦揉30次。两拇指轻按揉两乳根30转，三指并揉中府30转，两指按、点、揉气海俞、肾俞、肝俞、脾俞、膈俞、肺俞各适度，两拇指点双三阴交、然谷各片刻，再揉腹0.5分钟结束治疗。

【自我保健】

《中医推拿家庭保健问答》

（1）精亏血少：施用点按脾俞、肝俞、肾俞、膈俞，提拿足三阴法。

（2）胞宫寒冷：施用横搓命门法，运运颤颤法，点按中极、关元、归来，提拿足三阳法，点按照海。

（3）肝郁气滞：点按肝俞，狮子滚绣球法点按中极，提拿足三阴法点按三阴交、血海、行间。

【注意事项】

（1）保持心情舒畅，情绪稳定。

（2）避免风寒湿邪侵袭，禁食生冷寒凉饮食。

（3）应配合西医疗法，查找病因，不应盲目用本法治疗。

经前期紧张综合征

本病中医称之为"月经前后诸证"。指妇女每于经前数日或经期规律性地出现的一些症状，如头晕头痛、心烦失眠、乳房胀痛、浮肿腹泻、身痛发热、口舌糜烂、感冒声嘶、大便下血等。一般以经前 2~7 天最明显，经后即逐渐消失。这些症状可单独出现，也可三、两证同见。多见于中年妇女。

诊断要点：因本病见症多端，证情繁杂，故诊断中抓住"随月经周期而发，经行（或经前）即作，经净即止"这一特点。强调其发作与月经周期密切相关。

【治疗方法】

《指针疗法》

（1）手法：揉拍法，平补平泻。

（2）取穴：气海、命门、三阴交、肾俞、关元等。

《家庭保健按摩术》

（1）用颈椎旋转扳法和腰椎斜扳法。但在经期应避免使用。

（2）患者俯卧位，全身放松，术者立于其旁边，从骶部至颈部使用捏脊法，施行于颈背腰骶的两侧，反复操作约 5~7 遍，然后用同样手法施行于颈背腰骶的中间，但方向是从颈部至腰骶部，反复 3~5 遍。

（3）患者仰卧，下肢伸展，术者立于其旁边，双手拇指及其余四指相对用力，拿捏大腿及小腿内侧的肌肉，从上至下反复拿捏 3~5 遍，力量不宜过重。

（4）患者仰卧，术者立于其旁，用右手中指点按肚脐发硬的部位约2分钟。

《中国推拿》

（1）常用推拿法：一指禅推印堂→神庭、额中→太阳、风池、百会；按揉内关、神门。

（2）辨证加减：①心血不足者加一指禅推或揉中脘、心俞、脾俞。②肝郁火旺者加擦胁，按肝俞、太冲，头部操作改为抹前额，扫散颞旁，按百会，拿风池。③痰气郁结者加一指禅推或揉膻中，一指禅推摩期门、章门、中府、云门，搓胁，摩腹，按揉肝俞、脾俞、足三里。

【注意事项】

（1）应首先到医院诊治，排除器质性病变的可能，如肿瘤等。

（2）加强全身的功能锻炼，保持心情舒畅。

（3）避免受风寒及饮食生冷刺激。

更年期综合征

妇女在绝经期（约45～55岁）前后出现三三两两、或长或短、或轻或重的一些症状，如月经紊乱、头晕耳鸣、烦躁易怒、烘热汗出、五心烦热、心悸失眠或情志异常、腰酸腿软、面肢浮肿、神疲力乏等，称为更年期综合征，中医称为"绝经前后诸证"。

诊断要点：①多发生于45～55岁妇女。②月经由规律渐紊乱。③伴烘热汗出或烦躁易怒，潮热面红等症状。④辅助检查：血、尿促性腺激素水平升高，血中雌激素下降等。

【治疗方法】

《实用按摩推拿大全》

（1）肾阴虚：患者坐位，医者以双手拇指点按肝俞、肾俞，施以五指拿推法，点按头维、百会、风池，施以揉拿手三阴法，点按曲池、内关。嘱患者仰卧位，施用推拿足三阴法，点按阴陵泉、太溪、涌泉。

（2）肾阳虚：患者坐位，医者以双手拇指点按肾俞，施用一指托天法，施用揉拿三阳法，点按手三里、阳池、神门。嘱患者仰卧位，施用运运颤颤法，点按关元、中脘，提拿足三阳法，以温肾扶阳。

《疏通经络点穴法》

（1）选穴：印堂、太阳、风池、百会、大椎、脾俞、肾俞、八髎、膻中、关元、气海、带脉、章门、内关、合谷、足三里、太冲、三阴交、照海、涌泉。

（2）手法：施以头部疏通经络点穴法，重点按揉印堂、太阳、百会、风池穴。施以背腰部流通经络点穴法，重点按揉大椎、脾俞、肾俞、命门穴，按摩八髎穴。旋以胸腹部流通经络点穴法，重点按摩膻中、气海、关元穴，拿带脉，按章门，推小腹部和脐周围部，推肋部。揉按合谷、内关、神门、足三里、三阴交、照海、涌泉、太冲穴。

《脏腑经络按摩》

1. 腹部按摩

腹部按摩常规手法，以补为主，兼用平补平泻法，顺序按摩 10～15 分钟。

（1）肝肾阴虚型见头痛、头眩、烦躁易怒等症者，应重点揉按右幽门区，用泻法，时间约 2～3 分钟，右梁门穴区揉按 2～3 分钟，用补法。

（2）心肾不交型见心悸、失眠等症者，应重点揉按左章门穴区，用平补平泻法，时间约 1～2 分钟，按点 0.5 分钟。

（3）脾肾阳虚型见下肢浮肿等症者，应重点揉按水分穴区，用补法，时间约 1～2 分钟，按点 0.5 分钟。

（4）月经过多或淋漓不断者，应重点按阴交穴区，用平补平泻法，时间 2～3 分钟，按点 0.5 分钟，患者感觉明显压痛向外放射。

（5）白带多、小腹疼痛等，应重点揉按关元、中极穴 1～2 分钟，用平补平泻法。然后按点带脉和三阴交穴区，先按点左侧带脉和三阴交，后按右侧带脉和三阴交。手法：左手中指按压左带脉穴区，大指按压阑门穴区，右手食、中指按压左三阴交穴区时按点约 0.5～1 分钟，患者感觉腹部和腿部发热为佳，按右侧相同。

2. 腰背部按摩

腰背部按摩常规手法，顺序操作一遍后，然后治疗重点穴区，按摩医师站在患者背后，用双手中指点两肩井穴，双手大指按压大椎穴，同时向下按压 0.5 ~ 1 分钟，然后，中指接点两肩井穴不动，双手大指按压两肺俞穴同时向上提拔 0.5 ~ 1 分钟。患者感到头部背部轻松。

3. 腰背部推按

采用腰背部推按常规手法，直推和分推 3 ~ 5 分钟。

（1）如心悸、失眠等，应重点揉、按点、推肺俞、心俞、膏肓，时间约 2 ~ 3 分钟。

（2）如疲乏、烦躁易怒等，应重点揉、按点、推、搓肝俞、脾俞至肾俞区，时间约 2 ~ 3 分钟。

4. 疏皮疗法

（1）治疗部位：背部。

（2）手法：捻转、提位、推。

（3）治疗重点：应以肩井、风门、肺俞、膏肓等穴区为主。其次是肝俞至肾俞穴区，反复治疗 3 ~ 5 分钟。如头痛、头晕等，应采用疏头皮法反复捻转、提拉头皮 3 ~ 5 分钟。

5. 舒筋活络法

用舒筋活络法横搓腰背和下肢，时间约 10 ~ 20 分钟，然后重点横搓肝俞、脾俞、肾俞穴区，下肢的内侧三阴经，时间约 5 ~ 10 分钟。

6. 局部按摩

（1）如耳鸣，按点翳风 0.5 分钟，弹拨阳陵泉 0.5 ~ 1 分钟。

（2）如月经过多或淋漓不断，应按点、揉、拨、掐血海、三阴交、隐白、百会，每次时间约 0.5 ~ 2 分钟。

（3）如失眠心悸、气短，应揉内关、神门、足三里、三阴交等穴区，每穴 2 ~ 3 分钟。

（4）如头痛、头晕，搓风池，揉太阳，按点印堂穴区。

（5）如潮热、汗出，应揉复溜、三阴交穴区。

【自我保健】

《自我保健穴位推拿》

（1）手法治疗：①揉印堂。②揉按太阳。③分推前额。④揉按风池。⑤拿揉合谷。⑥按揉脾俞。⑦揉、按肾俞。⑧重擦腰骶。⑨揉关元。⑩揉、按章门。⑪揉按足三里。⑫掐、揉太冲。

（2）随症加穴：①肾阴虚：掐揉神门，按揉血海，揉按太溪，揉按三阴交。②肾阳虚：擦大椎，揉、擦命门，摩中脘，擦少腹。

【注意事项】

（1）保持精神饱满，情绪稳定。

（2）加强体育锻炼。

（3）正确对待本病，顺利度过更年期。

阳　痿

阳事不举或临房举而不坚之证，称为阳痿。多因情志失调，房室太过，手淫过频及惊恐等原因造成。

诊断要点：①临床阴茎不能勃起或举而不坚，不能性交。②测定阴茎部血压：压值1.0，如降至0.6则考虑动脉供血不全。测定睡眠中快速眼珠颤动时期阴茎勃起程度。

【治疗方法】

《实用按摩推拿大全》

（1）命火衰微：患者坐位，医者以拇指点按肾俞、腰阳关，横搓命门，以腹温热感为度，补益肾阳，培命门之火，益壮元阳，益气固精。嘱患者仰卧位，施用运运颤颤法，点按关元，以温补下元，固摄精气，共达补肾壮阳，益命门之火。

（2）心脾受损：患者坐位，医者以双手拇指点按心俞、脾俞，以促生化之源，除水湿，助运化，益气蓄血，治心脾两虚，气血双亏，调理气血，宁心安神。嘱患者仰卧位，施用推脾运胃法，点按关元、气海，以调和脾胃，促进运化，培补下元，补益心脾，施提拿足三阴法，点按血海、地机、足三里，以调和营血，补中益气，共达补益心脾，养阴育阴，壮补元阳。

（3）恐惧伤肾：患者坐位，医者以双手拇指点按肾俞，以滋补肾阳；施用一指托天法，以补虚益气，升阳固脱。以一手握患腕，另一手施用揉拿手三阴法，点按内关、大陵、少府、神门，以宁心安神，清心宁神，镇静安神。

嘱患者仰卧位，施用运运颤颤法，点按关元，故培补下元，益肾安神。

（4）湿热下注：患者坐位，医者以双手拇指点按大肠俞、膀胱俞、胆俞，以通调脏腑，泻热除湿，培补下元。嘱患者仰卧位，施以运运颤颤法，点按天枢、中极、关元，以调和脾胃，利于升清降浊，补益元气，培元固精；施用提拿足三阴法，点按行间、丰隆、曲泉、足三里，以清湿热，利下焦，清热泄火，清热化湿，补益中气。

《点穴疗法》

本病主因肝肾两虚，补肝经之太冲穴，能使阴茎硬度足。补肾经之太溪穴，肺之太渊穴，能使肾气充足而泄精缓慢，并配补会阴、关元等穴，可巩固真阴。每穴平揉、压放、点打各 100 次，手法须轻而缓。治疗期间禁房事。

《家庭按摩治疗与健康》

（1）病人仰卧，医者站于其旁，用手掌揉按小腹部数次。取穴：气海、关元（上述穴有感觉至阴茎为好），同时，可点蠡沟、三阴交穴。

（2）病人俯卧，医者站于其旁。用手掌揉按腰骶部数次。点穴取穴：命门、肾俞、次髎。上述手法有补益肾阳，强壮宗筋的作用。

《指针疗法》

（1）治则：补肾益精，滋阴扶阳。

（2）手法：揉扪法，平补平泻。

（3）取穴：肾俞、命门、中极、三阴交、涌泉。

《气功点穴按摩术》

（1）准备：患者取俯卧式，腰带松开，闭目，全身放松。

（2）取穴：心俞、命门、肾俞、八髎、阳关、环跳等穴。

（3）手法：点按法、掌按法、揉法、振颤法、拍法等。

（4）患者改为仰卧式，闭目，全身放松。

（5）取穴：太渊、神门、劳宫、气海、关元、中极、足三里、三阴交等穴。

（6）手法：点按法、掌按法、摩法、揉法、振颤法等。

《中国按摩大全》

患者俯卧。医者以手掌按揉腰骶部数次，再分别点按命门、肾俞、次髎穴 0.5 分钟。患者仰卧，医者居其右侧，以手掌在小腹部运摩 3 分钟，再按气海、关元、三阴交、水泉 0.5 分钟。

【自我保健】

《家庭按摩治病与健康》

（1）用手掌搓小腹（气海、关元一带）、腰部（命门、肾俞一带）各100次，使局部产生热感为宜。

（2）用拇指或中指按揉关元、中极、三阴交穴各1分钟。

（3）用双手掌相对搓捻阴茎100次，如同搓麻绳一样，用手指揉捻睾丸100次。

以上手法，每日早晚各1次。

《自我保健穴位推拿》

（1）手法治疗：按揉脾俞；按擦肾俞；重擦腰骶；揉关元；擦少腹；拿揉阴、阳陵泉；按揉曲泉；拿三阴交和悬钟。

（2）随证加穴：①性欲冲动、触而即泄、多思眠差、咽干目涩、小便黄赤者，按擦志室，拿揉内、外关，掐揉神门，按、擦涌泉。②阴茎举而不坚、气短乏力、面色萎黄、食少神疲者加揉按百会，按揉肺俞，擦大椎，摩中脘，按揉足三里。③痿而不起、腰酸膝软、滑精早泄、形寒肢冷者加擦太椎，按揉肺俞，揉擦命门，按揉合谷。

【注意事项】

（1）正确对待性生活，解除顾虑，克服一切不良习惯。

（2）性伙伴之间相互交流感受，相互沟通，在性交中协调同步，并取得性伙伴的合作。

（3）适当进行体育锻炼，治疗期间避免房事。

（4）房事避免过频。进行房事之日尽量避免劳累、饮酒。

（5）戒烟、酒嗜好。

（6）治疗时配合自我按摩，效果更佳。

（7）寻找病因，必要时做辅助检查，积极防治原发疾病。

遗　精

不因性生活而精液遗泄的病证称为遗精。其中有梦而遗精的名为"梦遗"，无梦而遗精的，甚至清醒时精液流出者名为"滑精"。必须指出，凡成年未婚男子，或婚后夫妻分居者，每月遗精 1~2 次，属于生理现象，一般不会出现明显病态症状。过多的遗精（每周 2 次以上）或清醒时流精，并有头昏、精神萎靡、腰腿酸软、失眠等症状，则属病态，须及时治疗。

诊断要点：①非性生活或手淫而精液遗泄。②除外成年未婚男子，或婚后夫妻分居者每月精液遗泄 1~2 次者。③每周遗精 1~2 次以上，并伴有头昏、精神萎靡、腰酸腿软、失眠等症状。

【治疗方法】

《实用按摩推拿大全》

（1）君相火动，心肾不交：患者坐位，医者以拇指按点心俞、肾俞，以调腰肾，强腰骨，宁心安神，调理气血；以一手握住患者腕部，点按曲骨、巨阙，以补益心气，治怔忡心悸，以温补元阳，固精室，治滑精；点按太溪，以补益肾气，共达清心安神、滋阴清热之效。

（2）湿热下注，扰动精室：患者坐位，医者以双手拇指点按肾俞、膀胱俞、小肠俞、三焦俞，以调肾气，滋补肾阴，通利腰脊，清利下焦，通利小便，培补下元，通利水道；患者仰卧位，点按关元、中极，以补下元虚损，固涩藏精；点按足三里，以扶正祛邪，清热利湿，升清化浊。

（3）劳心伤脾，气不摄精：患者坐位，医者以双手拇指点按脾俞、胃俞、心俞，以补益脾气，促助运化，调和营血，化湿导滞，宁心安神，理气调血。以一手握患腕，另一手点按内关、少府、间使、曲泽，以清心降火，宁心调神，理气和胃，通经活络。患者仰卧位，点按关元、气海，以补益中气，培补下元，益气升清，补益脾肾，共达化湿升清，补肾调本，益气摄精。

（4）肾虚滑精，精关不固：患者坐位，医者以双手拇指点按心俞、肾俞、志室，以交通心肾，固摄肾精。医者以一手握患腕，另一手点按内关、神门，以镇静安神，通络宁心，理气和胃。患者仰卧位，点按关元、气海、曲骨，以培补肾精，补益元气，振阳固精，共达补益肾精、固涩止遗之功。

《点穴疗法》

（1）补心俞、肾俞穴，使心肾相交。补关元、气海、三阴交等穴，有大补元阴，巩固正气之效。无梦滑精，补三阴交、关元、气海、会阴等穴，除能发挥以上的作用外，确有巩固真精的作用。每穴平揉、压放各100次，须轻而缓。滑精较重者，关元、气海等穴加点打法，隔日治疗1次。

（2）点穴次序：由上而下，手法宜缓慢而轻微。

（3）疗效：治疗2～3次，即可见效。一般治疗10次以上可以痊愈，但病势重者，要延长治疗期。

《指针疗法》

（1）治则：补气养血，交通心肾。

（2）手法：揉扪法，平补平泻。

（3）取穴：气海、中极、神门、肾俞、三阴交、涌泉。

【自我保健】

《自我保健穴位推拿》

（1）手法治疗：按揉脾俞，按擦肾俞，重擦腰骶，揉气海和关元，按揉三阴交，揉按太溪。

（2）随证加穴：①睡眠不安、梦中遗精、精神不振、小便黄短而有热感者加：揉按翳明，拿按内关，掐、揉神门，拿揉太溪。②遗精频作或小便时有精液外流、心烦失眠、口苦或渴，小便黄赤或不爽者加：摩中脘，按揉足三里，揉按曲泉。③遗精过多，甚至滑精、头昏目眩、耳鸣腰酸、面色少华、畏寒肢冷者加：擦大椎，按揉风池，揉按肺俞，拿按阴、阳陵泉。

【注意事项】

（1）注意饮食，禁忌过食醇酒厚味及刺激性食物。

（2）治疗期间节制性生活，勿用脑过度，保持精神愉快。

（3）中年遗精过频，有可能为腰脊髓刺激性损害的早期症状，应重视并详细检查病因。

（4）调摄心神，注意精神调养，排除杂念，清心寡欲，避免过度的脑力紧张，多参加有益的文体活动，以分散集中于性问题上的注意力。

（5）注意生活起居，节制性欲，戒除手淫，睡前温水洗脚，养成侧卧的习惯，被褥不宜过厚，脚部不宜盖得太暖，不穿紧身裤。

早　泄

性生活中阴茎完全勃起，而在纳入阴道之前或已纳入阴道而未及摩擦（不足2分钟）即完成射精，造成性交被迫中断的病状称为"早泄"。

诊断要点：每次性交，或大多数性交时都发生早泄者，能诊断为早泄。

【治疗方法】

《中医男科临床治疗学》

（1）相火亢盛：用清法。清法是用刚中有柔的手法在所取穴位上进行操作。取背俞、任脉、足厥阴孔穴。心俞、肾俞、关元、中封一般轻揉类手法，以清心降火，滋阴涩精。

（2）肾气不固：治疗时可在命门、肾俞、志室用一指禅推法或擦法。再用摩法、揉法、按法施于腹部的关元、气海，从而起培补元气以壮命门之火，达到治疗早泄的目的。

（3）心脾亏损：治疗时常用一指禅推法、摩法、揉法，在腹部做顺时针方向治疗，重点在中脘、天枢、气海、关元穴。再点按背部的胃俞、脾俞、心俞、小肠俞。这样可调节胃、脾和心、小肠功能，达到健脾和胃、补中益气、滋阴养血安神的目的。

（4）肝经湿热：取督脉，足厥阴、足少阳经的至阳、腕骨、阳陵泉、太冲穴。用泻法。手法力量要稍重，手法频率由慢而逐渐加快。

（5）肝气郁结：一指禅按揉章门、期门，每穴30分钟，以酸胀为度。斜擦两胁，手法宜轻，以微有热感为度。用和法，在腹部的上脘、中脘及背部的肝俞、胃俞、脾俞等穴进行治疗。

《气功点穴按摩术》

（1）准备：患者取坐式，闭目放松。

（2）取穴：上星、百会、通天、肩井、中府、神门、劳宫等穴。

（3）手法：点按法、揉法、拿法、振颤法等。

（4）患者改为俯卧式，腰带松开，闭目，全身放松。

（5）取穴：心俞、肝俞、肾俞、命门、阳关、环跳、昆仑等穴。

（6）手法：点按法、掌按法、揉法、拍法、振颤法等。

（7）患者改为仰卧式，闭目，全身放松。

（8）取穴：中脘、气海、关元、中极、足三里、三阴交等穴。

（9）手法：点按法、掌按法、摩法、揉法、振颤法等。

【注意事项】

（1）消除精神紧张情绪，清心寡欲，治疗时需要妻子的体贴与配合。

（2）加强体育锻炼，增强体质。

前列腺炎

本病为成年男性极常见的疾病，属中医"淋浊""遗精"等范畴。

诊断要点：

（1）急性前列腺炎：①发病急骤，高热寒战，恶心呕吐，腰骶部及会阴部疼痛，可伴尿频、尿痛及直肠刺激症状。②直肠指诊前列腺肿胀、压痛，局部温度升高。③尿三杯试验：第三杯细菌培养高于第一杯，菌落超过5000可确诊。

（2）慢性前列腺炎：①有反复尿路感染、急性前列腺炎等病史，尿频尿痛、余沥不净感，疼痛常放射至阴茎头或会阴部，便后或尿后有白色分泌物自尿道口排出，常有睾丸精索、腰骶部疼痛，性功能障碍等。②直肠指检一侧前列腺明显肿胀，局部性压痛。③前列腺液镜检，每个高倍视野超过10个白细胞计数。

（3）非细菌性前列腺炎：①症状与慢性前列腺炎相似。②指诊可扪及前列腺肿胀，质软。③前列腺液细菌培养阴性。

【治疗方法】

《实用按摩推拿大全》

（1）湿热内蕴：患者坐位，医者以双手拇指点按肾俞、脾俞、命门，以补益元气，促进气化功能，补益脾气，促运法，壮肾阳，补脾土，补命火，温土制水湿。患者仰卧位，点按阴陵泉，照海、曲宗、中都、关元，以温补下元，清湿热，利下焦，通经络，调气血，清热泄火，清化湿热，通利三焦。

共达清热利湿之效。

（2）脾虚气陷：患者坐位，点按脾俞、胃俞，以补益气，促进气化，调和脾胃，振奋胃阳，促气血生化之源，益气营血。患者仰卧位，点按公孙、三阴交，以调和脾胃，促运化，健脾益气，升清固脱。

（3）肾元亏虚：患者坐位，医者以双手拇指点按命门，膀胱俞，以滋阴潜阳，培补下元。患者仰卧位，点按关元、气海、建里，以调和气血，补益后天之本，培肾固本，补益元阳，强壮腹内器官，共达滋阴益肾，温肾固涩。点按太溪、阴陵泉，以调补肾气，通调三焦。

《气功点穴按摩术》

（1）准备：患者取俯式，腰带松开，闭目，全身放松。

（2）取穴：命门、肾俞、八髎等穴。

（3）手法：点按法、掌按法、推法、揉法、拍法、振颤法等。

（4）患者改为仰卧式。

（5）取穴：气海、关元、中极、水道、阴陵泉、下巨虚、三阴交等穴。

（6）手法：点按法、掌按法、揉法、摩法、振颤法等。

《中国按摩大全》

（1）患者俯卧，医者以手掌按揉腰骶部数次，再点按命门、肾俞、次髎各 0.5 分钟，然后以手掌运摩腰骶部 3 分钟。

（2）患者仰卧，医者居其右侧，以手掌按揉小腹部数次，再点按气海、关元、中极及阴陵泉各 0.5 分钟，揉按涌泉 0.5 分钟，然后以手掌运摩小腹部 3 分钟。

【自我保健】

《家庭按摩治病与健康》

（1）揉按小腹部 20～30 次。按压气海、关元、中极、阴陵泉各 1 分钟。

（2）用手掌搓小腹部、腰骶部各 100 百次。

以上手法，每日早晚各 1 次。

《自我保健穴位推拿》

（1）手法治疗：按揉肺俞；点、擦大椎；揉、擦肾俞；重擦腰骶；拿按内、外关；摩中脘；揉关元；斜擦少腹；揉按曲泉；拿揉三阴交。

（2）随证加穴：①头昏耳鸣、腰酸胀痛、少腹以下不适或刺痛、尿频、尿急、尿痛者加：按揉风池，拿揉合谷，点按太冲，拿揉太溪和昆仑。②少腹以下胀痛、眩晕肢重、胸脘胀闷、食少嗜睡、尿液白浊者加：按揉脾俞和三焦俞，拿按丰隆和承山。③年老体弱、头昏目眩、面色萎黄，神疲无力、食少便溏者加：按揉脾俞，拿按足三里。

【注意事项】

（1）急性前列腺炎可配合药物治疗。

（2）平时应不吃刺激性食物，不喝酒，避免长时间骑车，可经常进行热水浴和坐浴。同时，还要注意性生活卫生，治疗期间节制房事。

（3）应多参加体育锻炼，增强体质，可练习"站桩气功"和"静坐气功"。

小儿发热

发热即体温异常升高，是小儿常见病。临床上多见于外感、食积、急性传染病初起时，年幼体弱的小儿患病后也可见到此症。

诊断要点：①在急性发热的整个过程中，15 天以内的以呼吸道感染为主要原因，大多属于中医的外感发热。②小儿发热的整个过程在 2 周以上的为长期发热，多为中医的内伤发热。③发热的过程中，血象变化与炎症性发热和非炎症性发热有关。一般炎症性发热常见白细胞增高。

【治疗方法】

《农村常见病推拿疗法》

（1）外感发热：开天门 30 次，揉太阳 20 次，清肺金 400 次，揉外劳宫 50 次，推三关 500 次，清天河水 300 次，揉肺俞 100 次，推膻中 2 分钟，揉乳根 30 次，拿风池 5 次，热度高至 39℃ 以上者，加清天河水 400 次，推脊 200 次。

（2）食积发热：清脾土 300 次，补脾土 100 次，清大肠 300 次，揉板门 100 次，推天河水 400 次，推六腑 500 次，揉中脘 5 分钟，摩腹 3 分钟，按足三里 10 次，按脾俞、胃俞各 10 次，如有呕吐加揉承浆 10 次，推膻中 2 分钟。有泄泻加揉龟尾 400 次，推七节 200 次。热度高至 39℃ 以上者，加推脊

200 次。

《中国医用点穴学》

（1）风寒发热：取合谷穴（泻）、风池穴（泻）、足三里穴（泻）。治疗风寒感冒、发热不太高者，按上列穴位次序点穴。每穴平揉、压放、点打各100 次。如发热比较高，加泻大椎穴，补内关穴。手法宜轻，并减去点打法。

（2）食积发热：内关穴（补）、大椎穴（泻）、足三里穴（补）、中脘穴（泻）等穴。

（3）不明原因发热：合谷穴（泻）、内关穴（补）、大椎穴（泻）、陶道穴（泻）、尺泽穴（泻）、内庭穴（泻）。以上两种症状的选穴可按次序点穴，每穴平揉、压放各100 次。采用一般手法即可。

小结：小儿发热轻症，1 日点穴 1～2 次，1～2 日可治愈。重症，1 日点穴 3～4 次，3～4 日可退热，1 周左右即痊愈。

《推拿学》

1. 外感发热

（1）治则：清热解表，发散外邪。

（2）处方：推攒竹、推坎宫、揉太阳、清肺经、清天河水。风寒者加推三关、掐揉二扇门、拿风池；风热者加推脊。

（3）方义：清肺经、清天河水宣肺清热；推攒竹、推坎宫、揉太阳疏风解表，发散外邪，风寒者加推三关、掐揉二扇门、拿风池发汗解表，祛散风寒；风热者加推脊，多清天河水以清热解表。若兼咳嗽，痰鸣气急者加推膻中、揉肺俞、揉丰隆、运内八卦；兼见脘腹胀满，不思乳食，嗳酸呕吐者加揉中脘、推揉板门、分腹阴阳推天柱骨；兼见烦躁不安，睡卧不宁，惊惕不安者加清肝经、掐揉小天心、掐揉五指节。

2. 阴虚发热

（1）治则：滋阴清热。

（2）处方：补脾经、补肺经、揉上马、清天河水、推涌泉、按揉足三里，运内劳宫。

（3）方义：补肺经，揉上马滋肾养肺，滋补阴液，配清河水，运内劳宫以清虚热；补脾经、按揉足三里健脾和胃，增进饮食；推涌泉引热下行以退虚热。烦躁不眠加清肝经、清心经、按揉百会；自汗盗汗加揉肾顶，补肾经。

3. 肺胃实热

（1）治则：清泻里热，理气消食。

（2）处方：清肺经、清胃经、清大肠、揉板门、运内八卦、清天河水、退六腑、揉天枢。

（3）方义：清肺经，清胃经，清肺、胃两经实热，配清大肠、揉天枢疏调肠腑结滞以通便泻火；清天河水、退六腑清热除烦；揉板门、运内八卦理气消食。

《中国按摩大全》

1. 治则

表证发热宜解表散邪；里证发热宜清泻里热，理气消食；阴虚发热宜滋阴清热。

2. 手法

（1）表证发热：患者坐位或仰卧位。医者两拇指在两眉间至前发际自下而上交替直推 30～50 次（推攒竹）。再自眉头起沿眉向眉梢直推 30～50 次（推眉弓）。然后以中指端在眉右凹处向耳后揉按 30～50 次（揉太阳）。医者左手握住患儿左手，右手拇指在患儿无名指末节罗纹向指根方向直推 100 次（清肺经）。再以食、中二指在前臂正中自腕向肘直推 100～300 次（清天河水）。

（2）里证发热：患者平卧，医者左手握住患儿左手，右手拇指分别在患儿拇指掌面第一节，无名指末节罗纹向指根方向直推 100 次。然后，在食指桡侧缘自虎口向指尖直推 100 次（清大肠）。再以拇指分别在患儿掌心、大鱼际顺时针方向按揉 100 次。最后，施用清天河水，退六腑，揉天枢法。

（3）阴虚发热：患儿平卧，将患儿左手拇指屈曲，医者以拇指在患儿拇指桡侧缘向掌根方向直推 100 次（补脾经）。在无名指末节罗纹面向指尖方向施推 100 次（补肺经）。再以中指端自小指根起，经各掌指关节，大小鱼际至内劳宫掐运 30 次。然后以食、中二指在患儿前臂掌侧正中自腕向肘直推 100～300 次。医者左手握住患儿左脚，右手拇指面自涌泉穴向足趾直推 100 次。最后在足三里穴按揉 100 次。

【注意事项】

（1）注意休息，多饮水，吃易消化食物，保持室内空气流通。

（2）积极寻找致病因素，配合针对病因疗法。

（3）结核病患儿禁按摩疗法，否则易造成结核病灶扩散。

小儿咳嗽

咳嗽是小儿疾病常见的一个症状，一年四季皆可发病，而冬春季节尤为多见。咳嗽的原因不一，种类亦多，外邪侵袭肺脏可引起咳嗽，其它脏腑有病累及于肺，也可发生咳嗽。临床上一般咳嗽分为外感和内伤咳嗽两大类，小儿以外感咳嗽多见。

诊断要点：开始是干咳嗽，随后才慢慢有痰，并有怕冷，流清涕，或兼发热等症状。3～5天后，一般症状即可消失，但咳嗽仍然存在，时间长了会影响其健康，合并其它病证。

【治疗方法】

《小儿推拿》

清肺经，按天突，推膻中，开璇玑，揉乳旁，揉乳根，擦胸背。①外感咳嗽者加：推攒竹，推坎宫，推太阳，黄蜂入洞，拿风池，推上三关，退下六腑，拿合谷，以疏风解表。②内伤咳嗽者加：补脾经，补肺经，补肾经，揉二马，按揉气海，揉肺俞，揉肾俞，以补脾养肺益肾。

《推拿学》

1. 外感咳嗽

（1）治则：疏风解表，宣肺止咳。

（2）处方：推攒竹、推坎宫、揉太阳、清肺经、运内八卦、推揉膻中、揉乳旁、揉乳根、揉肺俞、分推肩胛骨。

（3）方义：推攒竹、推坎宫、揉太阳疏风解表；推揉膻中、运内八卦宽胸理气、化痰止咳；清肺经、揉乳根、揉乳旁、揉肺俞、分推肩胛骨宣肺止咳化痰。风寒者加推三关、掐揉二扇门；风热者加清天河水；痰多喘咳，有干、湿性啰音加推小横纹、揉掌小横纹。

2. 内伤咳嗽

（1）治则：健脾养肺、止咳化痰。

（2）处方：补脾经、补肺经、运内八卦、推揉膻中、乳旁，揉乳根、揉中脘、揉肺俞、按揉足三里。

（3）方义：补脾经、补肺经健脾养肺；推揉膻中、运内八卦宽胸理气、化痰止咳；揉乳旁、揉乳根、揉肺俞宣肺止咳，揉中脘、揉按足三里健脾胃，助运化。久咳体虚喘促加补肾经、推三关、捏脊；阴虚咳嗽加揉上马；痰吐不利加揉丰隆、揉天突。

《点穴疗法》

外感未退而咳嗽的，先用外感方法治疗，外感退，咳嗽也会随之减轻或痊愈。若外感已退，仍然咳嗽的，补太渊穴，泻偏历穴，补风门、肺俞、膻中，泻璇玑穴，有通肺气，抑制咳嗽的作用。泻中脘穴，补气海、足三里穴，能健胃化痰。每穴平揉、压放，点打各 100 次。热盛咳嗽的，风门、肺俞穴用泻法，并减去点打法。

《中国医用点穴学》

止咳法，是针对咳嗽以几种手法组合进行的一种手种手法。这种手法为捏、揉、推、切、摇 5 种手法。

（1）"捏"：用两手拇、食、中指、捏第 7 颈椎 100 次。捏住肌肉，轻提而放为 1 次；继之，在第 2 胸椎下两旁和第 3 胸椎下两旁，各二横指处，即风门与肺俞两穴的部位，仍用拇、食、中指，捏住两侧的两穴部位的肌肉，轻提而放 100 次。捏提，则有宣通肺气之效。

（2）"揉"：用两手中指端，先平揉风门穴，正揉、倒揉，各 100 次；继之，平揉肺俞穴，正揉、倒揉各 100 次。

（3）"推"：用两拇指侧面，从肺俞穴下，往上推过风门穴，为 1 次，继续推 36 次后，改为从风门穴以上，往下推过肺俞穴之下，为 1 次，继续推 54 次。往上推逆经为泻，泻其有余，往下推顺经为补，补其不足。

（4）"切"：即切摇手太阳肺经的金穴经渠、木穴少商，左右两侧，各切摇 100 次。此法为治疗咳嗽的局部性专用手法。

【注意事项】

若久咳不愈者，按揉肺俞时可加沾少许盐粉，效果更佳。适当休息，多喝水，保持室内空气流通。

【临床报道】

黄际群．强督充任五指点穴法配合穴位药贴治疗小儿百日咳 103 例。①强督点穴法：患儿俯卧，暴露背部，医者站于一侧，先用小鱼际由骶部循拿推两旁揉按至大椎穴并往返 3~5 分钟，然后中指指端居大椎穴，余四指自然分开分居于膀胱经脉侧 1 和侧 2 线，以每秒 5 次的速度从大椎穴循拿推节节点打至尾椎部，然后从大椎穴循拿推振颤至尾椎部，均往返 3 分钟。最后以相同顺序施以揉按推拿手法。②充任点穴法：患儿仰卧，医者中指居患儿天突穴，食指与无名指分居胸骨旁侧，拇指和小指分居锁骨中线乳根穴处，以五指指端点打所居部位 2 分钟，然后中指沿任脉，余四指保持原姿势的距离揉按下行至膻中穴振颤 2 分钟后，继续揉按下行至神阙振颤 3 分钟并稍停片刻；术者掌根贴腹，以患儿神阙为中心，先逆时针再顺时针方向各摩腹 2 分钟后收功。上法每日 1 次。③穴位药贴：取吴茱萸、生大蒜、细辛、葶苈子、檀香、百部各 10 克，甘遂 5 克，麝香 1 克，研极细粉，用时取药粉 10 克，用猪胆汁或鸡胆汁适量调至稠膏状，点穴之后分别贴敷于涌泉、神阙、身柱、膏肓等穴 8~12 小时。经治 3~11 次后，痊愈 86 例，显效 7 例，有效、无效各 5 例。［江苏中医，1988，9（7）：23］

小儿腹泻

小儿腹泻是婴幼儿时期的一种急性胃肠道功能紊乱，以呕吐、腹泻为主的综合征。通常将肠道内感染引起的腹泻称为肠炎；肠道外感染、喂养不当、气候环境影响所引起的腹泻称为消化不良。多发于夏秋季节。

诊断要点：夏秋季节，小儿食欲减退，恶心呕吐，便次增多，大便呈黄绿色或稀糊状，有酸臭味，混有少量黏液，伴有不同程度脱水，大便镜检除有脂肪球外，亦有少许红、白细胞，诊断即可成立。

【治疗方法】

《中国按摩大全》

（1）治则：健脾燥湿为主。

（2）手法：推脾经、推大肠、清小肠、摩腹、揉脐、推上七节骨、揉龟尾。患儿仰卧。医者行补脾经、推大肠、清小肠法，以手掌在上腹部运摩 5 分钟，再以脐为中心逆时针按摩 3 分钟。患儿俯卧，用拇指桡侧面自尾椎骨端向上直推 300 次，再用拇指指端按揉尾椎骨端。偏寒湿者加揉外劳宫、揉天枢、按脾俞、按胃俞；偏湿者加清大肠、推上三关、退下六腑；偏脾虚者加推板门、运内八卦、揉脾俞、揉胃俞、捏脊、揉足三里。

《中华气功点穴疗法精粹》

（1）治疗手法：用胸腹部气功点穴常规手法，并配合点、按、摩、捏脊等手法。

（2）操作要领：①患儿由一人扶抱或半卧位，医者手掌运气有热感后，行推拿胸腹部及旋摩脐部，再行胸腹部气功点穴常规，反复 6~12 遍，以促进患儿腹部血循环，增强肠蠕动功能。②点按腰背部脊柱两侧经穴，然后由上而下捏脊。腹泻次数较多者，可运气点按或推龟尾穴。并用一指端运气后向上顶压长强穴发功，以通督脉，有行气活血、运调脏腑的功效。③运气后用指点按双侧足三里穴，并配双侧内关穴，反复 6~12 次，可用泻法。有健脾益气、温阳止泻的作用。

《实用针灸推拿治疗学》

每日施治 1 次，较重型也可每日施治 2 次。常用开天门 9 次，分坎宫 24 次，揉太阳 1 分钟，掐印堂、山根、素髎、水沟、承浆各 3 下，虚证不掐。推三关 200 次，退六府 100 次，运内八卦 30 次，运罗纹 3~5 次，侧推食指桡侧 200 次，揉中脘、神阙 2 分钟，搓胁肋 2 分钟，拿肩井 3 次，推七节骨 30 次，揉长强 2 分钟。脾虚泻，多揉罗纹，推上三关，揉百会。食滞泻，揉罗纹，多搓胁肋，加揉鱼际，拿肚角，拿足三里，揉脾俞、胃俞。湿热泻，加清天河水 300 次，运鱼际 2 分钟，清小肠 100 次。寒湿泻，多推三关，掐阳池，揉按神阙 3 分钟，揉按天枢 2 分钟。

《中国医用点穴学》

（1）配穴与手法：内关穴（补），合谷穴（泻），内庭穴（泻），三阴交穴（补），阴陵泉穴（不想食用补法，大便稀用泻法），足三里穴（补）等。每穴平揉、压放各 100 次。循推背部，从第 3、4 腰椎两旁，即膀胱经第一线，用两拇指侧向上推至相当于第 7 胸椎为 1 次，推 36 次。然后，用两拇指、中指在脾俞、胃俞穴部位，把肌肉捏住提起，提住一上一下为 1 次，提 36

次，为泻法。继用拇指侧压住脾俞、胃俞二穴，一压一松为 1 次，压 54 次。然后，用两拇指侧从第 7 胸椎两旁第一线，向下再推至 3、4 腰椎两旁处，推 54 次，为补法。

（2）方义解释：取内关、合谷穴，以安神。并与各穴配合，则健脾胃及调理肠功能。而循推背部，有增强消化的作用。

【注意事项】

按摩疗法主要用于轻型腹泻、迁延性腹泻。配合饮食调养，吐泻严重的患儿应禁食 6 ~ 12 小时，吐泻好转后，逐渐恢复正常饮食。

小儿遗尿

遗尿是指 3 岁以上小儿在睡眠时不自主排尿，又称尿床。轻者数夜 1 次，重者 1 夜数次，随着年龄增长，大部分可自愈。

诊断要点：①睡眠中不自主排尿。②尿常规检查无异常。

【治疗方法】

《儿科按摩学》

1. 治则：温补脾肾、固涩下元。

2. 处方：补脾经，补肾经，补肺经，推三关，揉外劳宫，按揉百会，揉丹田，按揉肾俞，擦腰骶部，按揉三阴交。

3. 方义：揉丹田，补肾经，按揉肾俞，擦腰骶部以温补肾气，壮命门火，固涩下元；补脾经，补肺经，推三关健脾益气，按揉百会，揉外劳宫温阳升提；按揉三阴交以通调水道。

《中国按摩大全》

（1）治则：温肾固涩。

（2）手法：补脾经，补肾经，揉丹田，揉龟尾，按揉三阴交。较大儿童用擦法，横擦肾俞、八髎。①患儿仰卧，医者以拇指在小儿拇指桡侧缘向掌根方向直推 300 次（补脾经），再补肾经。②以手掌在患儿小腹部（脐下 2 ~ 3 寸）揉 100 次，摩 3 分钟（揉摩丹田）。③以拇指端按揉三阴交穴 100 次。④患儿俯卧，以中指端在患儿尾椎端按揉 100 次。⑤以拇指桡侧缘在两肾俞穴间直线来回摩擦 50 次。⑥以小鱼际在骶骨上直线来回摩擦 50 次。

《中华气功点穴疗法精粹》

（1）治疗手法：用气功点穴，捏脊等手法。

（2）操作要领：①运气点穴法：患者仰卧位，医者侧立，运气后以指点按腱内、三阴交、股内、股中、坐结 3 ~ 6 遍。以小腹部有紧缩热感为宜。②运气捏脊法：运气后从患者骶尾部长强穴开始捏脊至大椎下，反复操作 6 ~ 12 遍，以舒通经络、调达脏腑、滋补气血、增强抗病。

《小儿推拿》

治疗遗尿以温肾固涩为主。

揉丹田、关元、气海、揉龟尾、按三阴交。下元虚寒者加补肾经清小肠、揉肾俞、擦八髎，以温补下元。肺脾气虚者加按百会、补脾经、补肺经、清小肠、揉中脘，以益气健脾。

《农村常见病推拿疗法》

揉少腹（气海、关元、中极）20 分钟，按揉三阴交 10 次，揉肾俞、命门 5 分钟，按揉百会 30 次。

【注意事项】

（1）训练和养成定时排尿习惯，防止过度疲劳。

（2）晚上最好少饮水，家长在夜间按时唤醒排尿。

小儿夜啼

1 岁以内的哺乳婴儿经常在夜间间歇啼哭，或持续不已，甚至通宵达旦，而白天如常，谓之夜啼，民间俗称"哭夜郎"。多由于脾寒、心热、惊骇、食积等引起。

诊断要点：①经常夜间啼哭，白天正常。②常可询问到腹部受寒、暴受惊恐病史。③应排除疾病原因造成的啼哭。疾病原因所致者，常是急性发作，哭闹不分昼夜。

【治疗方法】

《中国按摩大全》

（1）治则：宁心健脾。

（2）手法：补脾经，清心经，清肝经，揉外劳宫，摩腹，揉足三里。

《**儿科按摩学**》

（1）治则：养心健脾。

（2）处方：补脾经，清心经，清肝经，揉小天心，揉外劳宫，摩腹，揉足三里。

（3）方义：清心经、清肝经、按揉小天心能养心安神，平肝镇静；揉外劳宫、补脾经、摩腹、按揉足三里健脾助运，补益气血。

（4）加减：偏于脾寒者加推三关、揉中脘、揉脐，以健脾温中。偏于食积者加清脾胃、清大肠、摩中脘、推下七节，以消食导滞。偏于心火盛者加掐心经、水底捞月、清天河水、退天腑，以清热降火。偏于惊恐者加掐十宣、老龙，揉精宁、威灵，以安神宁志。

《**推拿学**》

1. 脾脏虚寒

（1）治则：温中健脾。

（2）处方：补脾经，推三关，摩腹，揉中脘。

（3）方义：补脾经，摩腹，揉中脘以健温中；推三关以温通周身阳气。

2. 心经积热

（1）治则：清心导赤。

（2）处方：清心经，清小肠，清天河水，揉总筋，揉内劳宫。

（3）方义：清心经，清天河水以清热退心火；清小肠以导赤而泻心火；揉总筋，揉内劳宫以清心经热。

3. 惊骇恐惧

（1）治则：镇惊安神。

（2）处方：推攒竹，清肝经，揉小天心，揉五指节。

（3）方义：推攒竹，清肝经，揉小天心以镇惊除烦；揉五指节以安神。

4. 乳食积滞

（1）治则：消食导滞。

（2）处方：清补脾经（先清后补），清大肠，摩腹，揉中脘，揉天枢，揉脐，推下七节。

（3）方义：清补脾经以健脾利湿；清大肠，推下七节以清利肠腑，泻热通便；摩腹，揉中脘，揉天枢，揉脐以健脾和胃，消食导滞。

《中国医学百科全书》

1. 脾胃虚寒型

（1）第一种治疗方法：补脾经 300 次，推三关 100 次，清肝经 100 次，揉中脘 100 次，顺时针摩腹 5 分钟，揉脾俞、胃俞穴各 100 次，揉按足三里 30 次，揉小天心 100 次。

（2）第二种治疗方法：分阴阳 200 次，推脾土 300 次，揉一窝风穴 300 次，逆运内八卦 200 次。

（3）第三种治疗方法：揉太阳穴 100 次，分阴阳 200 次，运内八卦 200 次，推五指节 100 次，天门入虎口 100 次，推上三关 200 次，旋推腹部 5 分钟（左右交替）。

2. 心热型

（1）第一种治疗方法：清心经 100 次，水底捞月 30 次，掐总筋 3~5 次，清天河水 300 次，推六腑 300 次。

（2）第二种治疗方法：推补肾经 5 分钟，清板门 5 分钟，清肺经 3 分钟，分阴阳 1 分钟，大清天河水 1 分钟。

（3）第三种治疗方法：清心经 300 次，清肺经 200 次，清肝经 300 次，清小肠 300 次。

3. 惊吓型

（1）第一种治疗方法：补脾经 120 次，清肝经 200 次，清心经 150 次，补肺经 80 次，补肾经 100 次，推大肠 80 次，揉外劳宫 60 次，推三关 20 次，推六腑 60 次，揉中脘 100 次，推揉肺俞 100 次，按肩井 3 下。

（2）第二种治疗方法：揉小天心 100 次，补肾经 300 次，揉二人上马 3 分钟，清天河水 100 次。

（3）第三种治疗方法：分手阴阳 200 次，运内八卦 200 次，推五指节 100 次，天门入虎口 100 次，揉小天心 100 次，顺摇膀肘 10 次，按摩百会 300 次，两耳上提 20 次。

4. 伤食型

清大肠 100 次，揉小天心 100 次，掐总筋 5 次，摩腹 5 分钟，捏脊 3 遍，天门入虎口 100 次，鸠尾直推中极 100 次，旋推腹部 5 分钟。

【注意事项】

（1）调节寒暖，避免受惊。

（2）注意饮食，乳母少吃辛辣厚味食物。

小儿惊风

惊风是小儿较常见的中枢神经急性症状。大多突然发作，但仔细观察常有先驱症状，如惊跳、抖动、头晕、呼吸不规则等，以抽搐和意识不清为特征。严重的可致脑组织缺氧，遗留后遗症状，甚至窒息，危及生命，需要紧急处理。

诊断要点：发病时头后仰，意识丧失，两眼球上翻、凝视、斜视，口吐白沫，面部和四肢肌肉强直性或阵挛性抽动。发作严重或持久者面色、口唇、指甲青紫，喉部痰声"咕咕"作响，甚至窒息，可危及生命。

【治疗方法】

《儿科按摩学》

1. 急惊风

（1）治则：开窍镇惊，清热，导痰消食。

（2）处方：①开窍：掐人中，拿合谷，掐端正、老龙、十宣、威灵，拿肩井、仆参。②止痉、拿合谷、曲池、肩井、百会、承山、委中。③导痰：清肺经，推揉膻中，揉天突、中脘、肺俞、丰隆，搓摩胁肋。④消食导滞：补脾经，清大肠，揉板门、中脘、天枢，摩腹，按揉足三里，推十七节骨。⑤清热：清肝经、心经、肺经，清天河水，退六腑，推脊。

2. 慢惊风

（1）治则：培补元气，熄风止痉。

（2）处方：补脾经、肾经，清肺经，按揉百会，推三关，拿曲池，揉中脘，摩腹，按揉足三里，捏脊，拿委中。

（3）方义：补脾经、肾经，推三关，揉中脘，摩腹，按揉足三里，捏脊健脾和胃，增补元气，清肝经，按揉百会，拿曲池，拿委中，平肝熄风止痉。

《中国医学百科全书》

1. 急惊风

治宜开窍镇惊，清热化痰，平肝熄风。

（1）先掐小天心、人中、老龙以开窍，待清醒后再行止搐法：如拿肩井、曲池、合谷、委中、承山、昆仑、太䗁、仆参诸穴。如昏迷不醒，抽搐不止者，可采用烧"五炷灯火"（即百会、双内劳宫、双涌泉）。

（2）待抽搐缓解后，再行治本，治本有两种治疗方法。①第一种治疗方法：清脾经 300 次，清肝经 400 次，清肺经 350 次，清心经 400 次，补肾经 200 次，清大肠 100 次，清后溪 150 次，推六腑 200 次，推三关 50 次，捞明月 20 次，推天河水 15 次，揉膻中 150 次，揉中脘 100 次，推揉肺俞发红，按肩井 2～3 次。②第二种治疗方法：推五指节 100 次，清心经 200 次，清肝经 200 次，推六腑 200 次，鸠尾直推中极 300 次，旋推中极左右各 100 次，按揉鞋带穴 20 次，按揉太冲穴 20 次，按揉膝眼穴 20 次。

2. 慢惊风

治宜温阳健脾，平肝熄风，镇惊止搐。

（1）第一种治疗方法：补脾经 500 次，清大肠 50 次，清肝经 300 次，清心经 300 次，补肾经 500 次，推三关 300 次，揉中脘 300 次，摩腹 800 次，揉脐 100 次，揉足三里 100 次，捏脊 3 遍。

（2）第二种治疗方法：补脾经 300 次，补肾经 300 次，顺摇膊肘 100 次，旋摩腹部 10 分钟。

《中国按摩大全》

1. 治则

开窍镇惊。

2. 手法

（1）开窍：掐人中，拿合谷，掐端正，掐十宣（以上穴位可选择应用）。患儿意识不清时，将患儿平放，头侧卧。医者以拇指指甲掐人中穴，同时以另一手拇指掐拿合谷，至患儿醒后即止；或以拇指甲掐端正穴（中指甲根两侧赤白肉处），或掐十宣。

（2）止抽搐：拿合谷，拿曲池，拿肩井，拿百会，拿承山，拿委中。

（3）角弓反张：拿风池，拿肩井，推天柱骨，推脊，按阳陵，拿承山。

《农村常见病推拿疗法》

开窍、止抽搐法：掐人中、十王、老龙、合谷、小天心诸穴，掐醒为止，一般每穴掐 3～5 次即可，如掐一或二穴即醒，其他穴位不必再掐。待醒后，则补脾土 500 次，清肝木 300 次，补肾水 400 次，分阴阳 30 次，推膻中 3 分钟，摩中脘 5 分钟，按百会 50 次，按血海（百虫）20 次，按足三里 20 次。

【注意事项】

急性发作时的护理，将患儿平放，头侧卧，松衣领，并将多层纱布包裹的压舌板，放于上下牙齿之间，以防咬伤舌体。保持呼吸道通畅，必要时给氧，随时取出咽喉分泌物及痰涎，以防阻塞呼吸而引起窒息。前述治疗手法只宜于急性发作时，控制后需针对不同的致病因素采取不同的治疗方法。保持室内安静，避免刺激，密切观察。及时预防各种感染与中毒。

小儿麻痹症

小儿麻痹症又称脊髓灰质炎。临床特征为发热、肢痛，伴有胃肠道或上呼吸道症状，继而发生肢体麻痹和弛缓性瘫痪。若病程在一年半以上尚未恢复的，称小儿麻痹后遗症。

小儿麻痹症常流行于夏秋之间，1～5 岁小儿多见，近年来采用了口服小儿麻痹活疫苗糖丸，发病率已明显下降。

诊断要点：①血象在前驱期和瘫痪前期可能有轻度白细胞增多，中性粒细胞亦略增，血沉常增快。②脑脊液检查在前驱期无异常，至瘫痪前期，细胞数常增加，一般在 50～500/mm³ 之间。早期以多核粒细胞居多，以后则为淋巴细胞。蛋白在早期可能正常，以后渐增加。氯化物正常，糖可稍增。

【治疗方法】

《儿科按摩学》

1. 治则

通经活络，荣筋养肌，矫正畸形。

2. 处方

用成人按摩手法，主要在瘫痪部位施治。

（1）面部：用推揉法自天门斜向瞳子髎、颊车、地仓穴，反复操作5~8遍。

（2）颈及上肢：自天柱推向大椎、肩井等处，反复数次，再于肩关节周围施推揉法，然后沿上臂内外侧经肘部至腕部反复揉拿数遍。

（3）腰背部：沿脊推两侧施推、揉、拨、滚法，作3~5遍。重点刺激背部俞穴。

（4）下肢部：推、揉、滚下肢后、外侧。反复数遍，搓麻痹肌群，配合按拿解溪、足三里、阳陵泉、绝骨等穴，若关节有畸形加摇法。

3. 方义

推、揉、按拿患处及有关经穴，能疏通经脉，行气活血，使经脉肌肉得到濡养，助肌肉恢复，缓解肌肉的挛缩，配合捏法等被动活动，能改善关节活动功能，矫正畸形。

《中国医学百科全书》

治宜舒筋通络，活血养筋。

（1）面瘫治疗方法：患者取仰卧位，医者用一指禅推法或揉法自攒竹向瞳子髎、颊车、下关、地仓穴往返操作5~6次，揉风池，拿合谷。

（2）颈项部瘫痪治疗方法：患者取坐位，医者用一指禅推法自天柱至大椎、肩井等处，往返操作约3分钟，按百会、肺俞，拿风池，提拿颈肌，拿肩井、合谷穴。

（3）上肢瘫痪的治疗方法：患者取坐位，医者用一指禅推法或滚法施于肩关节周围约3分钟，从肩部三角肌经肱三头肌、肱二头肌至肘关节，向下沿前臂到腕部，重点在萎缩肌肉的周围，往返约10分钟，并擦热患部，最后捻指关节，拿合谷，搓患肢。

（4）腹肌瘫痪法的治疗方法：患者取仰卧位，医者用一指禅推法施于脐周，摩腹，提拿腹肌；然后换俯卧位。按揉膈俞、脾胃俞、命门穴，提拿两侧骶棘肌，揉足三里。

（5）腰及下肢瘫痪的治疗方法：患者取俯位，医者用推法或滚法从腰部起，向下到尾骶部、臀部，循大腿后侧往下至跟腱，往返操作约10分钟，配合按肾俞、腰阳关；拿委中，按伏兔、足三里、阳陵泉、绝骨、解溪等穴。

（6）踝关节有畸形者，施摇法和扳法，提拿跟腱，揉涌泉。

《点穴疗法》

按经络表里关系，肾属里、膀胱属表；肝属里、胆属表；脾属里、胃属表。病在表，则取膀胱经之肾俞、次髎、委中等穴；继取胆经之环跳、阳陵泉、丘墟等穴。再取胃经之解溪、足三里、膝眼、鹤顶等穴。腹部麻痹者，加天枢、气海等穴。上肢麻痹者，加合谷、曲池、肩髎、肩井、大杼、臑俞等穴。均用阳补阴泻手法，并助以循按法。每穴平揉、压放、点打各50次，助以循按、摇动等法。

《小儿推拿》

在瘫痪部位相应旋用滚法、擦法、拿法、摇法。取穴为：瞳子髎、颊车、地仓、大椎、肩井、肩髎、曲池、阳池、合谷；肝俞、肾俞、腰阳关、委中、承山、解溪、昆仑。除上述方法外，还当施用健脾和胃法，揉中脘，摩腹，按揉脾俞、胃俞、足三里。

【注意事项】

小儿麻痹症自发病起，40天内注意隔离。平时用揉中脘，按脾俞、胃俞和按揉足三里等法健脾胃。

小儿营养不良

小儿营养不良症是一种慢性病，是由身体长期得不到足够的营养，成长期患慢性疾病所引起，多发生于3岁以下婴幼儿，中医称为"疳证"。轻症时仅体重减轻，严重时除身体消瘦外，各器官的功能也减退。

诊断要点：①常有喂养不当及慢性病史。②临床表现轻重不同。早期只是体重不增，低于正常小儿，皮下脂肪自腹部开始逐渐消失，其次为躯干、四肢、臀部，最后为面颊，且肌肉松弛无力，皮肤干燥、苍白、弹性差。较重患儿常常有烦躁不安和睡眠不佳，或精神萎靡，头发干黄稀疏，口腔常有炎症，易感染等症。

【治疗方法】

《实用针灸推拿治疗学》

（1）推拿：开天门9次，分推坎宫24次，揉太阳1分钟。推三关300次，退六腑200次，揉大陵3分钟，运内八卦30次，揉罗纹1分钟，运鱼际

1 分钟（腹胀者多揉），搓胁肋 2 分钟（有积滞者多搓），揉神阙 3 分钟，揉气海 2 分钟，拿肚角 3~5 次，揉脾俞、肺俞、膏肓、肾俞各 1 分钟，揉拿足三里、三阴交各 2 分钟。

（2）捏脊疗法：患儿伏卧，裸露背部，医者从长强穴向上，用两手指捏起皮肤，一捏一放，交替向上，至大椎穴为 1 遍。3 遍后，再从白环俞沿脊柱两侧 1 寸处捏拿皮肤，自下向上，随拿随放，至大杼穴处，反复 3 遍，如患儿有目燥夜盲，白膜遮睛，口角、鼻孔糜烂，则捏至风府穴。捏完后以拇指按摩肾俞穴数下。每天 1 次，每 2 天为 1 疗程，休息 5 天后，再行第 2 疗程。

《中国医学百科全书》

（1）治则：健脾和胃，消积导滞，补益气血。

（2）治疗方法：推坎宫 50 次，运太阳 100 次，推双手脾经 2 分钟，顺运双手内八卦 2 分钟，分推双手阴阳 1 分钟，推运揉全腹 10 分钟，捏脊 5 遍，推脊 5 遍。如烦躁、夜寐不安惊跳者，加推心经 200 次，天门八虎口 100 次，揉五指节 100 次。久泻不愈者，加大补脾经 300 次，手掌擦热后按脐 10 次，揉龟尾 50 次；便秘者，加虎口推出大肠 50 次，推下六腑 100 次，直推鸠尾至中极 100 次；食欲不振者，加揉板门 50 次；呕吐者，加按揉合谷 100 次，乳旁穴 100 次。虫积腹痛者，按揉一窝风 100 次，揉外劳宫 100 次，按揉百虫窝 50 次。午后潮热者，加补肺经 200 次，补肾经 200 次，揉二人上马 50 次，清天河水 100 次。兼外感发热者，加推攒竹 30 次，推二扇门 50 次，推三关 100 次，水底捞月 50 次，推下六腑 100 次，拿肩井 10 次。

《中国按摩大全》

（1）治则：消食导滞，健脾和胃。

（2）手法：捏脊为主，配以摩腹、揉脐、按揉足三里穴。患儿俯卧，暴露脊背。医者先在脊背部轻轻按揉 2~3 遍，使肌肉放松，再以双手拇指指腹自大椎穴起自上而下直推至长强穴。然后再用两手拇指与食指合作自长强穴起将皮肤脂肪层捏起。交替向上至大椎穴，连续推捏 6 次至皮肤发红止。在推捏 5~6 次时，每捏三下再用隐力将背脊皮提一下（称为提三捏一法）。捏完后，再以两手拇指在肾俞部向左右推压 2~3 下。每日 1 次，1 周为 1 疗程。

《儿科按摩学》

1. 积滞伤脾

（1）治则：消积导滞、调理脾胃。

（2）处方：补脾经、揉板门、推四横纹、揉中脘、运内八卦、分推腹阴阳、揉天枢、按揉足三里。

（3）方义：揉板门、揉中脘、揉天枢、分推腹阴阳，消食导滞、疏调肠胃积滞。推四横纹，运内八卦加强以上作用，并能理气调中。补脾经、按揉足三里以健脾开胃、消食和中。

2. 气血两亏

（1）治则：温中健脾、补益气血。

（2）处方：补脾经、推三关、揉外劳宫、运内八卦、掐揉四横纹、揉足三里、揉中脘、捏脊。

（3）方义：补脾经、揉中脘、推三关、捏脊，温中健脾、补益气血、增进饮食；运内八卦、揉外劳宫温阳助运、理气和血；掐揉四横纹主治疳积，配按揉足三里调和气血、消积导滞。

3. 随证加减

若五心烦热，阴阳不足者，加推三关，揉外劳宫，清肺经，补肾经，揉上马，运内劳宫；烦躁不安者，加掐揉五指节，清肝经；口舌生疮加掐揉小横纹；目赤多泪，隐涩难睁者，加清肝经，揉肾经；若兼见咳嗽痰喘，加推肺经，推揉膻中、肺俞；便溏加补大肠；便秘加清大肠，推下七节骨。

【注意事项】

（1）经常带小儿户外呼吸新鲜空气，多晒太阳，增强体质。

（2）喂养要得当，定时、定量喂奶和吃有丰富营养、易于消化的食品，少食肥甘厚腻之品，注意饮食卫生。

小儿脱肛

脱肛又称肌管直肠脱垂，是直肠黏膜、肛管、直肠和部分乙状结肠向下移位，脱出肛门外的一种疾病。为儿童常见病症之一。

诊断要点：①部分脱垂：每逢大便时直肠才脱出，脱出物仅为直肠黏膜，便后能自动收回。②完全脱垂：便后直肠各层脱出肛门外，需用手揉托方能回去。严重者在咳嗽、喷嚏等用力时也能脱出。

【治疗方法】

《中国按摩大全》

（1）治则：升提固脱为主。

（2）手法：揉丹田、天枢、龟尾、推上七节骨。患者仰卧，医者以右手拇指按揉百会穴 100 次，再以右手掌揉摩丹田穴 5 分钟，再以食、中二指按揉天枢 500 次。患者俯卧，以中指端按揉尾椎骨端 100 次；再以拇指桡侧面自尾椎骨端向上直推至第四腰椎 100 次。气虚者加：补脾经、补肺经、推三关、捏脊、按揉足三里。大便秘结者加：清脾经、清大肠、推下七节骨。

《中国医学百科全书》

1. 虚证

（1）第一种治疗方法：按百会 10 次，推脾经 500 次，揉脾俞、胃俞各 50 次，揉命门 30 次，揉大肠俞 100 次，揉长强 50 次，揉丹田 50 次，揉承山 50 次，揉足三里 100 次。

（2）第二种治疗方法：掐揉百会 300 次，补脾经 500 次，侧推大肠 300 次，揉外劳宫 300 次，推三关 300 次，推上七节骨 500 次，揉龟尾 300 次，掐揉足三里 50 次。

2. 实证

（1）第一种治疗方法：清大肠 200 次，补脾经 300 次，摩腹（顺时针方向）3 分钟，揉气海 50 次，揉命门 30 次，揉长强 50 次，揉承山 50 次，揉足三里 100 次。

（2）第二种治疗方法：清补脾经各 300 次，清大肠 300 次，运八卦 300 次，推六腑 300 次，分阴阳 300 次，水底捞月 30 次，掐揉足三里 100 次，推上七节骨 300 次，揉龟尾 300 次。

《小儿推拿》

治疗脱肛以升提固脱为主。揉气海、关元、天枢、龟尾。体弱气虚者加：按揉百会，补脾经，补肺经，补大肠，摩脐，推七节，拿肩井，以补中益气。大便燥结者加：清脾胃，清大肠，摩腹，推下七节，以清热通便。

《儿科按摩学》

1. 气虚

（1）治则：补中益气，升提固脱。

（2）处方：补脾经，补肺经，补大肠，推三关，按揉百会，揉龟尾，推上七节骨，捏脊。

（3）方义：补脾经、补肺经、推三关、捏脊，补中益气；补大肠、推上七节骨，涩肠固脱；按揉百会以提气；揉龟尾理肠提肛。

2. 实热

（1）治则：清热利湿，理肠通便。

（2）处方：清脾经，清大肠，清小肠，退天腑，按揉膊阳池，揉天枢，推下七节骨，揉龟尾。

（3）方义：清大肠、揉天枢配退天腑以清理肠腑积热；清脾经，清小肠利湿热；按揉膊阳池、推下七节骨清热通便；揉龟尾以理肠提肛。

【注意事项】

小儿患脱肛后应注意护理，每次大便后应用温水洗净并轻轻地将脱出之直肠托回去。平时注意营养调理和饮食卫生，防止发生腹泻或便秘。

五软症

五软症又称小儿脑瘫。是指患儿在母亲妊娠期到新生儿期，受到多种原因引起的脑部损伤，使婴儿不能正常生长发育所致，常表现为肢体软弱、筋骨不固、四肢无力、站立不稳、行步困难、神情呆钝等症状。

诊断要点：①出生后或婴幼时期发病，病情稳定，非进行性。②多数患者出现双侧性或四肢性运动功能障碍，可伴有舞蹈症、扭转痉挛等不自主运动，以及共济失调等症状。手足发育迟缓或痿弱，或在某些功能上表现低下，以及肌张力、腱反射异常。③诱发电位检查可显示出大脑皮层、锥体束以及脊髓等中枢神经系统的功能障碍。CT 检查可见部分患儿脑实质萎缩或发育不全。

【治疗方法】

《中国医用点穴学》

内关穴（补），合谷穴（泻），列缺穴（补），双侧穴位。曲池穴（补），肩井穴（补），右侧穴位。右上臂肘内侧；肘窝至横纹端，用拇指揉筋移动性地往返做 3~5 循揉。太溪穴（补），复溜穴（补），三阴交穴（补），阴陵泉穴（泻），足三里穴（补），膻中穴（补），巨阙穴（补），中脘穴（泻），关元穴（补），天枢穴（补），太阳穴（补），风池穴（补），百会穴（补），廉泉穴（补），承浆穴（补），哑门穴（补）。上列各穴，每穴平揉、压放各 50 次，翳风、颊车穴，各压放 50 次。

《按摩治疗学》

（1）取穴：百会、身柱、至阳、命门、肾俞、脾俞、环跳、承山、涌泉、膻中、夹脊穴、背部膀胱经俞穴。

（2）手法：点法、按法、揉法、拿法、搓法、提捻法。肝肾不足者加太溪、阴谷、大赫、太冲。脾肾两亏者加太溪、三阴交、中脘、足三里。气血虚弱者加关元、足三里、血海、心俞。脾虚水泛者加阴陵泉、三阴交、太白、中极。

迎风流泪

迎风流泪又称流泪症，主要表现为泪液经常溢出睑而外流，多为"充风泪出"，无明显的目睛赤痛翳障而流泪，泪水清冷稀薄，类似于西医学的因睑缘位置异常、泪道系统阻塞或排泄功能不全所引起的"泪溢症"。

诊断要点：①平素目无赤烂肿痛，亦不流泪，然遇风则泪出，无风即止。②泪液清稀而无热感。③冲洗泪道时，泪道通畅或狭窄。④无风有风，及时泪下，迎风尤甚者，冲洗泪道时，泪道狭窄或不通，或有泪窍外翻现象。

【治疗方法】

《实用按摩推拿大全》

患者坐位，医者以双手拇指点按肝俞、风池，以补益肝气，荣养目睛。患者仰卧位，点按目窗、头临泣、睛明，以祛风明目，益气止泪。

《实用中医推拿学》

（1）治则：养肝祛风。

（2）操作：推攒竹，揉太阳，掐鱼腰，掐四白，揉风池，捏合谷。

近 视

近视是以视近清楚、视远模糊为特征的眼病，古称"能近怯远症"。多由青少年学习、工作时不善使用目力，劳瞻竭视，或禀赋不足，先天遗传所致，相当于西医之近视眼。

诊断要点：①一般近视力良好，视远处目标则模糊不清。②高度近视者，眼珠较为突出。③远视力显著减退，为达视物清晰的目的，常眯眼视物，或移近所视目标。④易并发云雾移睛，甚至引起视网膜脱离，以致严重损害视力。

【治疗方法】

《袁氏按导学》

（1）取穴：睛明、丝竹空、阳白、四白、风池等。

（2）手法：按、揉、推、点。

（3）操作：先以拇指食指分别按两睛明穴，稍加压力，以用为宜，继揉30转；再以两拇指分别点按两丝竹空以胀为度，继揉30转；两拇指再分别按点两阳白、四白，按而揉之，各0.5分钟；医者拇指点两风池处，其他四指托患者两偏侧头部，以助两拇指加强力度，重点至患者眼球作胀时，立刻释手；然后以拇指推鱼腰30转，推印堂30转，病人可立感两睛清晰。

《按摩治疗学》

（1）取穴：睛明、阳白、四白、瞳子髎、风池、曲池、合谷、外关、肝俞、肾俞、光明。

（2）手法：推、揉、点。

（3）操作：①患者仰卧位，医者立于头上方。用双手拇指在印堂穴处交替性上推30~40次；用拇指在鱼腰和承泣穴处做分推法，每穴推20次；用多指揉鱼腰、承泣的瞳子髎穴处，每处揉30圈；点睛明、阳白、四白、光明穴。②患者俯卧位，医者立其旁，用拇指点肝俞和肾俞。③患者坐位，医者立于其后方，用双手拇指或一手拇指与中指点风池穴；最后用双拇指点合谷和曲池穴，即一手点合谷穴，一手点曲池穴，一侧点后再点另一侧，治疗时间约10分钟。

《疏通经络点穴法》

（1）选穴：①主穴：眼明穴（睛明上 2 分处，按时局部有发热及痛麻感）。②配穴：攒竹、丝竹空、四白、承泣、睛明。

（2）手法：患者取卧位或头向后靠的坐位。①以拇指先按推眼眶。②以中指按揉眼明穴，约 20 分钟。③以拇指按揉攒竹、丝竹空、四白、承泣、睛明诸穴约 10 分钟。

《中国秘藏点穴术》

食指推压鼻穿向上睛明 5 次。食指点压睛明 5 秒。拇指轻揉攒竹 10 次，闭目养神 3 分钟。拇指点鱼腰 5 秒。食指点光明 5 秒。

【自我保健】

《家庭按摩治病与健康》

（1）按揉睛明穴：做时要闭上双眼，用双手拇指的罗纹面按在睛明穴上，挤按鼻根，先向下按，后向上挤，一按一挤为 1 拍，连做 4 个 8 拍。

（2）按揉太阳穴和轮刮眼眶：轮刮眼眶的穴位有 5 个：攒竹、鱼腰、丝竹空、瞳子髎、承泣。先刮后揉，用左右手的拇指罗纹面，按在左右太阳穴上，其余四指拳起来，用左右食指第二节内侧面轮刮上下眼眶。上眼眶从眉头到眉梢，下眼眶从内眼角到外眼角，先上后下，各二指，轮刮眼眶 1 圈为 4 拍。再用拇指罗纹面揉太阳穴，一共 8 拍。连做 4 个 8 拍。

（3）按揉四白穴：按揉时，手指不要移动，按揉面不要太大，连做 4 个 8 拍。

（4）按揉风池穴：两手食指和中指并拢，放在风池穴上，每拍按揉一下，共做 4 个 8 拍。

（5）干洗脸：将两手四指并拢，从两侧鼻翼旁开始，沿鼻梁两侧向上推，一直推到前额。然后顺着两额骨沿太阳穴向下拉，向下推是 4 拍，向下拉是 4 拍，共 8 拍，连做 4 个 8 拍。

以上手法每日早晚各 1 次。

通过自我按摩眼部周围穴位和皮肤、肌肉，增强眼内血液循环，改善神经营养，解除大脑和眼球的过度充血，使血液重新分配。由于血液循环的畅通，使眼内调节肌可以排出肌肉积聚的废物，从而消除眼睛疲劳，提高视力，预防近视和减少近视。

【注意事项】

（1）尽量避免长时间地阅读，每 1 小时左右可放松一下，抬目远眺以放松紧张的眼内肌肉。

（2）避免在过暗过亮的地方、颠簸的车上看书看报。

（3）坚持正确的阅读姿势和阅读距离，不可躺着看书，眼睛与书的距离最好大于 30cm。

（4）一旦近视，应及时配戴合适的眼镜，不可因麻烦而不戴，反而会加重近视的发展。

（5）加强体育锻炼，一个好的体质往往大大减少近视的发生率。

（6）注意平时的饮食调护，不要过食辛辣之物，多食蔬菜水果。

（7）应戒烟、酒，过量的烟酒会严重损害眼睛的各种功能而易患近视等眼疾。

（8）坚持每日做眼球保健操。

耳鸣、耳聋

耳鸣，即耳中鸣响，或如蝉鸣，或若钟鸣，是多种耳科病的证候群之一；耳聋是指不同程度的听力减退，甚至失听，其如耳鸣一样，也是耳病的常见病症。

诊断要点：①耳鸣：为患者自觉症状，以自觉耳内或头颅内有声音为主要症状。②耳聋：以听力障碍、减退甚至消失为主要症状，客观检查也有听力障碍表现者。③除外耵聍、异物、脓耳等而引起的耳鸣、耳聋。

【治疗方法】

《实用按摩推拿大全》

（1）肝火上扰：患者坐位，医者以双手拇指点按肝俞、胆俞，以舒肝利胆，清热调气，清头明目；施用揉拿手三阳法，点按合谷，以通经活络，疏风解表；施用三指拿推法，点按风池、翳风、率谷，以疏通阳脉，疏肝利胆，散风解热，清头开窍，明目益聪；施用双指开宫法，以通耳开窍，清热止痛，调和阴阳。嘱患者仰卧位，旋用提拿足三阴法，点按阳陵泉、行间、三阴交、太溪，以清泄湿热，舒肝利胆，通经活络，调和气血，清热泄火，调补肾气，通利之集，共达滋阴养肝，导热下行，清肝泄火。

（2）痰火郁结：患者坐位，医者以双手拇指点按大肠俞、肺俞、三焦俞、胆俞，以清泄肝胆邪热，理气宽膈，调和胃肠，泄热通便，升清降浊，调气利水，通调三焦；施用搓运夹脊法，以理气和血，涤痰清热。嘱患者仰卧位，施用晨笼解罩法，点按膻中，以宣通肺气，理气和血；施用捏拿足三阴法，点按侠溪、阳陵泉、丰隆、三阴交，以分清降浊，清泄湿热，清热聪耳，共达化瘀清火，和胃降浊。

（3）肾精亏虚：患者坐位，医者以双手拇指点按肾俞、脾俞，以补益肾气，补益气血；施用双指开弓法，以通耳开窍，通经活络。嘱患者仰卧位，施用运运颤颤法，点按关元，以调补肾气；施用提拿足三阴法，点按太溪，以补益肾水，益肾固精，共达滋阴降火，收摄肾气。

《点穴疗法》

（1）取穴：合谷（泻）、翳风（泻）、听会（泻）、耳门穴（泻），能散上焦之热。风池（泻）、胆俞（泻）、肾俞（补）、足三里（补），能引上热下行。心虚者，加补通里穴。胆实者，加泻腕骨穴。每穴平揉、压放各100次。

（2）疗效：单纯耳鸣，病程不久的，治疗7~8次可治愈，如果由于其它病引起的，则治疗其它病，耳鸣也随之治愈。

《中国秘藏点穴术》

（1）取穴：翳风、完骨。

（2）方法：以拇指指纹部分在完骨、翳风穴依次点压，点5秒、停3秒为1次，做7~8次。点时穴位疼痛。

《气功点穴按摩术》

（1）准备：患者坐位，闭目，身体放松。

（2）取穴：太阳、耳门、听宫、听会、风池、外关、合谷、肾俞、足三里。

（3）手法：点按法、揉法、振颤法等。

《点穴秘要》

（1）取穴：耳门、听宫、翳风、颔厌、完骨、五枕、中渚、支沟。

（2）手法：点、按、揉、切、掐、弹击。

（3）操作：病人取坐势，按摩者立于后。①用食指和中指同时切、掐耳的四周（耳根周围）。切掐 15～20 次。②点按耳门穴、听宫穴，点、按、揉三法并用。③点揉翳风、浮白、颔厌、完骨等穴。④双手用中指、食指分弹五枕穴。此法叫"鸣天鼓"，力量要重一点。⑤取远穴以配增功效：点按中渚穴，再点按支沟穴。

【自我保健】

《家庭按摩治病与健康》

（1）用手指揉摩耳周围及乳突后 20～30 次。按压翳风、完骨、中渚各 1分钟。

（2）捏提耳廓 20～30 次。以上手法，每日早晚各 1 次。

【注意事项】

（1）要注意稳定情绪，防止暴怒、烦躁。

（2）劳逸结合，尤其要节制房事。

（3）戒烟、酒，勿食生冷油腻食物。

（4）可用龙胆泻肝丸、耳聋左磁丸等药物配合一起治疗。

鼻　渊

鼻渊，是指以鼻流浊涕、如泉下渗、量多不止为主要特征的鼻病。本病常伴有头痛、鼻塞、嗅觉减退，久则虚眩不已。

诊断要点：本病以鼻流浊涕而量多，涕从鼻腔上方向下流为其特征，伴有头痛、鼻塞、嗅觉减退、鼻内肌膜红赤或淡红肿胀，眉间或颧部有压痛等症状及体征。

【治疗方法】

《疏通经络点穴法》

（1）选穴：风池、上星、迎香、印堂、曲池、合谷、足三里、肺俞、肾俞。

（2）手法：患者取坐位。①按揉印堂、上星、风池穴。②平推额部、两眉、额颞部，摩推两鼻翼。摩推鼻翼时手法要沉着匀透，有热感。③施拿法于两睛之间鼻根部。④重点按揉迎香穴。⑤施拿、按揉法于合谷、曲池、肺俞、肾俞、足三里穴。

《指针疗法》

（1）手法：捏项法、扣泻法。

（2）取穴及操作：病人取坐位，施捏项法，次用扣泻法于阳白，再用扣邪法于迎香及鼻川穴（迎香及鼻川穴交替使用），最后可用扣泻法于印堂。

《鹰爪门点穴秘法》

（1）取穴：头部上星、印堂穴。

（2）方法：将10根牙签捆成1束，以尖端点上星穴，点5秒钟，停3秒为1次，予以连续刺激，力量适度，开始上星穴感到刺痛，但点10次以后，鼻子会舒畅无比。然后，再用大拇指进行压痛点穴，做5次，即压5秒，停3秒为1次。接着，再以拇指端点压印堂，方洗亦以点5秒，停3秒，3~5次。大约1周以后，症状便会消失。

《家庭按摩疗法》

（1）按揉迎香穴：用右手拇指、食指指峰，按压鼻孔两边的迎香穴上，先按后揉1~2分钟，局部有酸胀感为度。

（2）按夹鼻穴："夹鼻"也叫"鼻通"，在鼻两侧的中间，鼻骨与软组织交界处，可用拇指、食指侧峰顶按1~2分钟，按的得法，鼻塞即可通畅。

（3）掐鼻根："鼻根"指的两大眼角处的鼻骨，可用拇指、食指的指甲峰掐按1分钟左右，使局部发胀。

（4）擦鼻两旁：将两拇指关节屈曲，其余四指呈半握拳，用拇指关节的桡侧面，从鼻根顺鼻两侧擦至迎香穴，来回摩擦30~50遍，擦至鼻部发热为度。

（5）按揉风池穴：用两拇指按压在风池穴上，用力按0.5分钟，揉数10次，适用于感冒引起的鼻炎。

《家庭按摩治病与健康》

（1）病人仰卧，医者站于头侧。用双拇指搓揉鼻翼两侧数次，使鼻腔内发热为宜。取穴：囟会、印堂、迎香、鼻通、合谷。

（2）病人坐位，医者站于其后。用拇指揉按颈部数次。按揉：风池、肺俞穴数次。

【自我保健】

《自我保健穴位掐拿》

（1）手法治疗：①揉按印堂。②按揉上星。③分推前额。④揉按迎香。⑤上擦鼻旁。⑥上推面颊。⑦按揉风池。⑧拿按合谷。

（2）随证加穴：①鼻内干燥明显，鼻液臭、黄绿色，痂皮多，擤鼻时可见少量血丝，兼咽痒呛咳、说话无力、声音嘶哑、口干咽燥者加按揉肺俞，按揉肾俞，拿揉额前，揉按尺泽，拿揉太溪，揉按三阴交。②鼻涕如浆，色微黄浅绿，痂皮淡薄，鼻气腥臭，兼少食腹胀，神疲无力，大便时溏者加按揉脾俞，摩中脘，揉按足三里，拿揉三阴交。

《常见病自我推拿图解》

（1）揉印堂：用中指指峰揉印堂穴 1～2 分钟。

（2）推上星、通天，用双手中指推上星、通天穴，指力逐步加重，使鼻腔有松解的感觉。每穴 1～2 分钟。

（3）推揉风池：用双手拇指的指峰或指腹推揉风池穴 1～2 分钟。

（4）推迎香、鼻通：用双手中指推迎香、鼻通穴，每穴各 1～2 分钟。

（5）擦面部：用双手中指贴于两侧鼻沟，用手指与掌面上下、来回轻擦鼻沟及面部，以发热为度。

【注意事项】

推拿治疗时可先在鼻内涂少量金霉素眼膏，鼻旁、印堂、风池等穴位处涂以少量风油精或清凉油。必须迅速治愈感冒及急性鼻炎。不要掏鼻痂，以免出血及加重症状。

【临床报道】

杨桂芬. 指针治疗过敏性鼻炎 500 例疗效分析。主穴取鼻通、合谷、迎香、少商。两组穴交替使用，先取面部穴，后取手上穴。用一手拇指偏峰切穴位，先轻切之，逐渐加压，操作中适当加指颤动作，最后逐渐减压结束治疗。每日 1 次，15 次为 1 疗程。伴前额头痛者加阳白、攒竹、上星、百会；目眶痛加鱼腰、睛明、印堂；偏头痛加太阳、头维、率谷；流黄涕者加风池、曲池。结果：痊愈 352 例占 70.4%，显效 104 例占 20.8%，好转 35 例占 7%，无效 9 例占 1.8%。[中医药学报，1988（3）：33]

鼻　衄

鼻衄，即鼻中出血，是多种疾病常见的症状。有鼻洪、血蔑血、红汗、倒经之称。除跌打损伤，肿疡血瘤等引起者外，还有外邪侵犯，脏腑病变引起的鼻衄。

诊断要点：鼻衄是因鼻中出血的症状而命名，有此症状者，便可诊为鼻衄。但临床需排除其他部位的出血经由鼻腔流出者，切忌将肺、胃、咽喉的出血误诊为鼻衄。

【治疗方法】

《点穴按摩急救自救法》

（1）点穴验方选穴：迎香、上星、合谷。若肺热而见咳吐黄痰，舌红苔黄者，加孔最、少商；胃火而见口渴口臭，烦躁便秘者，加内庭、厉兑；肝火盛而见口苦咽干，急躁易怒者，加太冲、大敦；阴虚火旺而见颧红潮热，舌红少苔者，加太溪、三阴交；气虚不能摄血而见面色苍白，自汗乏力，舌淡苔白者加气海、脾俞、足三里、隐白。

（2）操作：孔最、内庭、太冲用点法重刺激 2～3 分钟；少商、厉兑、大敦用重掐法后挤出血少许，太溪、三阴交用点法轻刺激 2～3 分钟；气海、脾俞、足三里、隐白用点法或按揉法轻刺激各 15 分钟；迎香、上星、合谷用点法或揉按法中、重刺激，直至出血停止。

《点穴疗法》

火盛血热，故取手阳明经之合谷（泻）、手三里穴（泻），并辅助以循按法（由肩髃穴至合谷穴，或循按曲池穴至合谷穴）八、九次。取上星穴，用压穴法。取委中穴（补），引血下行。再由承扶至承山穴，辅助以循按法八、九次。如病势重，前法无效时，加泻膈俞、脾俞、肝俞，补隐白等穴。每穴平揉、压放各 50～100 次。委中穴次数，可酌情加多。隐白穴需另加点打法 100 次。一侧鼻孔出血，取对侧合谷、手三里穴。高血压引起的鼻出血，则需配合降血压的方法。

《点穴秘要》

（1）取穴：老商穴位于拇指尖与第 1 指关节之间，确定方法有二：①平伸拇指，由指尖中央向第一指关节延伸 1.75 ~ 1.85 厘米处，或指甲底部中央向下 0.5 ~ 0.6 厘米。②用另一手手指点按此穴会有酸胀感；方商穴位于拇指外侧中央，与老商穴在同一线上。

（2）操作：流血时点同侧老商和少商穴。一般在 0.5 ~ 1 分钟即可见效。如病反复多次出血时，就应当尽快到医院去找医生彻底检查病因，以便根治。本方法只为应急之用。

《指针疗法》

（1）手法：扪泻法、切法。

（2）取穴：大敦、迎香、少商（切法）、百会、上星（扪泻法）、合谷（捏法）。如因外伤等鼻出血不止时，用两手拇食二指同时对捏昆仑、太溪穴甚验。

《家庭按摩疗法》

（1）捏压鼻孔：用右手拇指和食指，捏住两侧鼻孔，用口呼吸。小量的鼻出血，捏压片刻即可止住。

（2）掐人中穴：用拇指峰用力掐压人中穴，人中穴处有一条动脉血管通向鼻腔，掐压后能起一定的止血作用。

（3）掐按上星、合谷穴：用拇指峰先在发际上的上星穴处掐按 1 分钟左右后，再掐按两合谷 1 分钟，可止住鼻血。

（4）掐按昆仑、太溪穴：用拇指、食指峰对称用力，掐按两脚跟腱部的昆仑、太溪 1 分钟。用于外伤引起的鼻血效果较好。

《凤阳门点穴秘法》

囟会→龙指，重点、按揉。中奎→捏、揉 3 ~ 5 分钟。

《乾龙门点穴秘法》

（1）应用穴道：膀胱经：眉冲。督脉：囟会、百会。胆经：风池。

（2）点穴法：眉冲：食指点按压 5 秒。囟会：食指点按压 5 秒。百会：食指点按压 5 秒。风池：两手大拇指按压 5 秒。

（3）流鼻血者加吃鸡蛋，每日 1 个（服 3 日即可）。方法：滚水煮熟，浸泡冷水过夜食用。

《袁氏按导学》

（1）取穴：内迎香、迎香、山根、印堂、膈俞、肺俞、风池、肝俞、胃俞、合谷、太溪、关元、达脉、中脘等。

（2）手法：按、压、捏、点、揉。

（3）操作：先以拇指、食指分别捏按、压迫两鼻翼向鼻孔内压迫止血（别名"内迎香"），同时口吹两耳以助止血之功，次点按两迎香，轻轻揉20转，从山根向上以两拇指推10遍，点揉山根、印堂各20转，若血不止，再捏压内迎香并吹两耳，点风池、肝俞、膈俞、肺俞、胃俞片刻并揉20转，点合谷、太溪各片刻，三指叠按关元、达脉、中脘各0.5分钟，波浪式揉腹0.5分钟结束治疗。

【自我保健】

《百病自我按摩保健》

首先自己用手指捏住鼻子（暂时用口呼吸）以便压住出血点，起到止血作用；或用清洁的棉花或软纸由鼻孔塞入，压迫出血点止血；或冷敷颈部和后颈部，注意毛巾要每2~3分钟浸冷水1次；或用双手中指同时按压双侧耳屏，使耳屏紧贴外耳道口，使耳道闭塞，指压强度以自己能耐受为度。每次按压约2~3分钟，一般约2分钟左右即可。

【注意事项】

（1）鼻衄病人情绪多较烦躁、紧张，因此，安定病人的情绪，使病人能够与医生密切配合，以使迅速制止出血，是很重要的。

（2）止血操作时动作要轻巧，防止粗暴，以免加重损伤。遇有活动性出血病人，要首先制止其出血，然后才做必要的检查，以寻找出血原因，审因论治。对出血病人，一般可采用半卧位，既有助于止血，又便利于医生检查、操作。

（3）禁食辛辣刺激食物，以免助火热，加重病情。

牙　痛

牙痛是口腔疾病的常见症状之一。牙齿本身、牙周组织、颌骨的某些疾患，以及神经系统疾患，均可引起牙痛。

诊断要点：牙痛为一症状，凡以牙齿疼痛为主要症状者，均可诊为牙痛。

但临床上，必须辨明发生牙痛的病因病理和所属疾病。

【治疗方法】

《点穴按摩急救自救法》

（1）选穴：颊车、下关、合谷。有恶寒发热等外感症者加大椎、外关、商阳；胃火实热而见口渴口臭，便秘苔黄者加内庭、厉兑、商阳；虚火上炎而见牙齿松动、潮热心烦、舌红少苔者加太溪。

（2）操作：大椎、外关、内庭用点法重刺激各 2 ~ 3 分钟，颊车、下关、合谷用点法或按揉法重刺激至疼痛消失为止。

《疏通经络点穴法》

（1）选穴：风池、颊车、承浆、合谷、牙痛点、下关、太溪、内庭、手三里、三阴交。（牙痛点位于 3、4 指掌骨之间，内劳宫旁。）

（2）用法：①拿合谷穴，按揉（痛甚用指甲掐切）牙痛点穴。诸种牙痛先施此法。②胃火牙痛按内庭、手三里、颊车、下关、承浆穴，身热加拿风池穴。③虚火牙痛揉太溪、三阴交穴。

《点穴治大病》

（1）疗法一：按压合谷，按拨肢麻、臂内 3 ~ 5 遍。前 3 齿痛：上牙痛按压鼻通、迎香；下牙痛按压颏孔、颏底。后 5 齿痛：上牙痛按压颧突上缘及下缘凹处；下牙痛按压垂根、颌底、颌角。按压时应由轻到重，持续约 15 ~ 30 分钟。按压后患牙有麻木感。

（2）疗法二：按压合谷、垂根，按拨肢麻、臂腧穴 3 ~ 5 遍。前 3 齿痛：上牙痛按压鼻隔、迎香；下牙痛按压夹承浆、上廉泉。后 5 齿痛：上牙痛按压颧突上缘及下缘凹陷处及下关穴；下牙痛时按压垂根穴。按压穴位的操作由轻到重，持续 15 ~ 30 分钟，以痛区有麻木感为宜。有的患者止痛后数小时复发，可再行点穴处理。

《点穴秘要》

拿揉合谷，疼痛较重者可加揉下关、风池、翳风；疼痛不止加按揉太阳、颊车、少海、阳溪、劳宫；若疼痛在上前牙加揉迎香、四白；下前牙痛揉承浆；若牙痛在槽牙，上牙痛加揉颧突上缘与下缘凹陷处，下牙痛加揉下颌角。一般要按压 15 ~ 20 分钟，揉后病牙有麻木感，原则是面部刺激同侧穴位，肢体刺激同侧或双侧穴位（手法应适当加重）。

【自我保健】

《自我保健穴位推拿》

（1）治疗：①叩齿法。②搅海法。③按揉翳风。④按揉风池。⑤按揉患侧下关。⑥按揉患侧颊车。⑦按揉患侧太阳。⑧拿按合谷。

（2）随证加穴：①牙龈红肿，牙齿疼痛，得冷痛减，受热痛增，兼有发热、恶寒、口渴者加按揉风门，点按大椎，按揉曲池，拿内、外关。②牙龈红肿胀痛，牙痛较重，肿连腮颊，严重时流脓渗血，兼有头痛、口臭、口渴、大便秘结者加按揉胃俞和脾俞，摩中脘，拿按足三里，掐、揉内庭，拿按丰隆和承山。③牙齿隐隐作痛；劳累及午后加重，牙龈微红，微肿，久则龈肉萎缩；牙齿浮动，咬物无力，兼腰酸膝软、头晕、耳鸣者加揉肾俞和志室，揉气海，按揉太溪和涌泉。

【注意事项】

注意口腔卫生，每日最少早晚各刷牙1次，除去牙面和牙间隙中污垢及食物碎屑，保持牙齿洁净，是防治牙病的重要措施。

咽喉肿痛

咽喉肿痛，为常见的病证，属中医"喉痹"范畴。

【治疗方法】

《实用按摩推拿大全》

（1）风热：掐点合谷、少商、曲池，以清肺胃热，清利咽喉，清热止痛，疏风解表，泄诸窍邪热；点按风池、大椎，以通阳解表，祛风解表，清除风热。

（2）实热：掐点少商、合谷、尺泽、关冲，以泻肺经实热，清热解表；点按掐合谷，以清胃热，泻郁火，共奏清利咽喉，清炎止痛之效。

（3）虚热：点按少商、合谷，以清热利肺，疏风解表；点按复溜、照海，以补益肾阴，降虚火，导虚火下行，并滋阴潜阳，清利咽喉。

《家庭按摩治病与健康》

（1）取穴：翳风、扶突、哑门、鱼际。

（2）按摩手法：病人坐位，医者站于其旁。①用拇指、食指、中指揉捏咽喉两侧数次。②用拇指按揉后颈部、肩部（从哑门到大椎，风池至肩井两条线）。

《点穴按摩急救自救法》

（1）选穴：天突、廉泉，咽喉部局部皮肤。有恶寒发热等外感风热症者加：大椎、合谷、商阳；肺热而见咳嗽咽干，舌红苔黄者加：鱼际、少商；胃热而见口渴饮冷，大便干结，舌红苔黄者加：内庭、厉兑；有痰热证而见咯痰黄稠，舌苔黄腻者加：丰隆、隐白；肝气郁结而见胁痛易怒、嗳气频频者加：太冲，肝郁化热而兼见口苦咽干、舌红苔黄者再加大敦；虚火上炎而见颧红潮热，舌红少苔者加：太溪、三阴交。

（2）操作：大椎、合谷、鱼际、内庭、丰隆用点法重刺激各2～3分钟，大椎点后用提捏法或挤法至局部红紫。商阳、少商、厉兑、隐白、大敦用重掐法后挤出血少许。太冲用点法或按揉法重刺激15分钟。太溪、三阴交用点法轻刺激各2～3分钟。天突、廉泉先用点法或按揉法各2～3分钟，然后用捏提法或挤法至局部红紫。咽喉部皮肤用捏提法与挤法至局部出现紫斑，疼痛与不适感减轻或消失为止。

《疏通经络点穴法》

（1）选穴：合谷、鱼际、少商、手三里、尺泽、百会、风池、肺俞、三阴交、照海。

（2）手法：①拿合谷穴，揉鱼际穴，按揉手三里、尺泽穴。②以指甲掐切少商穴。③以中指点叩百会穴。④拿风池穴，推两颈项，揉肺俞穴。⑤揉照海、三阴交穴。⑥拿揪喉部，以微见紫斑为度。

《袁氏按导学》

（1）取穴：少商、少冲、大陵、阳交、风池、臂臑、曲池、间使、太渊、肺俞、胃俞、人迎、天突、中府、云门等。

（2）手法：掐、点、揉、按。

（3）操作：先以拇指掐少商、少冲、大陵、阳交诸穴片刻，点、揉风池、臂臑、曲池、间使、太渊各10转左右，点、揉肺俞、肝俞、胃俞各20转，捏、揉人迎5转，点天突片刻，二指并按中府、云门10秒钟，按"四弯"（即两肘弯、两腘弯）至皮肤潮红为度而结束治疗。

《中国医用点穴学》

合谷（泻）、列缺（泻）、少商（切）、商阳（切）、关冲（切）。以上切的三个穴，每穴切时，都是循着每穴的经脉手指根部，推至穴位处 6 次；继之，切穴 6 次。液门（泻）、中渚（泻）、照海（补）、内庭（泻）。另外，取颊车、翳风、百会、廉泉穴，交换压穴。每穴压 10 次，交换 5 次，即各压 50 次。按上列次序点穴，每穴平揉、压放各 100 次。

【自我保健】

《家庭按摩治病与健康》

（1）自我按摩：①用拇、食、中指揉咽喉部两侧 20～30 次。（2）用拇、食指捏揪咽喉部皮肤 20～30 次，使局部发红，咽喉部发热为佳。

（2）按压翳风、天突、合谷各 1 分钟。每日早晚各 1 次。

【注意事项】

（1）忌食辛辣及吸烟、饮酒。

（2）慎起居、适寒暑。

颞颌关节功能紊乱症

颞颌关节功能紊乱症主要临床表现是开口运动异常（开口程度、开口型异常及开闭时出现绞锁），关节和关节周围肌群疼痛，关节弹响。

诊断要点：①关节区疼痛与下颌运动，如咀嚼、讲话有关。咀嚼肌局部有压痛点，下颌运动有不同程度的障碍，常伴有轻重不等的弹响。②X 线摄片常示髁状突位置不正常及运动受限。

【治疗方法】

《点穴秘要》

术者先用拇指揉点下关、颊车二穴，张口困难的病人，可将病人上、下颌骨做先轻后重的掰合运动。

《疏通经络点穴法》

（1）取穴：听会、下关、合谷。

（2）手法：首先以大指揉推下颌关节处。拿合谷穴，揉听会、下关穴。

以鱼际部位揉整个下颌关节处。

《点穴按摩急救自救法》

（1）选穴：下关、上关、颊车。外感风邪所致而症见恶寒发热者加大椎、合谷、外关；阳明热盛而见口渴饮冷，大便干结，舌红苔黄者加曲池、商阳、内庭及厉兑。

（2）操作：大椎、合谷、外关、曲池、内庭用点法或按揉法各 2～3 分钟。商阳、厉兑用重掐法后挤出血少许。下关、上关、颊车用点法或按揉法重刺激，直至张、闭口时疼痛完全消失为止。

【点穴疗法】

散热止痛法，泻合谷、手三里穴，泻风池、翳风穴，助以循按手阳明经（由肘至手），并搓切商阳、少商穴，压颊车穴。头痛者，加补列缺穴。阴虚者，加补太溪穴。每穴平揉、压放各 50～100 次。

【点穴治大病】

（1）让患者咀嚼时按压下颌关节处，每咀嚼 1 次则按压 1 次，手法由轻到重，可连续按压 5～10 次。

（2）头痛、头晕者可按头痛方法治疗，耳鸣者可按翳风、翳上穴。

【自我保健】

《家庭按摩疗法》

（1）揉摩患部：用右手食指、中指、无名指的罗纹面，在患侧下颌部轻轻揉摩 1～2 分钟，使局部肌肉放松。

（2）按压下关穴：以同侧的拇指峰，由轻到重按压下关穴 2～3 分钟，使酸胀向下颌深部放散。

（3）推颊车穴：用同侧拇指，从颊车穴向上推至下关穴，反复推 1～2 分钟。

（4）活动下颌关节：口呈半开状，下颌关节左右活动 30～50 次，再作叩齿张合动作 30 次。

（5）掐按合谷穴：用拇指峰掐按对侧合谷穴 1 分钟，再交换掐按另一合谷穴，以局部有酸胀感为宜。

【注意事项】

（1）术后应嘱患者避免寒冷刺激及过度疲劳，纠正不良的咀嚼习惯。可配合热敷。

（2）若有骨性改变者，点穴推拿疗效欠佳，应及时转口腔科治疗。

【临床报道】

洪正友. 指压法治疗颞下颌关节功能紊乱综合征50例。患者侧卧，患侧向上，术者立于患者对面，或取坐位，患者头偏向健侧45度，术者立于患侧。患处局部涂以松节油或液体石蜡，用拇指以每分钟80～110次的频率顺序点揉下关、颊车、翳风、完骨、风池、合谷等穴，使关节区周围肌肉缓解，然后顺着嚼肌群肌纤维走行方向，一手拇指指腹固定于肌肉起点或止点，以另手拇指之腹侧做来回捋顺动作，指压强度以患者能承受为佳，反复捋顺5分钟重复点揉以上穴位，每次10分钟，每日或隔日1次，5次为1疗程。结果：治愈33例，好转14例，无效3例。［辽宁中医杂志，1989（13）：35］

面神经麻痹

面神经麻痹亦称"面瘫""口眼㖞斜"，以青壮年为多见，临床分为中枢性和周围性两类。其主要临床表现，以面部肌肉运动功障碍、口眼歪斜、说话漏风、口角流涎为主症。

诊断要点：①常在清晨洗脸、漱口时发现口眼歪斜，面肌麻痹，部分病人起病前有同侧耳内、乳突区、面部疼痛。②病侧面部表情肌运动丧失，额纹消失，眼裂增大，鼻唇沟消失，口角下垂，口歪向健侧，病侧不能作蹙眉、皱眉、闭眼、露齿、吹哨、鼓腮等动作，上、下眼睑不能闭合，病侧经常流泪、流涎，食物滞留于病侧颊和齿龈之间。

【治疗方法】

《点穴秘要》

（1）患者仰卧（最好坐在躺椅上），术者立于后。先做一遍面部按摩。再进行下列手法。

（2）点穴。主穴有：阳白、攒竹、承泣、睛明、四白、下关、颊车、颧髎、地仓、合谷、太冲、足三里、内关。鼻唇沟平坦者加点迎香、上迎香穴；人中沟平坦者加点人中、禾髎穴；颌唇沟歪斜加点承浆、太阳、风池穴；乳突部疼痛者加点翳风、太阳、风池穴。

（3）运用"切"手法，从唇部开始，切向颊车穴，反复切数次。

《点穴疗法》

点合谷、风池、足三里，均为双侧穴。每穴平揉、压放各 150 次。3 次后，再按病在左侧（口向右歪），取左侧合谷、手三里、地仓、颊车、迎香、听宫、下关、丝竹空、瞳子髎、阳白、风池等穴。病在右侧（口向左歪）相反取穴。初期肿痛时作泻法，治疗减轻时用补法。或泻合谷、补手三里穴。面部用切穴法。每穴平揉、压放各 20～50 次，并在患侧面颊、鬓部、耳轮上下等部，加以振颤、推运、摩擦等手法。并宜加攒竹、临泣、头维、承浆、人中等穴。轮换使用，以助疗效。

《气功点穴按摩术》

（1）准备：患者取坐式，闭目，头面部、颈部放松。

（2）取穴：太阳、攒竹、人中、迎香、地仓、承浆、上关、下关、颊车、风池、合谷等穴。

（3）手法：点按法、揉法、推法、摩法、振颤法等。

《自我保健穴位推拿》

（1）手法治疗：①揉印堂；②按揉太阳；③揉睛明；④摩眼眶；⑤揉按迎香；⑥掐揉人中；⑦揉按承浆；⑧揉按风池；⑨拿揉合谷；⑩拿内、外关；⑪擦按患侧阳白、下关、颊车等穴。

（2）随证加穴：突然起病，常于清晨起床洗脸、漱口或吃饭时发现者加：摩中脘，按揉丰隆，揉按三阴交。病程长久，恢复缓慢，兼头晕、耳鸣、目糊流泪、腰酸膝软者加：揉按脾俞和肾俞，揉气海，揉按三阴交和太溪，点按太冲。发病前耳内流脓或流水，耳周红肿，进食咀嚼困难，口角斜向一侧者加：揉按翳风、翳明和听会，按揉胃俞，拿阴、阳陵泉，点按丘墟、内庭。

【指针疗法】

（1）手法：揉扣法，平补平泻。

（2）取穴：翳风、阳白、地仓、颊车、合谷，配合捏脊法。

《点穴治大病》

（1）气功点穴导引：操作时嘱患者仰卧，医者先运气至手掌，再置于患者的头部（百会、神庭穴）以意引气进行导引，将患者体内浊气排出体外。

同时对中枢性面瘫者，应用气功点穴导引方法，增进患侧关节功能活动，增加全身血液循环，对周围性面瘫者，医者可直接用气功点内眦、内眦上、迎香、四白、颏孔、颏三角、垂根等穴。

（2）运气推按法：对周围性面瘫和上眼睑下垂者，进行面部推按，由颌下至前额进行。对中枢神经性面瘫，还必须加强患侧肢体的功能锻炼，也可用推按、拍打等手法，以促进血循环和功能恢复。

【自我保健】

《常见病自我推拿图解》

推揉地仓、迎香、下关、颊车、翳风，用中指指腹、指峰循环推揉患侧地仓、迎香、下关、颊车、翳风等穴，每穴推揉约 0.5 分钟，可重复推揉若干次；推揉承浆，用中指指峰推揉承浆穴 1～2 分钟；用食指第二节偏峰循环推按患侧睛明、阳白、太阳、瞳子髎、四白等穴，每穴推揉约 0.5 分钟，可循环推揉若干次；擦面部，双手中指贴于两侧鼻沟，用手指指腹和掌面上下来回轻擦面部，以发热为度；推揉合谷，用拇指指峰紧贴在合谷上，推揉 1～2 分钟，再缓缓加力，使指力深透、持续约 10 秒钟，两手交替进行。

《家庭按摩疗法》

（1）将两食指或中指指峰在阳白、太阳、四白、迎香、地仓、颊车、下关等穴位，依上、下次序，先按后揉每穴各 1～2 分钟。

（2）两食指微屈放在前额发际处，两拇指放在面部两侧，从正中向两侧行分抹法，反复 20～30 次。

（3）将两手掌摩擦发热，在面部上下轻轻擦 3～5 遍。

（4）用拇指峰掐按患侧和健侧合谷穴各 1 分钟。如果有头痛或耳后痛者，可加按风池、翳风穴各 1 分钟左右。

【注意事项】

治疗和恢复期间最好不要用冷水洗脸和漱口，上街或外出时要戴口罩保护面部以免吹风受凉，平时乘车坐船以及晚上睡觉时，不要面对窗口吹风着凉。

【临床报道】

（1）周德宜. 指针疗法治疗面瘫20例疗效观察。以双手拇指为主，食指为辅，在穴位处进行按压，次序是双侧风池、合谷、睛明、太阳、四白、颊车、地仓，每穴 5 分钟，达到酸、麻、胀、重为宜，每日 1 次。寒证在患侧阳白、翳风、地仓穴艾灸，每穴 3～5 分钟。局部疼痛，在患侧阳白、颊车穴拔火罐 10 分钟。结果：20 例中，痊愈 12 例，显效 4 例，进步 3 例，无效 1 例。［云南中医杂志，1982，3（5）：33］

（2）陶学成. 以指代针治愈面神经麻痹 42 例。均在患侧采用手法：①用整个拇指罗纹面由晴明穴沿眉经鱼腰、丝竹空、瞳子髎至太阳穴推抹 1～2 分钟。②用中指指端罗纹面重按并加以节律性的刺激鱼腰、牵正、承浆、水沟、翳风各穴 1～2 分钟。③用大鱼际或掌根，推擦眼轮匝肌、额骨、皱眉肌、咬肌、颊肌等有关表情肌部分，反复推擦，直至整个患部发热、发红，深达皮下肌层。④用拇指指前端按压合谷穴（双侧）1～2 分钟。每次手法 10 分钟左右，每日 1 次，7 次为 1 疗程。结果：全部治愈。［按摩与导引，1988（2）：12］

第五章
用点穴还你美丽容颜

　　美容医学可分为外科整容和医疗美容两大部分。外科整容的工作，主要是用外科手术的办法消除不能依靠药物或其它医疗方法解决的人体缺陷。如整治鼻形、整修耳廓、丰乳隆胸、重眼睑等。医疗美容的重点则放在损害容貌疾病的治疗上，用各种非手术的方法治疗面部和人体其它部位的缺陷，如色素沉着、脱发、斑秃、痤疮等等，点穴美容就属于医疗美容。

　　点穴美容根据中医整体观念的理论出发，充分调动人体自身的积极因素，既简便易行、又安全可靠，从根本上使人变美，为人体美容提供一套行之有效的方法。

　　点穴保健，是根据中医所提倡的"养生""治未病"的理论，也就是强调预防为主。点穴保健是怎样达到防治疾病的目的呢？一般人都知道服药是药物通过消化道吸收进入血液而发挥作用的；手术是以医疗器械除去或整复机体患部而达到治疗目的。点穴治疗不同于服药，也不同于手术疗法，它是根据脏腑经络、气血津液等中医理论，对疾病进行辨证分析，然后再以手法的技巧、力量的强弱作用于人体的经络、穴位上而产生治疗作用，从而达到平衡阴阳、调和气血、祛风除湿、温经散寒、活血化瘀、消肿止痛等治疗目的。

　　西医学已对中医的点穴、按摩等防治疾病的道理有一定的认识。认为皮肤内含有丰富的血管和末梢神经，点穴手法的外在压力作用于体表可产生生物理性刺激，在作用区引起生物物理和生物化学的变化，直接由皮肤或间接向肌肉深层、筋腱、神经、血管、淋巴等组织渗透，通过神经和体液的调节，产生一系列病理生理变化，从而使机体功能恢复正常，或得到改善，以防治疾病的发生和发展。

雀　斑

雀斑是因皮肤局部色素增多而形成的一种棕褐色或黑色小斑点。多长在颜面部，虽不影响健康，但直接影响美容。雀斑的形成主要是由于皮肤表皮基底层的黑色素细胞生成的黑色素过多所致。多为圆形或卵圆形，针尖或小米粒大小，不高出皮肤，以双颊、鼻部和两眼的下方最为明显。常左右对称出现。雀斑通常在5岁以后出现，有一定的遗传倾向，女性多见。随着年龄增长而数目增多、颜色加深。

【病因病机】中医认为本病的形成多由于先天肾水不足，阴虚火邪上炎，郁结于面部；或由于情绪过激化火，风邪外袭，火郁络脉所致。

西医学对雀斑的发病原因尚未完全搞清楚。一般认为与遗传有关。另一个原因与日光有关，雀斑患者一般冬季轻夏季重，这与紫外线的强弱有关。因此有人认为雀斑是一种物理性光损伤性皮肤病。雀斑产生的机制为皮肤表皮基底层的黑色素细胞中的黑色素过多。黑色素来源于奶酪等食物内的酪氨酸，在体内酶的作用下，酪氨酸羟化成二羟苯丙氨酸，然后合成黑色素。如果脑垂体产生的"促黑激素"增多时，就可以引起色素代谢障碍，因而出现雀斑。

【选穴】主穴：曲池、足三里、三阴交。配穴：心俞、肝俞、脾俞、三焦俞、肾俞、血海。

以上主穴每次必用，配穴可选3~4个，交替使用。

【手法】用食指或中指点按穴位，每分钟60~80次，以酸胀为度，每日1次，每次10~15分钟。

本法可以疏通经络，祛邪散风，治疗和预防雀斑。

【预防与调理】①尽量避免日光照射面部，外出时要戴草帽，打遮阳伞等，或外涂防晒霜类。②可以外用一些祛斑霜，对防止雀斑加重有一定作用。③如有慢性肝功能、肾功能减退或激素代谢紊乱者，应先行治疗原发病症，再作点穴治疗。④对于泛发性雀斑可内服归脾丸、逍遥丸、六味地黄丸及维生素 C 等。

黄褐斑

黄褐斑又称蝴蝶斑、肝斑。常见于中青年女性，好发于面颊、鼻两侧的周围及前额下部。其形态多呈不规则的片状黄褐色的色素沉着，分布对称，形似蝴蝶。斑的表面光滑无皮屑，既不痒又不疼，其色泽随季节而变化，一般冬季变浅夏季变深。本病多发生在妊娠期或长期服用避孕药物的妇女，由于体内雌激素分泌过多，刺激皮肤黑色素细胞，导致色素增加而产生黄褐斑。另外，患慢性肝病、结核病、贫血、慢性盆腔炎或其他慢性消耗性疾病时，也可能产生黄褐斑。

【病因病机】中医认为，情志不遂、暴怒伤肝，肝脏不能正常疏泄；思虑伤脾，脾虚不运，营养物质缺乏；惊恐伤肾，肾虚水乏不能济火。以上因素皆可使人体气血紊乱，气血悖逆，不能上荣于面，而产生黄褐斑。

西医学认为，本病的发生可能与黄体酮及雌激素的增加使酪氨酸酶不受谷酰甘肽的抑制，同时垂体中叶分泌的黑色素细胞刺激增加。另外，精神抑郁、过度疲劳、日晒、劣质化妆品等因素也能诱发本病。

【选穴】主穴：鱼腰、太阳、颧髎。配穴：肝俞、脾俞、肾俞、血海。

【手法】用手的食指点按，每分钟 60 ~ 80 次，以酸胀为度，每日 1 次，每次 15 分钟。

【预防与调理】①少晒太阳，夏季外出时要戴草帽，或撑阳伞，或外涂防晒霜等，避免紫外线直接照射面部皮肤。②消除精神负担，保持心情舒畅，生活要有规律，多饮水、多吃新鲜蔬菜和水果，少食辛辣刺激食物，保证足够的睡眠。③可选用一些具有祛斑美容作用的化妆品。④治疗慢性消耗性疾病，根治发病因素。⑤产前、产后口服维生素 C，每日 1 克，有抑制色素合成的作用。

面部皱纹

　　脸上发生皱纹是人体老化的象征之一，是岁月在面部皮肤上留下的痕迹。当人步入中年以后，脸部的皮肤会逐渐出现皱纹，而且年龄越大，皱纹就越多。因所处的自然环境、精神状态及营养条件的不同，每个人面部皱纹出现的时间有早有晚。一般来说，额部的皱纹是最早出现的，接着是颊部的笑纹和眼部的鱼尾纹。如果不注意面部的美容护理，即使在青春年华也会出现细小的皱纹。另外由于精神上的创伤，生活的艰辛以及其它一些原因，在面部会提早出现衰老性皱纹，显得未老先衰的样子，严重影响面容。反之，科学地掌握皮肤美容的方法，就是进入暮年皱纹也不十分明显。因此正确护理和保养面部皮肤，延缓面部皱纹出现，防止皮肤衰老已成为人们普遍关心的话题。点穴疗法可以防止和延缓皮肤的衰老。

　　【病因病机】中医认为，脾胃虚弱，运化失调，饮食营养不能化生气血；或因劳倦过度，心脾亏虚；或恣情纵欲，耗伤真阴，以致肾精不足，精不化血；或偏食、营养物质摄入不足，以致气血化生无源。以上都可导致气血不足，不能上荣于面部，则面部皮肤失去血液的濡养而逐渐衰老，故产生皱纹。另外，情志不遂、肝失疏泄、气机郁滞引起的血行不畅、面部血脉瘀滞、肌肤失荣，也可导致皮肤皱纹的出现。

　　西医学认为面部皱纹的产生，可能是由于长期慢性疾病缠身，或人体的内分泌功能失调，或雌激素水平下降，致使皮肤血液供应不佳所致。与遗传等因素也有关。

　　【选穴】太阳、承泣、合谷、中脘、足三里、三阴交、肝俞、脾俞、胃俞、肾俞。

　　以上穴位，每次可选 5 ~ 6 个，交替使用。

　　【手法】用手指点按穴位，以酸胀为度，每分钟 60 ~ 80 次，每日 1 次，每次 20 分钟。

　　消除眼周皱纹可配睛明穴、瞳子髎穴、阳白穴，以上取穴要正确，垂直用力，切忌斜压以防点压到眼球。

【预防和调理】①保持身体健康。人体是一个有机的整体，保持和维护好全身的健康至关重要。②积极治疗各种疾病，特别是慢性、消耗性疾病，如肝病、肾病、结核病、贫血等。要增进食欲，防止过分消瘦。③保持精神愉快，情绪乐观，减少忧愁与烦恼。防止情绪激动，脾气暴躁。④注意面部皮肤的清洁和保护。每天用温水洗脸，最好早晚各洗1次，洗后用热毛巾敷脸3分钟，使毛孔张开，可使面部皮肤血液循环加快，然后选用抗皱美容化妆品，涂于面部。⑤外出时避免日光直射，因紫外线的刺激可损害皮肤细胞，加快皮肤老化。⑥多食含有较高维生素的水果和新鲜蔬菜等食品。⑦坚持面部的点按治疗，最好在洗脸或洗澡后进行，此疗法要持之以恒。

痤 疮

痤疮俗称"青春痘""暗疮""粉刺"，是青少年常见的一种疾病，多发生于油脂性皮肤者。痤疮是一种毛囊皮脂腺结构的慢性炎症性疾患。一般男性发病较女性多，好发于面部，如颊、鼻前端及两侧、额、下巴等处，以及胸、背部皮脂腺丰富的部位，形成粉刺、丘疹、脓疮及瘢痕等损害。很不美观，有些患者为此很苦恼。

正常人皮脂通过皮脂腺孔排出体外。一旦毛孔被堵塞，就阻碍了皮脂排泄，病菌趁机而入，便发生局部炎症。

本病初起为顶端呈黄白色小点的圆锥形丘疹。这是因为毛囊口角化过度及栓塞，皮脂不能排出，在毛囊内滞留而局部隆起，即形成所谓"粉刺"。粉刺可分为开放性和闭锁性两种。黑头粉刺为角蛋白和类脂质形成的毛囊性脂栓，以指挤压可见黑头的黄白色脂栓排出；白头粉刺为灰白色小丘疹，不易见到毛囊口，亦不易排出脂栓，表面无黑点。如病情继续发展，丘疹的炎症就更明显，顶端可出现米粒至黄豆大小的小脓疱，破溃或吸收后遗留暂时性色素沉着或小凹坑状疤痕。有的病人病程较长，迁延不愈，时重时轻，时好时发，经久不退。点穴疗法可预防和治疗痤疮病。

【病因病机】中医学认为本病与膳食结构有关。"膏粱厚味，足生大疔"，如嗜食肥甘、香燥炙烤之品，使胃肠湿热蕴久成毒，热毒上攻，溢于肌表；

或肺胃郁热、上蒸颜面而发为此病。

西医学认为痤疮是一种由于多种因素引起的疾病，发病机理至今尚未完全搞清楚。一般来说，可能与遗传因素有关，另外青年人内分泌功能亢盛，尤其是雌激素分泌亢进，或因情绪受刺激而产生大量雄激素等，是痤疮发病的主要原因。

【选穴】攒竹、下关、颊车、翳风、曲池、合谷、足三里、丰隆、三阴交。

每次选 5~6 个穴，交替使用。

【手法】用食指点按面部穴位，用中指点按四肢的穴位，以酸胀为度，每分钟 60~80 次，每次 20 分钟，每日治疗 1 次。

【预防与调理】①保持情绪稳定，心情愉快，避免过激心理。②平时少吃脂肪、糖类、可可、咖啡等食品，忌食辛辣煎炒食品及烈性酒类。多吃新鲜瓜果蔬菜，保持大便通畅。③注意卫生，常用温热水及中性肥皂洗面，以保持毛囊内皮脂腺导管的通畅。④尽量少用化妆品，尤其是油脂类化妆品，不要浓妆艳抹。⑤切忌用手按挤患处，尤其是面部三角区域。因挤压患处可将毛囊的内容物挤入真皮中，刺激组织增生，产生炎症反应。甚至使细菌进入血液循环之中，产生危重病症。⑥可内服清热解毒、活血消炎的中成药，如清血内消丸、连翘败毒丸等。⑦对治疗痤疮要有信心，因为此病不是短期内就可以治好的，要有一个治疗过程，即使治好了还要避免各种诱发因素，以免复发。

消　瘦

低于正常人体重 20% 以上者称为消瘦。骨瘦如柴，面容憔悴，同样令人烦恼。消瘦可以发生在任何年龄，引起消瘦的原因很多，如没有养成良好的饮食习惯，偏食挑食，爱吃零食，使一日三餐都无胃口；或边吃边看，边思考问题，使食欲下降；或食宿无规律，暴饮暴食，大量吸烟或酗酒，都会导致胃肠消化吸收功能失调。严重者还可以影响体内对饮食营养物质的摄入。又如患有各种慢性消耗性疾病，例如结核病、慢性肝炎、甲状腺机能亢进、糖尿病、癌症等，使得能量摄入量少而消耗多，常要动用体内脂肪和蛋白质来补充人体正常功能活动所需热能的消耗。以上各种原因，都可使身体消瘦。

另外，还有一种人为的原因造成的人体消瘦。如盲目地减肥，过分节食而常处于饥饿状态，使身体长期缺乏必需的脂肪、蛋白质、维生素等，造成胃肠功能失调，形成一种食入即吐的神经性厌食症。稍吃食物就会不自主地呕吐，形成难以逆转的习惯性厌食。形体极度消瘦，体内严重缺乏营养，难以维持各脏腑的正常功能活动，可出现精神不佳、全身无力、肌肉萎缩等症状。由于饥饿引起的厌食症性的消瘦，治疗起来是相当困难的。

【病因病机】中医学认为，先天不足、素体虚弱、肝失疏泄、脾失健运，饮食营养不能化生气血；或饮食偏嗜、长期饥饿、营养摄入不足，以致气血生化无源；或恣情纵欲，耗伤真阴，以致肾精不足，精亏不能化血，导致气血亏乏，不能濡养肌肤而产生消瘦。

西医学认为本病的发生与遗传有一定关系。其它如人体内分泌功能的失调、长期慢性消耗性疾病不愈，都有关系；长期精神抑郁、心绪不宁，以致食欲不振，消化功能减弱，都可导致人体消瘦。

【选穴】肝俞、脾俞、胃俞、肾俞、大肠俞。

【手法】用拇指点按以上腧穴，加以按摩，以酸胀为度，每日1次，每次20分钟。

还可选用：中脘、关元、足三里、三阴交、太冲等穴，与上组腧穴交替使用。

对于神经性厌食、形体极度消瘦者可用艾灸疗法。选用百会、中脘、足三里、至阴穴，用艾卷灸，每日1次，每次15分钟，持续2~3月。

【预防与调理】①体虚瘦弱者要注意一日三餐调理搭配好饮食，要少食酒、辣椒、生姜、大葱、大蒜、胡椒、油炸品等。更适当多吃一些疏菜、瓜果、豆类，以及甲鱼等。②保持精神良好，情绪乐观，胸怀畅达。生活要有规律，去除不良饮食习惯和烟酒嗜好。③增加食物营养，多吃含有动、植物蛋白和脂肪的食物。因为蛋白质是合成肌肉的材料，如果蛋白质摄入量少，体内为满足肌肉组织需要的蛋白质，只能从别的组织中"挪用"。一般人每公斤体重约需1克蛋白质，如增加运动量或是青少年，对蛋白质的需求量就要增加，动物蛋白质比植物性蛋白质容易消化和吸收，身体瘦弱的人在锻炼时应吃些肉、鱼、禽、蛋类，还可以经常饮适量啤酒，以促进脂肪吸收，从而使人体变得丰满起来。④积极治疗原发疾病，消除消瘦原因。病者要对症进食，如胃下垂患者多消瘦，应在饭后多吃点柠檬、葡萄、柚子、柑、橙等含果酸的水果。肝功异常的病人，要多吃一些含淀粉多的食品，少吃鱼、肉类。一般体弱者都可常吃鹌鹑类食品，经科学测定，鹌鹑类食品所含各种营养成分组合较为完善，且易被人体吸收。⑤坚持体育锻炼，提高身体素质，增进食欲，加强消化能力。⑥要有足够的睡眠时间。

肥胖症

肥胖症是指人体脂肪堆积过多，超过正常人体重20%以上。肥胖不仅使人的体态臃肿不雅，还会给人带来很多疾病，如高血压、心脏病、糖尿病、脉管炎、下肢静脉曲张等疾病，严重者还会威胁人的生命。

肥胖可发生在任何年龄，一般多在40岁以上的女性。但随着人们生活水平的提高，有些儿童从2~3岁起就患有肥胖症。不但影响外观美，还影响儿童的智力发育。肥胖一般可分为病态肥胖和单纯肥胖，日常生活中见的是单纯性肥胖，病态性肥胖常表现为乏力、头晕、头痛、多汗、气短、腰痛、便秘，甚至表现为情绪抑郁、性功能减退等。

点穴治疗主要是针对单纯性肥胖，而对病态性肥胖则应以治疗引起肥胖的主要病因为主。

【病因病机】中医学认为，过食肥甘厚味，饮食过于丰盛；多逸少劳，缺乏锻炼；情志不畅，肝胆疏泄失职，导致脾胃运化失常，水湿不化，溢于肌肤，蓄积于皮里膜外，形成肥胖。

西医学对肥胖症的原因说法不一，一般认为与脂肪摄入过量、遗传因素、内分泌代谢功能失调、缺少锻炼等多方面因素有关。常见的原因有以下几点：①食糖过多：糖能增强促进脂肪生成所需要酶的活性，并能刺激胰岛素的分泌，从而使脂肪蓄积导致肥胖症发生。②不合理的饮食方式：饮食过多，脂肪摄入超量。或有些人认为减少进食可防止身体长胖，其实不然，原因在于减少进食可增强有关体内吸收的酶活性增高，并有利于脂肪的合成。③进食速度过快，咀嚼时间过短，会使迷走神经处于过度兴奋状态，从而引起食欲亢进，造成食物摄入过多。④经常运动量大的人，一旦减少或停止运动也会使人发胖。⑤怠惰嗜卧，由于活动量少，降低了机体对食物营养的消耗，以致转化为脂肪，充于肌肤，造成肥胖。⑥人体内分泌功能失调，导致水盐代谢紊乱，多余的水不能排出体外，脂肪不能分解，蓄积肌肤，导致肥胖。

【选穴】阳池、曲池、劳宫、梁丘、足三里、丰隆、承山、三阴交、太溪、太冲等穴。

【手法】每次上、下肢各选1穴（均双侧），点按摩20分钟，每日1次，以酸胀为度，1月1疗程，休息3天，再做下一疗程。

【预防与调理】①改变不合理的膳食结构和进食习惯，以控制过多的热量摄入，尽量做到定时定量。因每餐的热能消耗不同，食量不等，不能暴食，也不能饿肚。早、午餐可适当吃好点，晚餐宜清淡。三餐定时，每餐最多八成饱。切忌甜食，多吃一些粗纤维并富有维生素的食物。②加强体育锻炼，运动量可由小到大，循序而进，以不产生副作用和不良反应为宜。如早晨到户外活动，晚饭后散步等。③忌暴饮暴食，进食要慢，细细品尝各种食物，因食物进入人体后，血糖会升高，当血糖升高到一定水平时，大脑食欲中枢就会发生停止进食的信号。④多吃新鲜蔬菜，少吃主食，因蔬菜是低热量食物，摄入到一定量时就会有饱胀感。蔬菜中含有抗氧化酶的物质，具有抗衰老作用。其中减肥效果较好的蔬菜有冬瓜、黄瓜、萝卜、竹笋、木耳、豆芽等。⑤生活要有规律，不同年龄的人应安排和调整好自己的睡眠时间，满足机体的需要，尽量不要多睡。⑥积极治疗由于疾病引起的肥胖病因，及早消除肥胖症的诱发因素。

斑　秃

斑秃，俗称"鬼剃头"，是一种局限性脱发。头发突然成片脱落，脱发部位的皮肤光滑，局部既无发炎现象，又无任何异常和痛痒等自觉症状，多于无意中发现。脱发部位的形状不定，但边界明显，多呈圆形、椭圆形或不规则形。斑秃可出现一处，也可多处出现。少数严重的甚至发展到全部头发脱落，成为"全秃"。或连眉毛、胡须、腋毛和阴毛等全都脱光，此称为"普脱"，或称为"全身脱毛"症。此外还有早秃，俗称"谢顶"。这种脱发从额部逐渐脱落，并延伸到头顶部，毛发从粗到细，由长变短，有未老先衰之象。斑秃可发生在任何年龄的男女，以20～40岁的青壮年为多见，严重影响美容，病人的心理负担十分沉重。

【病因病机】中医学认为，斑秃是由于思虑伤脾，脾失健运；或房劳过度，肾精亏损；或肺气不足，宣发失司均可导致脾虚气弱，化生无源，精血不足，不能荣养毛发而成片脱落。或因情志不遂，郁怒伤肝，肝气郁结，气机不畅，气滞血瘀，瘀血阻络，毛发失养而致脱落。

西医学对斑秃的病因至今尚未十分明确。目前认为精神性因素是本病的主要原因。这可能与高级神经活动障碍有关，如精神过度紧张，长期的焦虑或悲伤。据有关资料证实，约有85%的斑秃、全秃、普秃患者，都有明显的精神创伤，以及慢性失眠、过度疲劳、心情忧郁、表情压抑等情况，性格内向、感情脆弱的人也容易脱发，因为不良的情绪会影响血液运行，头皮的血液供应不佳，营养毛发得不到保障，头发不能正常成长发育，也就发生掉发的现象。

人体内分泌功能失调也是造成脱发的原因之一。如甲状腺功能亢进或低下，女性雌激素分泌过少，都会引起早秃或大量掉发。

由于疾病而长期服用药物也会造成脱发。如最易引起脱发的是抗肿瘤药物，其次是抗结核药、抗癫痫药等，还有甲亢平、消炎痛、布洛芬、庆大霉素、心得安等，都可能导致脱发现象。

另外有些疾病也会造成脱发。如伤寒、红斑狼疮、毛发局部病灶感染等。发病机制可能是血管运动中枢机能紊乱，交感神经与副交感神经失调，引起患部毛细血管持久性收缩，毛乳头供血障碍，引起毛发营养不良而导致本病的发生。

【选穴】脱发局部、上星、百会、头维、百会。此外还可选用合谷、足三里、三阴交、中脘、太溪、太冲穴。

【手法】头部穴位点按并轻轻按摩，每分钟60次左右，每日点按5分钟。另外用拇指重按足三里、三阴交等穴，以酸胀为度，一般10分钟，每日1次即可。

【预防与调理】①保持情绪乐观，避免精神过度紧张，心情要舒畅，遇事不烦恼，切忌过喜、过悲，克服恐惧、紧张的心理因素，尽力保持心理上的平衡。②多食一些高蛋白和含有丰富维生素的食品，如牛奶、蛋类、瘦肉、鱼、花生、豆制品、海带、杂粮、新鲜水果、蔬菜等。平时要少吃肥肉、糖、动物内脏，减少盐的摄入。③梳头时可用钢丝梳的梳尖叩击患处，每次 5～10 分钟，稍稍用力，致头皮微红充血为佳。④可根据中医辨证用中药治疗。由于肝肾不足引起的头晕耳鸣、腰膝酸软等症，可选用具有补益肝肾的首乌、枸杞、熟地、肉苁蓉、菟丝子、山萸肉、牛膝、黄精等中药。由于肝郁不舒引起的心烦急躁、精神抑郁等症状，可选用疏肝解郁的柴胡、白芍、炒栀子、香附、郁金等中药。由于心肾不交引起的失眠健忘、心悸怔忡、腰酸背痛等症状，可选用交通心肾的远志、夜交藤、黄连、柏子仁、枣仁、茯苓等药。由于心脾失调引起的食少纳呆、腹胀便溏、心悸气短、倦怠乏力等症状，可选用调理心脾的党参、白术、茯苓、炒三仙、陈皮、香橼、当归等中药。⑤可用鲜生姜一块，用刀切平、蘸醋摩擦患处，稍稍用力致皮肤发红为宜。1 日 2 次，不要把头皮擦破。

皮肤衰老

皮肤衰老即皮肤失去弹性变得粗糙、失去红润光滑性，使人显得衰老。

每个人都希望自己"青春不老""红颜不衰"。但生老病死是自然的规律，没有人能抗拒。点穴按摩可以使人的容颜推迟衰老，而长久地保持健康的面容。

皮肤居于人体的最外层，既是保护机体、防御外邪的第一道防线，又是点穴按摩的施术部位。因皮肤含有丰富的毛细血管网、淋巴管和末梢神经网，具有保护、代谢、吸收、调节体温、感觉传导等功能。点穴治疗是直接触及皮肤表面，通过点穴能清除皮肤的衰老细胞、调节体温、促进毛细血管扩张，改善皮肤营养，使血液和淋巴液的循环加快，从而使苍白、萎黄、晦暗的面色变得红润，使粗糙的皮肤、缺乏弹性的皮肤恢复弹性。

【病因病机】①年龄：任何人只要青春一逝，表皮就会变得又厚又硬，而真皮和纤维质反而变薄，随之皱纹开始出现。②疾病：各种慢性疾病、内分泌系统疾病、神经系统疾病、各种营养不良性疾病，都可使人体衰弱，提前出现衰老现象。③不良的生活习惯：如嗜酒、大量吸烟、经常熬夜、长久紫外线照射、不正确的减肥、浓妆艳抹等，都会造成皮肤过早的衰老。④精神因素：情绪不稳定、大喜大怒、精神忧郁、愁眉苦脸、失眠多梦、遇事不能冷静、悲痛日久，都会促使皮肤早衰。

【选穴】主穴：印堂、太阳、足三里、三阴交、太冲。配穴：头维、睛明、迎香、四白、地仓、合谷、太溪。

【手法】每次主穴必用，选2个配穴，用食指点按，每分钟60次，每日1次，每次15分钟，以酸胀为度。

【预防与调理】①养成良好的生活习惯，有规律的起居，有秩序的工作和休息。②积极治疗各种疾病，平时注意保持身体健康，是防止皮肤早衰的有效途径。③不要滥用减肥药，让身体一下子瘦下来，这样会造成皮肤的衰老。因此一定要进行健康的减肥，尽量保持原有状态。④保持心情舒畅，情绪乐观。⑤每日保持喝5～6杯水的习惯，多饮水可使皮肤保持应有的水分。⑥每日洗脸最好在水中加几滴白醋，使水呈弱酸性，以缓和肥皂等去污剂的碱性损害，从而保护面部皮肤不会脱水枯燥，使皮肤细嫩或少出现皱纹。⑦可使用滋养皮肤的润肤霜等。⑧多吃营养丰富、含维生素较多的新鲜水果、蔬菜、蛋、肉类等食品。

白癜风

白癜风又称白斑病，是一种因皮肤色素脱失而发生的局限性白色斑片，可发生于身体的任何部位，但多见于暴露、摩擦及骨突出部，如面、颈、前臂、背等处。可单发亦可多发，大小不一，形态各异，单侧或对称，或与神经节段分节一致。

患部初起呈正常皮色或略为苍白，渐变为纯白色，边界明显，边缘清晰，与正常皮肤交界处色素沉着较重，无自觉症状。当病情进展时，部分病人有明显痒感，但患处皮肤出汗功能和感觉功能皆正常。

本病见于任何年龄，病情发展缓慢，一般来说，白癜风发展一段时间后会静止下来，多数长期持续不变，很少自愈。

【病因病机】中医学认为本病多因情志不遂，肝郁不舒，疏泄不畅，气机阻滞，或复感风邪，搏于肌肤，气血运行失调而致。

西医学认为，由于皮肤黑色素细胞内的酪氨酸酶不能把酪氨酸氧化成二羟基苯丙氨酸，从而不能合成黑色素。

近年来很多资料提出白癜风常与某些自身免疫性疾病、遗传因素、内分泌因素、精神过度紧张等都有关系。上述因素都可导致黑色素破坏或抑制黑色素的合成，从而造成黑色素减退或消失，形成白癜风。

【选穴】曲池、外关、足三里、阳陵泉、三阴交、胃俞、肝俞、肾俞。

【手法】用食指点按摩以上穴位，每次选 4~6 个穴，每穴点按 5 分钟，每分钟 60 次，每日 1 次，以酸胀为度。

【预防与调理】①保持乐观情绪，精神愉快，心情舒畅，克服急躁性格，避免紧张劳累过度。②禁服维生素 C 和少吃酸性食物，可多吃一些豆类、花生、核桃、黑芝麻、猪肝、蛋类等食物。③适当进行日晒，每天 30 分钟，对本病的恢复有帮助。④日常生活中可多使用一些铜器餐具，如铜勺、铜杯等，来补充铜离子，因为部分病人体内含铜量显著低于正常人。⑤穿衣要宽松，不要紧身，以免因经常摩擦而诱发白斑的出现。⑥可服用一些药物，如复合维生素 B、酵母片、维生素 E 等药物。

眼睑下垂

眼睑下垂又称"睢目""睑废""眼皮垂缓"。由于上睑提肌功能不全或丧失造成的，以致上睑不能提起或提起不全，使上睑下垂而挡住部分或全部瞳孔，出现视力障碍。患者常皱起前额皮肤，提高眉部，借用前额肌之牵引而睁眼视物，日久则额纹起皱，眉毛高耸，甚至还需用手拉起上眼睑方能视物。严重影响容貌。

本病有先天和后天之分，单侧和双侧之分。先天性上睑下垂多为双侧，具有遗传性。后天性上睑下垂多因其它疾病造成，如重症肌无力、动眼神经麻痹以及外伤所致，多为单侧出现。

关于本病的治疗，目前尚无特效药物，患者往往求治于中医。临床常见的多属重症肌无力眼肌型。用点穴法尚可收到一定疗效。

【病因病机】中医学认为先天禀赋不足，脾肾两虚、胞睑失养；或脾虚气弱，气血不足、脉络失养、血不荣筋，而致睑肌松弛；或过食生冷、贪凉受寒、饮水过多，寒湿停于中焦，导致寒湿困脾，脾阳不升，水湿不化，湿困于上则出现上睑下垂。

西医学认为本病可由于上睑肌第三神经核发育不全，动眼神经麻痹，支配上眼睑肌的交感神经麻痹造成上睑下垂。另外，还有癔病性的上睑下垂。

【选穴】主穴：睛明、攒竹、阳白、鱼腰、合谷、丝竹空、瞳子髎。配穴：光明、中脘、足三里、三阴交、脾俞、阴陵泉、漏谷。

每次治疗时，主穴、配穴各选 4 个，交替使用。

【手法】用食指或中指点按，每分钟 60 次，每穴 3 分钟，用力要均匀，面部穴位用力不可过猛，免伤眼周血管，造成皮下出血。

【预防与调理】①保持乐观情绪，避免眼面部受寒冷的刺激。②眼睑下垂治疗效果较慢，应有信心，持之以恒，坚持治疗。③可配合中药，共同治疗。④患者可自行用手在眉毛部往上推，每次 10 分钟，1 日 2 次，推后用热毛巾覆盖 3～5 分钟，以促进局部血液循环，增强治疗效果。⑤先天性上睑下垂经多方面长久治疗无效者，可以考虑进行手术矫正。

冻　疮

冻疮常发生在寒冷的季节，好发于身体的外露部位和血液循环较差的四肢末端，如颜面、鼻尖、手指、足趾、足跟等部位。一般在摄氏 10℃ 以下就可以发生冻疮。初起为局部红肿，并有痒、胀、烧灼症状，尤其在受热后症状更加明显，严重者可产生血性水疱，内含黄白色或混有血液的浆液，水疱破后可形成溃疡，愈后也常留有色素沉着或疤痕。此种疾病虽不严重，但影响美观，每到寒冷季节又常有复发，且令人苦恼。

【病因病机】中医学认为本病多由于皮肉受寒冷而发，寒为阴邪，阻遏阳气，致使阳气不达四末，气血运行不畅，经脉阻隔，气血凝滞所致。

西医学认为寒冷和潮湿是本病发生的主要原因，寒冷可使受冻部位的皮下小动脉痉挛、收缩，使局部血液循环缓慢，血流积滞，血流量减少，皮肤组织缺氧，细胞受损，若受冻时间较长，小动脉麻痹而扩张，毛细血管通透性增高，使血浆渗入组织间隙，皮肤肿胀而形成冻疮。

【选穴】耳部：耳廓背部或根部的阿是穴。手部：外关、阳池、合谷、中渚、八邪、指尖。足部：太冲、行间、解溪、昆仑、内庭、足临泣。

【手法】各穴均用食指或中指点按，每穴点按2分钟，每分钟60次，每日1次。指尖用拇指、食指掐点，每分钟40~60次，以酸胀为度。

【预防与调理】①积极参加体育锻炼，增强体质，尤其是皮肤对寒冷的适应能力，避免和减少冻疮的发生。②在寒冷季节，注意易受冻部位的保暖和干燥，衣裤、鞋、帽、手套要宽大，以免影响血液循环。③受冷后不宜直接烘烤或将手足浸泡在热水中。④冻疮容易复发，第一年治愈后，第二年冬季未复发之前，可用艾条灸第一年患冻疮的部位。每日1次，每次10~15分钟，以局部红晕为度。⑤还可用药物煎水洗，如当归、红花、花椒等，以活血化瘀，增强局部血液循环，以防治冻疮。⑥到寒冷季节，外露局部可用护肤霜以减少寒冷的刺激。

癣

癣是由真菌引起的一种疾病，具有传染性，它主要侵犯人体表皮、毛发、指、趾甲，是一种慢性的、浅表的损害。常见的有头癣、手足癣、甲癣、体癣等多种，是一种对美观有很大影响的疾病。

【病因病机】中医学认为此种病证往往由于中焦脾胃湿热蕴蒸，外感风、湿、热生虫，郁于肌肤所致。

西医学认为是由于卫生条件差，或不注意讲卫生，造成各种真菌感染人体表层的传染性皮肤病。

【选穴】头部：曲池、然谷、足三里。手部：曲池、合谷、八邪。足部：玉枕、足三里、三阴交。

【手法】用食指点按各穴，每穴点按 5 分钟，每分钟点按 40 ~ 60 次，每日 2 次，以酸胀为度。

【预防与调理】①杜绝传染源，做到早发现、早隔离、早治疗。②凡是皮肤病患者所穿过的衣物、鞋、袜及用过的脸盆、毛巾、梳子等都要在日光下曝晒或煮沸消毒。③到公共场所要注意公共卫生，最好不用公用品，如毛巾、浴巾等。④如患有足癣要注意防止自身传染，因为足癣很可能是其它癣病的根源，必须提早积极治疗和预防。⑤改掉用手挖脚趾的坏习惯。⑥有条件者，在夏季可经常赤足在阳光照射的沙滩上散步行走，可防治足癣。

牙龈萎缩

牙龈萎缩主要由于外伤或炎症引起，造成部分或全部牙齿的牙根暴露，萎缩的牙龈坚韧苍白、消瘦，没有较深的牙周带，也没有明显的炎症变化，露出牙龈组织，发生牙本质过敏症。此外，牙颈部容易发生龋齿，这些对美容都有很大影响。

【病因病机】中医学认为肾主骨生髓，齿为骨之余。肾虚则牙齿不固，牙龈萎缩；脾胃虚弱，运化失健，气血化生无源，不能濡养其它脏腑，导致肾虚牙齿不固，牙龈萎缩。

西医学认为口腔不洁，不注意刷牙，特别是睡前不刷牙，口腔中的细菌对牙龈进行破坏是引起本病的原因之一。另外，大量酗酒，酒后醉睡，口腔中残留的酒精对牙龈侵蚀，也是造成本病的原因。

【选穴】上关、下关、颊车、地仓、手三里、合谷。

【手法】面部的穴位用食指点按，每穴 2 分钟，每分钟 60 次。手三里与合谷穴用拇指点按，每分钟 40 ~ 60 次，用力要大些，以酸胀为度，每日早晚各 1 次。

【预防与调理】①每天早晚要刷牙，预防牙病的发生。②如有牙病要及早治疗。③少吃酸性食物，以减少对牙龈的损害。④多吃含有维生素 C、维生素 B_2 的食物，及营养丰富的新鲜水果和蔬菜。⑤每天清晨醒后和晚上睡前要叩齿，上下牙齿叩击，每分钟 40 ~ 60 次，2 分钟即可。⑥饮酒要少量，不可贪杯醉后伏睡。以防口腔中残留的酒精侵蚀牙龈。

神经性皮炎

神经性皮炎又叫慢性单纯性苔藓，是一种常见的皮肤神经功能障碍性皮肤病，患者多为青壮年。发病初期，先觉皮肤上有瘙痒感，继经搔抓或摩擦后，局部始渐出现粟粒大小密集的多角形扁平丘疹，接近正常肤色或略带潮红色，并稍有光泽。日久患处的皮肤可逐渐增厚，纹理加深，表面干燥粗糙，并有少许灰白色鳞屑。因其病变部位的皮肤明显苔藓化，状如皮革，厚而坚硬，所以民间俗称"牛皮癣"。患者自觉症状为剧烈瘙痒，尤以夜晚或空闲时更甚。本病属慢性疾患，时重时轻，一般夏季加重，冬季减轻。由于经常搔抓患处可有搔痕、血痂，以及继发化脓和感染等情况出现。神经性皮炎一般好发于颈项部，其次是额部、眼睑、骶部、四肢伸侧、外阴等处，严重者可播散到全身各部。

【病因病机】中医学认为，本病初起为风湿热之邪搏于肌肤所致，日久耗伤阴血，血虚可生风化燥，皮肤经脉失于濡养而发此病。

西医学目前对此病的病因尚不明确，但认为可能与机体神经功能紊乱和对外来刺激感受性增高有关，如精神紧张、情绪忧郁、生活环境改变、刺激性饮食、局部刺激（如搔抓、摩擦、日晒）等均可诱发本病。

【选穴】风池、天柱、曲池、内关、合谷、血海、风市、委中、足三里、三阴交。

【手法】每次选4个穴，交替使用。用食指或中指点按所选的穴位，每分钟40~60次，每穴3分钟，每日早晚各1次，以酸胀为宜。

【预防与调理】①保持心情舒畅，情绪稳定，生活要有规律，避免过度紧张和精神刺激。②避免日晒、搔抓、摩擦等刺激。③忌食烟、酒、浓茶及辛辣等刺激食物。④不可用刺激强的外用药。⑤如有慢性疾病如结核病、溃疡病等要及时治疗。⑥多吃清淡食品和含维生素较多的鲜菜及水果。⑦本病为慢性疾病，病程较长，治疗要有信心，持之以恒，预防复发。

扁平疣

　　扁平疣在中医学称为"扁瘊"，因好发于青年男女又称为青年扁平疣。本病突然出现，日益增多为粟粒大或绿豆大小的扁平隆起，颜色接近正常皮肤，有时可呈现出深浅不一的棕褐色，多发生于青少年。好发于面部、手背、前臂、颈项部等，少数患者可发于肩胛区等处，损害密集或散在分布。有时可见到沿皮肤抓痕呈线状分布，偶尔可互相融合在一起。大多数病人无自觉症状，但面部患扁平疣，很影响美观，令人苦恼。点穴法可以治疗此病。

　　【病因病机】中医学认为，肝热血燥，筋脉不荣，外感风湿，搏于肌肤，导致气滞血瘀，经脉运行不通畅，湿邪瘀积皮下而发此病。

　　西医学认为，扁平疣是由于病毒所引起的一种疾病，多为直接传染，可以自身传染，也可以传染他人。

　　【选穴】风池、太阳、阳白、下关、曲池、合谷、血海。

　　【手法】面部穴位用食指点按，每分钟点按 60 次，每穴 2 分钟，不可强刺激，以微痛为宜。其它穴用拇指点按，每分钟点 60 次，每穴 2 分钟，以酸胀为宜。

　　【预防与调理】①注意卫生，不要用公共用品，如毛巾、浴巾等。②不可用强刺激的皮肤外用药。③每日可取生薏仁 60 克煮粥，早晚各服 1 碗。或取生薏仁 500 克，研末，然后加白糖 500 克拌匀，每日 3 次，每次 1 匙，温开水冲服。连服 14 天，皮疹可逐渐消退。④治疗期间严禁用手搔抓患处，以免疣体扩散、传染。

第六章
点穴保健

消除疲劳

随着现代生活节奏的加快，无论是工作、社会及家庭生活，都会使每个人感到紧张和疲劳。如果不消除疲劳，一旦积聚起来，就可导致疾病的发生。所以说疲劳是健康的大敌。先贤诸葛亮盛年而卒，就是由于谋虑过度，操持太甚铸成。人们要注意劳逸结合，善于调理身心健康，做到既会工作又会休息。

疲劳的产生有多种原因，概括地说，是过量的体力和脑力劳动，消耗超过了本身机体的承受能力，导致身体各组织器官的功能下降，血液供应不足，淋巴液回流不畅等。由此造成机体能量和营养等物质的缺乏，出现躯体疲劳及精神疲劳，躯体疲劳只要补充食物或经过休息后即可自行消失，而精神疲劳进一步可造成自主神经功能紊乱，出现全身不适的感觉，如倦怠、失眠、胃肠功能紊乱、情绪厌烦或消沉、记忆力减退、精神萎靡不振等症状。此时采取有效的点穴按摩方法，可加快血液循环，使各脏器都可得到更多的血液供应，同时也加强了心脏的舒缩功能和淋巴液的回流，促进各组织器官的良性调节，从而起到调和气血、平衡阴阳、疏通经络、提高脏腑生理功能、清除机体的代谢产物、加速新陈代谢功能来达到消除疲劳的目的。

点穴按摩可直接刺激体表某些特定的部位来调节体内的脏腑功能活动，并能调节人体的神经系统，全面增强机体各系统的协同作用。以上这些作用可使身体各器官、各系统保持良好的生理功能和良性循环，从而提高工作效率，提高免疫功能，延缓大脑衰老，使人体能保持精力充沛。另外，生活还要有规律，合理安排休息，劳逸结合，注意营养，保证睡眠时间，清除不良情绪的产生，这些都是消除疲劳必不可少的因素。

【选穴】太阳、大椎、风池、合谷、足三里、三阴交、气海俞。

【手法】用食指点按以上穴位，并可轻轻按摩，每分钟点按40次，每穴2分钟，每日2次。

乌发防脱

一头浓密而飘逸的黑发，再加上适合的发型，能使妙龄男女们更加俊美或俏丽。另外，头发还具有保护头颅的重要功能，当外界对头部进行撞击时，深厚的头发可有效地起到缓冲作用，从而避免或减轻头颅受伤的程度。所以保护头发也有保护大脑的作用。

由于年龄的增长，身体机能减退，尤其是肾精亏损，肝血不足，脾气虚弱，或保养不得当，白发或脱发会逐渐增多，这些是属于正常现象。如果年轻人因甲状腺分泌衰弱，或精神过度紧张，或其它疾病而使头部皮肤的血液循环产生障碍，每天掉发超过100根以上或白发增多，这就要引起注意。因为西医学认为，头发是生长在人体表皮毛干最长的一部分毛质，生长机能很强，据专家研究，人在青春期头发生长最旺盛，每天约长出几百根新发，反之过量地脱发，不但影响容貌，也说明身体健康情况不佳。虽然产生脱发的原因很多，但常见的有以下几点：

（1）精神因素：如情绪低落，精神抑郁，遇重大精神创伤，使人体代谢功能下降，血液循环不良，短时间内产生大量脱发。长时期精神处于紧张状态，用脑过度、思想焦虑，会导致大脑的血流量明显增多，而头皮、毛发、毛囊的血液供应相对减少，毛囊因供血不足而逐渐萎缩，致使头发大量脱落。

（2）缺乏营养：由于体弱多病，或偏食、脾胃功能低下，影响消化吸收机能，造成营养不良，毛囊退化，使毛发枯黄易断或脱落。

（3）脂溢性脱发：多见于中青年男性，皮脂腺分泌亢盛，嗜食肥甘者好发。主要表现为头皮瘙痒，皮屑增多，头皮油脂增多，阻塞毛囊，而致头发脱落。

（4）肥胖：肥胖人体内的大量饱和脂肪酸在体内代谢后，可产生过量的胆固醇，有一部分胆固醇是从皮肤内分泌出来的，由于过量的胆固醇一时分泌不出积在头皮下，阻塞了汗腺和皮脂腺，致使头皮代谢功能下降，从而引起脱发。

点穴法可改善神经功能，使局部血管痉挛得到缓解，促进头皮的新陈代谢和血液循环，增加毛发的营养吸收，从而达到防止脱发的目的。

【选穴】百会、神庭、印堂、哑门、气舍、天突、脾俞、肾俞。

【手法】用食指或中指点按，也可点摩。每分钟 40～60 次，每穴 2 分钟，每日 2 次，感酸胀微痛为宜。

宁心安神

中医学认为，心主血脉、主神志。即心对血脉起着主导作用。正如《灵枢·平人绝谷篇》说："血脉和利，精神乃居。"心主血脉的意义在于，血液依赖心脏的搏动而输送到全身，发挥其濡养作用，而运送血液到全身脉管，也要依赖心脏的推动力量，心主血脉的功能健全，血液才能在脉管内正常运行，周流不息，输布全身上下，灌溉五脏六腑，濡养四肢百骸以保证生命的正常活动。

心主神志，是指人的精神振作、思维敏捷、动作灵活与心气旺盛，血脉充盈有着密切的关系。因为精血是神志活动的物质基础，血是心所主，可见心主神志的功能与心主血脉的功能是密切相关的。因此，心的气血充盈，则神志清晰、精神充沛；如果心血不足，常可导致心神的病变而出现心悸、多梦、健忘、心神不宁等病态。

心，其华在面部，面部的色泽可以反映心血的盛衰。如果心血旺盛，则面部血脉充盈，红润光泽；反之，如心血不足，脉络空虚，心神失养，则面色苍白无华。临床上用点穴的方法可以缓解上述症状。

【选穴】印堂、内关、神门、三阴交、太溪、厥阴俞、心俞。

【手法】用食指或中指点按或点摩，每穴 2 分钟，每分钟 40～60 次，每日 1～2 次。主要是刺激穴位，使其血脉通畅而达到宁心安神目的。

疏肝解郁

中医学认为，肝的主要生理功能为主疏泄，藏血，主筋，开窍于目，其华在爪。

肝主疏泄，就是疏通畅达之意，是指肝有疏泄、升发的生理功能。这种功能反映了肝脏主升、主动的生理特点。表现在能调畅全身气机，使经络和利，并促进各脏腑器官的生理活动正常化。还能推动全身气血和津液的运行及增强脾胃运化的功能。

肝主疏泄还表现在人的情志方面，也就是说，肝气的疏泄功能正常与否，直接影响到人的精神情志活动。因此人的精神状态，除了为心所主外，与肝气也有密切的关系。只有在肝气疏泄功能正常，气机调畅的情况下，人才能气血和平、心情舒畅。

肝藏血，是指肝脏具有储藏血液和调节血量的功能。人体内各部分的血液，常随着不同的生理需要而改变其血流量。由于肝脏对血液具有调节的作用，所以人体脏腑组织各方面的活动，都与肝脏有密切关系。

肝主筋，开窍于目，其华在爪。主要指全身筋膜依赖肝血的滋养，肝的经脉上联于目，疏泄正常，肝充足，则筋强力壮，爪甲坚韧，眼睛明亮，否则，筋软弛缩，视物不清，双目干涩。

临床用点穴法可以治疗以上病症，使人体精神情志及消化功能得以自我完善，肝气条达，神清志悦，笑口常开。

【选穴】瞳子髎、风池、胆俞、肝俞、阳陵泉、中都、外丘、太冲。

【手法】用食指或中指点摩，每穴 2 分钟，每分钟点 40～60 次，以酸胀为宜，每日 2 次。

健脾和胃

中医学认为脾的主要生理功能是主运化，主统血，主肌肉、四肢。脾主运化的作用，包括运化水谷精微与运化水湿两个方面，是指脾有消化、吸收、运输营养物质的功能和促进水液代谢的功能。

胃主受纳，与脾互为表里，共同协作来完成食物的受纳、消磨和对营养物质的吸收和输布，使营养物质遍及五脏六腑、肌肉筋骨、皮肤毛发，以维持人体的正常生理需要，故中医有"脾为气血生化之源"，和"脾为后天之本"的理论。

脾主统血，是指脾气有统摄血液，使其不致溢于脉外的作用，这种统摄血液的功能与脾气主升有着密切关系。

脾主肌肉、四肢，是由于脾能把营养物质输布到全身各个部分，以营养肌肉、四肢。所以人体的四肢正常功能活动，有赖于脾气输送足够的营养物质。

如果脾虚不健，则形体消瘦，肌肉萎软，口淡无味，口唇不红润，倦怠嗜睡等，自然谈不上身体健康了。

点穴治疗可调节脾胃功能、疏理气机、健脾助运，以促进气血的运行，从而达到濡养全身各个部位。

【选穴】合谷、中脘、内关、足三里、血海、丰隆、脾俞、膈俞。

【手法】以上穴位除中脘外均用食指或中指点按，每穴 2 分钟，每分钟点40～60 次，以酸胀为度。中脘穴用手掌按摩 2 分钟即可，每日 1 次。

宣肺通气

中医学认为肺的主要生理功能是主气，司呼吸，主宣发与肃降，主皮毛和通调水道。

肺的"主气，司呼吸"作用，主要是指肺为体内、外气体交换的场所。人体通过呼吸，吸入自然界的清气，呼出体内的浊气。吸清呼浊，吐故纳新，使体内之气与自然界之气进行交换，以维持人体清浊之气的新陈代谢。

肺主宣发与肃降，宣发是宣布、发散之意，是指由于肺气的推动，使气血津液得以散布到全身。内至脏腑经络，外达肌肉皮毛，无处不到。肃降，就是清肃下降之意。肺居人体上部，以清肃、下降为顺，宣发与肃降是相辅相成的两个方面，既对立又统一，没有正常的宣发，就不能很好的肃降。有宣有降，才能使气道通畅，呼吸均匀，保持人体内外的气体交换，才能使气血、津液散布于全身，无用的水液下输到膀胱，排出体外。

肺主皮毛，是指肺脏通过它的宣发作用，把水谷精微物质输布于人体的皮毛，以滋养周身皮肤、毛发、肌肉等。通调水道，是指肺气有促进和维持水液代谢平衡的作用。这一功能是由肺气的宣发和肃降共同来完成的。

如肺的功能失调，则会出现呼吸不畅、胸闷、咳嗽、喘息、便秘、水肿等症状。采用点穴法可以缓解和预防上述病症。因为点穴可以刺激局部穴位，起到调和肺气的作用。

【选穴】迎香、天突、风池、大椎、合谷、肺俞。

【手法】用食指点压天突穴、迎香穴；用中指点压风池穴、大椎穴；用拇指点压合谷穴。每穴点压 2 分钟，每分钟 60 次，每日 1 次。以酸胀为适宜。

补肾养精

中医认为肾的生理功能是藏精，主人体的发育和生殖，主纳气。中医称肾为"先天之本"，是人体生命动力的源泉，故有"先天之精藏于肾"的说法。但先天之精要后天之精的不断充养，才能发挥其发育和生殖的生理功能。

肾主纳气，也就是说，人体的呼吸虽然是肺所主，但吸入之气必须下纳于肾脏，所以有"肺主呼气，肾主纳气"的说法。这种肾主纳气的功能，对人体呼吸有重要的意义。只有在肾气充沛，纳气正常的情况下，才能使肺脏的气道通畅，呼吸均匀。

另外，肾还有主持与调节人体水液代谢的功能，因肾的经脉与膀胱相联系，将各组织利用后的水分排出体外这一作用是由肾的气化作用来完成的。

只有肾的阴阳平衡和旺盛，人体才能正常的成长和发育，听觉灵敏，反应敏捷，呼吸均匀，齿洁发荣。反之则会出现发育弛缓，不孕症，头晕耳鸣，阳痿早泄，牙齿动摇，思维迟钝及肾不纳气之喘症等。

用点穴的方法对穴位局部刺激来调理气血，平衡阴阳，起到补益肾气，固精聪耳的效果，以缓解上述症状。

【选穴】听宫、听会、肾俞、关元、足三里、三阴交、太溪、昆仑。

【手法】用食指点按，每穴 2 分钟，每分钟 40～60 次，每日 1 次，以酸胀为宜。

手的保养

手是人们日常生活和工作离不开的"好朋友"。因经常劳动与做工，双手的皮肤难免会变得粗糙。为了保持手的健美和柔润，空暇之余不妨进行手的按摩，以促进双手皮肤的血液循环，增进新陈代谢及营养的吸收，使皮肤变得细腻而美观。

【选穴】合谷、后溪、劳宫。

【手法】①用拇指点摩合谷穴，同时用中指点摩后溪穴，以酸胀为度，每分钟 2 次，共点 4 次。②然后再用拇指点摩劳宫穴，每分钟 2～4 次，共点 2 分钟。③用拇指与食指捏住手指的指尖，进行前后、左右的捻动 2 分钟。④以拇指与食指捏住对侧手的指根，然后向指尖方向边捋边压地移动。⑤用手掌心在另一只手背上，做自手腕部向指尖部的按压移动。

【预防与调理】①在劳动时要注意手的保护，在做粗活时戴手套，避免损伤手的皮肤。②在冬季寒冷时节，要注意保持手的温度，以防冻裂。③洗手后要擦干净，并根据自己皮肤的属性涂上护肤霜等。④平时要注意手的卫生，不要胡乱触摸，以防细菌的污染。⑤注意饮食合理搭配，多吃新鲜水果与蔬菜。

附：
点穴疗法书目提要

点刺、指针、点脊疗法

曲祖治编著，1959 年 11 月由上海科学技术出版社出版。

本书介绍了 3 种民间疗法：点刺疗法、指针疗法、点脊疗法。

胸穴指压疗法

临泉县中医药科学研究所编，1976 年 1 月由安徽人民出版社出版。

本书介绍了胸穴指压疗法的治病原理及适应范围，胸穴的定位，胸穴指压疗法的施治方法，常见病症的治疗选穴。附胸穴指压疗法的疗效分析和典型病例。

点穴疗法

（1）崂山县人民医院编，1977 年由山东人民出版社出版。是赤脚医生医疗卫生丛书之一。

本书概述了点穴疗法的基础知识，点穴的手法，常用穴位和刺激线。介绍了 34 种病症的点穴治病方法，并附有一些病案。

（2）贾立惠、贾兆祥编著，1984 年 5 月由山东科学技术出版社出版。

本书将 1977 年山东人民出版社出版的《点穴疗法》（见前）进行了全面修订。全书分概述、点穴手法、常用穴位和刺激线、点穴疗法的临床应用 4 个部分。本书在原书的基础上增补了近 1/2 的内容，如"概述"部分增写了点穴练功，"常用穴位"部分增补了 139 个穴位的解剖和 5 个穴位，"临床应用"部分增添了 26 种疾病。同时对原书的某些内容做了一些修改或改写，因而本书的内容较之初版书更为充实，体现了点穴疗法在实践中的不断进步。

点穴疗法

马秀棠著，1981 年 2 月由陕自西科学技术出版社出版。

本书分上、下 2 篇。上篇介绍了点穴的基本知识，包括点穴疗法的原理，此原理是根据针灸、按摩等理论相结合而研究的。点穴的治疗作用，即手法和经穴的相互结合，通过气血营卫的循环，促进五脏精气的反应，使先天的支配能力和后天的供给气血过程，达到生理平衡，从而消除症状，恢复健康。点穴的手法分为"平揉法""压放法""皮肤点打法""经络循按法""五行联用法"共 5 种基本手法。此外，还有"头部推运法""四肢摇运法"等其他辅助手法。点穴疗法临床配穴主要原则和针灸一样，一般多采用脏腑俞穴、募穴、原络穴、八会穴、八脉交会穴。症在上，取之下；症在左，取之右。另外，根据病情还可采用局部取穴，远道取穴，循经取穴等。

下篇介绍临床治疗，包括内科疾病 28 种，妇科疾病 7 种，儿科疾病 8 种，外科疾病 10 种，五官科疾病 8 种，共 61 种疾病的病因、症状、治疗及疗效。

点穴疗法

中国人民解放军第 137 野战医院编，1981 年 10 月由福建科学技术出版社出版。

本书介绍了点穴疗法的基本知识，常用穴位，常见病症的点穴治疗。附点穴疗法疗效统计表、典型病例介绍。

本书编者是根据福建省云霄县医院陈松柏医生和厦门钉丝厂刘雨水同志的点穴方法而编成。

中国医用点穴学

马秀棠著，马建民整理，1990 年 4 月由陕西科学技术出版社出版。

本书是《点穴疗法》一书的继续和发展。作者在其原有的理论基础上，有了进一步的认识和提高；在实践过程中，手法上做了一些改进和完善；还增加了新的章节和病种。对点穴的手法及卫、气、营、血的论点，阐述了作者独特的见解。全书共分 14 章：绪论介绍点穴的定义，点穴的起源和发展；第一章介绍点穴原理；第二章为点穴手法；第三章为保健方法；第四章为点穴临证注意事项；第五章为十四经循行、病候、常用俞穴及配穴举例；第六章为常用经外奇穴；第七章为点穴及处方配穴；第八章为点穴手法的临证应用；第九章至第十四章为临证治疗，共介绍了 80 种病症的治疗，每一病症具体介绍病因、症状、辨证施治、配穴手法，方义解释、小结、验案例证等。

指针疗法

赵振国著，1983 年 1 月由黑龙江人民出版社出版。

本书是由赵振国老中医在多年从事指针疗法的研究和临床操作的基础上，参考了一些古籍文献而编成的。全书分 5 章：第一章介绍了指针疗法的起源及其发展；第二章介绍指针疗法的基本知识；第三章为指针常用穴位；第四章是常见病的治疗，共介绍了 43 种病症；第五章介绍自我指针方法。本书还附有 3 幅彩色穴位图谱。是一本很实用的临床医籍。

中华气功点穴疗法精粹

黄孝宽编著，1988 年 5 月由北京体育学院出版社出版。

本书以气功点穴疗法为主，内容着重于临床治疗与保健。全书共分 7 章，第 1、2、3 章着重介绍了气功点穴基本知识、练功方法、气功点穴的手法及手势等；第 4 章介绍了适用于气功点穴治疗的 40 余种常见病症；第 5 章介绍了气功点穴常用经穴、部位与作用，并简述了气功点穴的验方；第 6 章介绍了发放外功的功理功法训练；第 7 章介绍了气功点穴的辅助练功方法等强身保健知识。

本书是作者多年来临床实践的结晶，是在祖国气功理论的指导下，通过对大量临床病例的分析、研究而取得的成果，内容通俗易懂，具有较强的实用性。

十二手点穴气功

李汉明编著，1988 年 6 月由湖北科学技术出版社出版。

本书分 6 章。第一章为气功的理论基础及作用；第二章为十二手点穴气功；第三章为点打气功；第四章为三字吐纳功；第五章为经穴图表；第六章为病例。

本书所传授的功法，是李汉明先生在祖传功法的基础上，吸取历代气功之优点而精编成的。不仅能运用此功法发功点穴治病，而且还可运用自我点打按摩的手法达到保健祛病、延年益寿的目的。"十二手点穴气功"的理论源于人体有十二经脉，十二经脉与十二时辰相应，故此功法还可按不同时辰来选择经脉、穴位治疗相应脏腑的疾病。

点穴疗法

黄鼎坚编著，1988 年 8 月由广西科学技术出版社出版。

本书作者根据古籍记载以及近代医学文献的大量报道，结合自己多年的临床实践体会，把便于应用、行之有效的方法收集、整理编纂成册，并对各种方法要领，包括手法练习及穴位分布、定位，附图示意。本书介绍了 30 余种常见病症的点穴治疗。

气功针刺 气功点穴按跷

许世田著，1989 年 3 月由中国友谊出版公司出版。

本书详列了人体经络、穴位的作用，叙述了气功针刺和气功点穴按跷的法要，还辑录了李佑生先生和作者两家数代针灸临床经验的配穴处方。

点穴按摩与时间治疗

狄建新编著，段生银整理，1989 年 4 月由甘肃科学技术出版社出版。

全书分七章。第一章，按摩与针灸；第二章，生物钟与时间治疗；第三章，子午流注的临床应用；第四章，灵龟八法的临床应用；第五章，五输穴与八脉交会穴；第六章，点穴按摩的常用手法和补泻；第七章，点穴按摩的手法练习和手部保健。

本书作者所介绍的治病方法主要是根据子午流注、灵龟八法的理论按时选穴，然后用手指在所选穴位上进行加压、揉、推等手法，使刺激逐步传入深层组织从而达到治病的目的，本书作者具有多年按摩的临床经验。

少林点穴法

德虔编著，1988 年 9 月由北京体育学院出版社出版。

本书是少林武术的精华，72 艺中的三绝之一。它是少林寺众僧 1400 多年艰苦研练的经验总结。此书不仅阐明了点穴的手型、手法、功夫练法、实用范例和点伤医治以及点穴治病，而且还概述了人体经络气血、脉管穴位，形成了一套系统、完整、实用的点穴理论。

此书为了适应初学者演练，特将点穴的三层功夫做了较为详细的介绍，其中包括11种点法，点打要害穴位图解，点打72脉，点穴损伤救治法，25穴点技，点打常用穴250孔的部位取法，并附有示范图，易懂易学，用时还选编了有关点穴致伤医治处方335方，以供读者参考。

临床实用点穴疗法

王肇普编著，于1989年7月由中医古籍出版社出版。

全书共分3章：第一章总论，介绍点穴疗法发展简史，临床应用注意事项，点穴操作手法，点穴治疗的适应证、禁忌证，穴位和刺激线；第二章临床，介绍神经系统、骨关节系统疾病，以及临床常见的一些证候的点穴治疗、康复医疗，结合理论报告了临床病例；第三章临床研究与检查和实验研究部分，介绍了大脑产伤，大脑外伤，脊髓外伤等后遗症病例，其临床疗效总有效率为88%，其中优良率占58%，在取得临床疗效的同时，做基础检查和实验研究，如病人体感诱发电位、肌电图、免疫学、心血管功能、手指甲襞微循环、大脑血容量测定，动物实验检测大脑皮质微循环、血液流变学和点穴对犬血液内神经递质的影响。通过上述研究显示：点穴疗法的疗效机理，主要为改善患者的血液循环状态，促进机体新陈代谢，从而改善病变部位的机能，产生临床疗效。最后附有参考文献。

点穴绝技

王俊雄等编，1989年9月由吉林科学技术出版社出版。

本书内容包括古法点穴临床应验真解，和乾龙门、武当派、凤阳门、鹰爪门、独门点穴失传秘法2篇。

疏通经络点穴法

徐裕才、黄为民编著，1989 年 10 月由科学出版社出版。

本书论述了按摩治病原理，经络与穴位以及取穴配穴方法等基础知识，还附有百余幅常用的穴位和手法图，并列出 30 余种常见病的对症治疗和保健按摩方法。

中国秘藏点穴术

施以德编著，1989 年 12 月由黑龙江科学技术出版社出版。

本书共 8 章。第一章，点穴气功筑基法，介绍各种功法的练习；第二章，点穴手法若干种；第三章至第七章，介绍"乾龙门""鹰爪门""风阳门""武当派""少林寺"点穴秘法；第八章，十四经循行证候及常用穴位。本书主要介绍了各门点穴治病秘法，附图 11 幅。

杵针治疗学

李仲愚著，1990 年 5 月由四川科学技术出版社出版。

杵针疗法是李仲愚先祖受自道林，并历 14 代秘传，又经李仲愚主任医师 50 多年的精深研究，发展起来一种独特的治疗方法。

杵针疗法治疗疾病时，不用药物，针具不刺破皮肤肌肉，工具制作简单，取穴精简，手法简易，操作简便。并无疼痛损伤之苦，兼针刺与按摩之长，老弱妇孺无忌。此书主要介绍了杵针疗法源流，杵针疗法的基本理论及操作技术，杵针治疗各科常见病症等等。

杵针疗法的特点是：①不用药物，但也不排除药物。②虽属针灸疗法，而不用金针、砭石刺入穴下，故无破皮伤肌之苦，无创痕感染之忧。病者易于接受，妇孺皆无惧怯，故较易于推广。③取穴精当，以原络、腧募、河车、八阵之穴为主，天应为寻，易于学习和掌握。

该书在治疗各论中介绍了治疗内科疾病 38 种，妇科疾病 14 种，儿科疾病 9 种，外科疾病 8 种，五官科疾病 7 种，共 76 种疾病，论述了病因、病机、辨证施治、处方、手法及方义等。

穴道指压术

吴熙、周金伙编著，1990 年 5 月由福建科学技术出版社出版。

用穴道指压治病、保健，简便易行，病人乐于接受。而且，只要掌握要领，还可以在家中进行自我指压或由家属帮助施术。

本书简要叙述了指压的原理与技巧，指压对机体的作用过程是直接的压力反射，间接地促进血液循环，是以垂直的压力，并有适度的变化，是静中求动的过程。指压的技巧，包括指压的手法，指压力的方向、强弱，时间和顺序，还着重介绍了几十种病症的相关穴道与指压技巧，并配以大量插图，图文对照，便于读者领会和掌握。

气功点穴按摩术

杨树文著，1990 年 8 月由华夏出版社出版。

本书是一部气功点穴按摩术专著。书中介绍了气功点穴按摩术的练功方法和临床常用手法，以及几十种常见病的治疗方法和病例，同时还介绍了气功疗法、点穴疗法、按摩疗法和经络穴位常识。

作者根据多年临床实践经验，着重整理介绍了气功点穴按摩美容术、减肥术、增胖术、增高术和保健术，以及这些技术的具体操作方法、基本原理及病例。

本书内容丰富，通俗易懂，方法简便易学。按书中的方法，不仅可为他人治病、保健，还可自我治疗、保健。

防身点穴绝招

杨连村著，1990 年 9 月由北京体育学院出版社出版。

点穴法是中华武术秘传绝技，而器械点穴更是绝技之精华。本书详细阐述了器械点穴方法在格斗防身中的应用，以日常生活中随身携带的任意用具，如雨伞、拐杖、尺子、钥匙、笔等，在各种情况下，对人体 108 个穴位进行点击，都能取得克敌制胜的效果。

全书共分 4 章，分别讲述了怎样自学点穴、点穴四要、注意事项，对持凶器歹徒的点穴原则等，还有随身带、随手拿的点穴用具，全身 108 个要害穴位名称及定位。而且从日常遇敌反击的实用出发，安排了男女老少在不同场合、不同地点、不同情况下受到各种威胁、伤害时，防身点穴自卫的方法，还设计出了刀、枪、剑、棍、铁锹、匕首、菜刀、酒瓶等等不同器械攻击时的点穴防身招法，动作新颖独特，注重实用，并配有 344 幅插图，内容易学、易懂、易练。有无武术基础者都易掌握，对平时防身自卫有很高的实用价值，同时对公安人员及保卫人员也有重要的参考价值和指导作用。

子午流注气功点穴法

罗振宇著，1990 年 10 月由科学普及出版社出版。

本书分 4 章。第一章概述，比较系统地介绍了子午流注法的原理，子午流注气功点穴的特点、适应范围和禁忌症，练手和练指，量穴与取穴法等。第二章为十二时辰气血走注歌诀、穴位分说。第三章为常用配穴，其中头颈部 40 穴，上肢部 30 穴，胸腹部 30 穴，脊背部 33 穴，下肢部 33 穴。第四章为临床应用，介绍了各部病症的选时治疗并附有病例介绍。

本书作者自幼随父学习祖传的点穴疗法和正骨技术，后得其父的《罗氏跌打秘旨》手抄本，从中得到启迪，不按传统的推算方法取穴，而以中医伤科十二时辰气血走注歌为取穴原则，根据 8 年的临床实践，经反复修改而编成此书。

硬气功点穴术

安在峰编著，1990 年 11 月由北京体育学院出版社出版。

本书共有 8 章。第一章对硬气功点穴的概念、产生和发展、作用、练习步骤及要求等做了精辟的论述。第二章是硬气功点穴的基础理论，介绍了阴阳五行、藏象、经络和穴位的学说，并指明了它与点穴之间的关系、作用及指导意义。第三章是硬气功点穴原理，对功力的形成，功力对点穴的作用，点穴与经络、气血的关系及对脏腑的影响等均做了进一步地探讨和阐述。第四章是速成点穴硬气功，从软练和硬练两个方面介绍了功夫速成的方法。其"大字桩"和"混无益气壮劲功"均属首次披露的传统秘传功法；而外功均属精造出的几种简便易行，收效较快的基本功法。第五章为硬气功点穴的基本方法，对点穴时常用的预备势、步型步法、手型、指法、掌法、爪法、拳法、肘法、膝法、腿法及与呼吸意念的配合做了详尽的介绍和图解。第六章为气功点穴拳法，对套路拳谱、动作方法、要领及各招各势在实战时点穴的用法，与呼吸、意念的结合等内容做了详细的文字说明和图解。第七章为硬气功点穴的实战技法，介绍了 36 致命穴、18 致残穴、54 应时要穴共计 108 要害穴的点打 231 法，并与硬气功的呼吸、意念结合做了文字说明和图解。第八章为解穴与救治，针对 36 致命穴、18 致残穴、54 应时要穴受伤时的解穴手法，药物救治等内容做了全面介绍。附录部分，辑录了古传的 10 首点穴歌，读后可得到启发和教益。

特效点穴祛病健身法

徐建军编译，1990 年由学苑出版社出版。

全书分为 5 章。第一章，经络穴位是人体的配线盘，漫谈穴位与健身。第二章，点穴健身法之一，介绍对僵硬、酸痛、疲劳的点穴治疗。第三章，点穴健身法之二，介绍 32 种慢性病症的点穴治疗。第四章，利用"V 地区"来创造健康美，主要介绍颈部点穴和佩饰健身的首选部位。第五章，产生奇迹的元素，主要介绍锗及其医疗健身作用。本书开头即有 38 页插图，正文中还有一些标明穴位的插图。

点穴秘要

迟钝编，1991 年 1 月由中国医药科技出版社出版。

本书是根据编者行医 50 余年所积累的临床点穴治疗经验和有关民间资料编写而成。全书分为 4 大部分。第一部分为十四经循行和常用腧穴；第二部分为点穴疗法和按摩疗法；第三部分为常见病症的治疗，介绍了内、外、妇、儿、五官、皮肤科 76 种病症的点穴、按摩治疗方法；第四部分为武功点穴和调治。附录为内伤诊断及应急药方。

本书条理清晰，通俗易懂，言简意明，附有插图，对临床治疗有较好的应用价值。

自我指压术

李学文、段炼编译，田得禅审校，于 1991 年 8 月由北京医科大学、中国协和医科大学联合出版社出版。

本书主要依据美国 J. V 塞尔尼的《奇异的中国自我指压术》一书编译。详尽地介绍了对各种疾病的治疗，包括头痛、关节炎、失眠、高血压、消化不良、颈椎病、肩周炎、腰腿痛、痛经、月经不调、白带、外阴瘙痒、阳痿、性欲低下，以及健美、美容、保建等数十项内容，力求丰富全面。治疗手段除指压法外，还包括家庭理疗、运动疗法、饮食调整等，本书具有知识性、趣味性、实用性，文字深入浅出，不谋求采用严密的医学术语及专有名词，是一本通俗读物，凡具初等文化程度的读者皆可阅读应用。并配有插图 150 余幅，图文对照，生动逼真。

只要读者结合自己本人身体疾病具体情况按本书教授的方法去做，可以不出家门，用自己的双手去治疗多种疾病，既是病人、又是医生，方法简便，易学易懂。

一指禅点穴技击养生术

王先杰著，于 1991 年 8 月由北京体育学院出版社出版。

本书首先介绍了一指禅气功的概念，主张"内无身心，外无世界，神到力到，气达指端"。为达此要求，依人之生理特点和心理特点，产生了一系列的练功方法，一指禅气功点穴的要领是精神集中，刚柔相济，务使得气。另外介绍了点穴疗法的治疗时间及注意事项。

此书还介绍了一指禅气功点穴的 10 种基本手法，即按法、摩法、揉法、寻法、点法、推法、擦法、拨法、抖法、切法，以及在临床上的应用。

书末还附有王选杰从技击名家到养生大师的 1 篇文章和日本岩产户佐智夫拜访王选杰先生的 1 篇文章《布衣陋室论英雄》，另外还介绍了练功祛病选录。

点穴按摩急救自救法

张文进编著，1991 年 8 月由山西科学教育出版社出版。

本书介绍了点穴疗法的优点、点穴疗法治病的机理、常用点穴按摩手法，特别是介绍了 123 种急症的急救自救法。书中所载各方，均为经临床实践的灵验便方，并配有穴位插图，故有较高的实用价值。

武打点穴与解穴

余成章著，1991 年 8 月由四川科学技术出版社出版。

武术点穴是我国劳动人民在长期的格斗实践中发现的人体奥秘之一，是中国古代文化的一部分。

雅安余家拳由作者远祖余正金所创，到目前已有 200 多年历史，内容十分丰富，点穴术乃是其中之一。本书介绍的大部分内容，如"功夫"，识穴与取穴，打穴用的器械以及穴位治疗和穴位的开闭等，都是首次与读者见面，过去只在族内单传。

本书共 6 章。第一章主要讲了点穴入门与穴位，穴位循行路线与部位，捕穴与点穴反应，并附有人体部分穴位图。第二章讲余家拳点穴练功功法，有神力功、铁桶功、大力功。第三章讲封门流珠十八式。第四章讲余家十三棍，余家十三棍法为实战性棍术套路，不重花彩，棍术中每一动作都是有效的打击动作。十三棍法由拦、劈、点、刺、扫、挫、滑、挑、拨、盖、缠、截、崩等十三法组成。第五章讲八法打。第六章是艺海拾残，包括余家拳十二大穴诀，穴道伤后死期，穴道赋，九子连环穴，八卦穴，点穴秘传器械图，穴道死伤诊断与简易打法等。

少林点穴法及治疗

范应莲编著，1991 年 10 月由四川人民出版社出版。

本书分 4 章：第一章，穴位图；第二章，点穴之手型、练法、用法，其中介绍了"一指神""二指功""金刚指""瓦楞拳""凤眼捶""鸡心插""脚尖"点法；第三章，点穴部位图解及治疗；第四章，点穴致伤的救治。

作者认为"点穴法为武术制人之绝技；与医学有密切关系，其理深奥，须经名师指点，并数十年如一日精心研练，否则难通其法。此外，习点者还须有高尚武德"。

气功武术点穴经络详图

黄明、陈艳清编，1991 年由广西师范大学出版社出版。

本书分 5 个部分：①经络基础知识。②腧穴基础知识。③气功点穴保健与经络。④经穴图解。⑤穴名索引。本书介绍了大小周天及外气发放，气功常用穴位，点穴手法及其穴位和刺激线，经穴保健的常用方法及其常用经络与穴位。本书的点穴内容很少。

点压手穴治病绝招

陈夷著，1992 年 10 月由中医古籍出版社出版。

该书介绍了一种简易、安全、疗效好的治病方法，是保健治疗的创新，是医学的新技术。

《点压手穴治病绝招》一书中关于治疗疾病的种类有 100 多种，重点部分经过 10 年的验证，此书还介绍了点压技术的特点，手部的大多数穴位，都要点压到骨膜上，选择穴位的特点是经络穴位、全息穴位、反射区穴位并用。三种体系的穴位各有优点，一种病变常常在三种体系穴上都有反应，但要选择反应最强烈的穴位使用，也就是选择压痛最敏感的穴位使用，并且要因人而异，不套框框。

该书的特点之一，是吸收和发展了国内外新的医学成就，例如，治疗便秘的便秘点，是国外医学的新成就，治疗麻木的半边射点，是国内医学的新成就。这些穴位疗效可靠，但必须点压到骨膜上才能起到治疗作用，这是极为重要的。特点之二：手病理反射区部位和功能的设计是经过验证的。手病理反射区是脚的病理反射区的对应，手和脚二者有同一性，但差异性也很大。特点之三：简明易学，操作方便，疗效显著。图示内容，有正确理解的图示，还有错误理解的图示，正反两方面都列举出来，便于读者掌握鉴别，图示详细，皮肤部位图和骨骼部位图并列，便于读者对反射区的准确取穴。另外对于点压的角度、手势等也做了介绍，以便点压力量发挥最大的作用。

本书后附"脚病理反射区按摩法"，以供读者参考，手足并用，效果更佳。